护理管理工具与方法实用手册

策　划　李淑迦　吴欣娟　么　莉　张立新　张晓静
主　编　吴欣娟
副主编　张晓静　谢　红　绳　宇　王志稳　张立新
编　者（以姓氏笔画为序）
王　黎　王志稳　刘风华　刘绍金　吴欣娟
张　欣　张　慧　张立新　张红梅　张晓静
郭红艳　谢　红　绳　宇

人民卫生出版社

图书在版编目（CIP）数据

护理管理工具与方法实用手册 / 吴欣娟主编．—北京：人民卫生出版社，2015

ISBN 978-7-117-20676-1

Ⅰ. ①护… Ⅱ. ①吴… Ⅲ. ①护理学－管理学－手册 Ⅳ. ①R47-62

中国版本图书馆 CIP 数据核字（2015）第 098844 号

护理管理工具与方法实用手册

主　　编：吴欣娟
出版发行：人民卫生出版社（中继线 010-59780011）
地　　址：北京市朝阳区潘家园南里 19 号
邮　　编：100021
E - mail：pmph @ pmph.com
购书热线：010-59787592　010-59787584　010-65264830
印　　刷：三河市博文印刷有限公司
经　　销：新华书店
开　　本：710×1000　1/16　**印张**：19　**插页**：4
字　　数：351 千字
版　　次：2015 年 7 月第 1 版　2022 年 12 月第 1 版第 11 次印刷
标准书号：ISBN 978-7-117-20676-1
定　　价：58.00 元
打击盗版举报电话：010–59787491　E-mail：WQ @ pmph.com
质量问题联系电话：010–59787234　E-mail：zhiliang @ pmph.com

主编简介

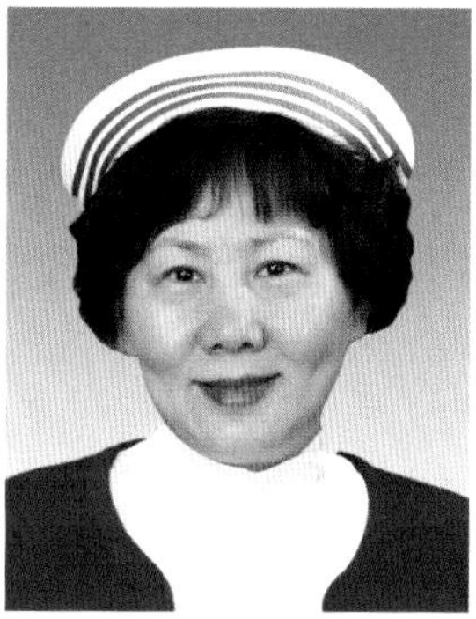

吴欣娟　女，主任护师、教授，研究生导师，国际红十字会第43届南丁格尔奖章获得者。现任北京协和医院护理部主任、北京协和医学院护理学院副院长，兼任中华护理学会副理事长、北京护理学会副理事长、国家卫生标准委员会护理标准专业委员会副主任委员、《中华护理杂志》及《中国护理管理》杂志副主编等。从事护理工作30余年，致力于推进护理工作改革与护理学科进步，先后主编专业书籍20余部，发表专业论文近70篇，承担10余项科研课题，并作为第一完成人，获“中华护理学会科技奖”一等奖和二等奖各1项、“中国医院协会科技创新奖”三等奖1项。

副主编简介

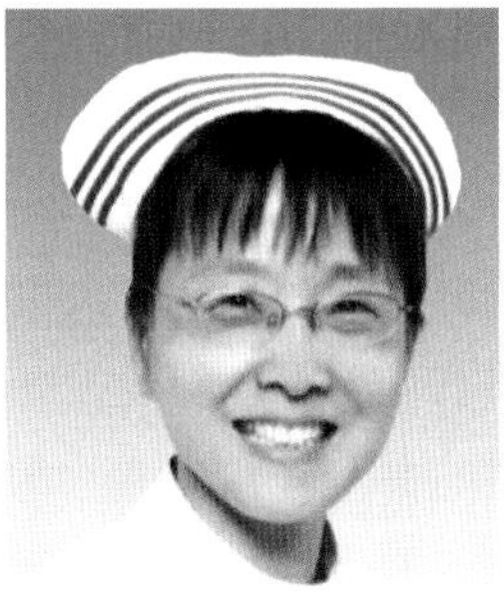

张晓静　主任护师，北京协和医院护理部副主任，兼任中华护理学会编辑工作委员会副主任委员、科研工作委员会副主任委员、护理教育工作委员会专家库成员；北京护理学会学术委员会副主任委员；《中华护理教育》杂志、《中华现代护理杂志》编委及《中国护理管理》杂志审稿专家等。主编、副主编及参编专业书籍 20 余部，发表专业文章 20 余篇。

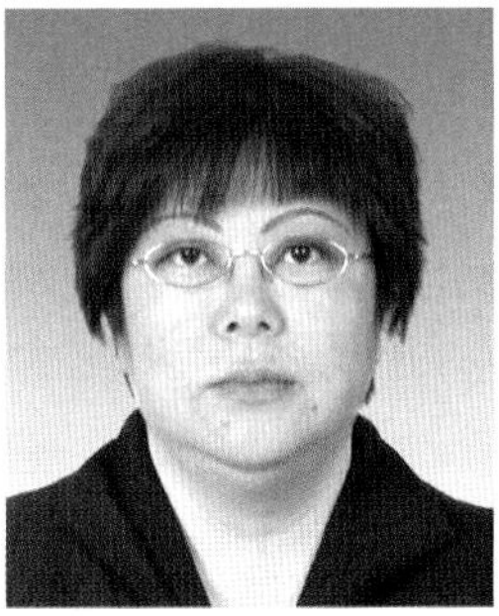

谢　红　北京大学护理学院人文教研室副教授、硕士生导师。主要讲授“护理管理学”、“健康/护理经济学”等课程。主编、副主编及参编教材 8 部，既往以第一作者和通讯作者发表学术论文 70 多篇，近 5 年承担或参与各级各类科研课题 20 多项。主要研究方向：①护理管理，主要包括护理质量评价与管理、护理人力资源管理、绩效管理等；②长期护理（养老）服务运营与政策，主要涉及长期护理机构的运行管理、质量管理、长期护理保险及相关政策研究；③健康经济，主要涉及与健康服务相关的经济学评价等。

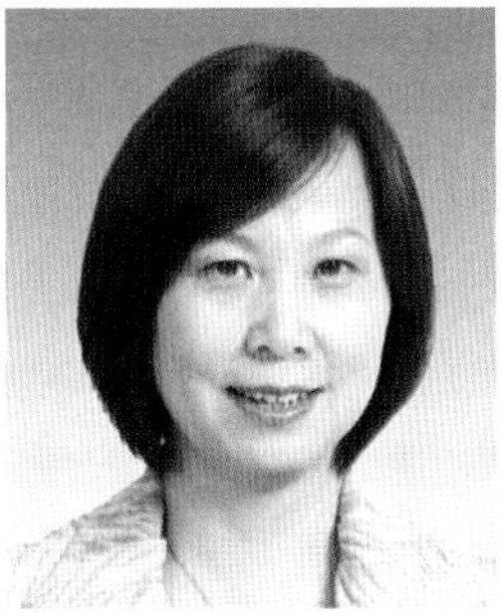

绳　宇　教授、博士生导师，护理学基础教研室主任。目前作为“护理学基础”、“护理心理学”、“临床护理学导论：人与社会”课程负责人，承担部分课程讲授工作。同时，参与研究生“护理理论”、“临床护理实践”课程讲授。主编教材 3 部，副主编及参编教材书写 3 部。作为 PI 主持并承担国家级科研项目 10 余项，主持院校级教改立项 5 项。所承担的“护理学基础”、“临床护理学导论：人与社会”两门课程为校级精品课程。发表教学及科研文章 50 余篇。

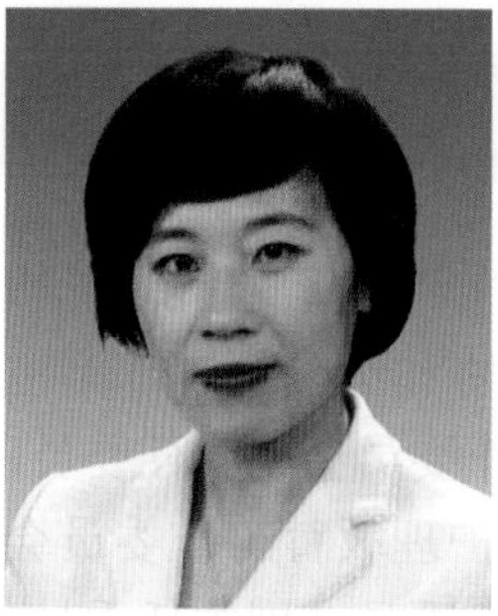

王志稳　北京大学护理学院副教授、硕士生导师。主要讲授硕士研究生及本科生《护理研究》课程。主编《护理科研方法》本科教材，获北京市精品教材奖；副主编教材3本，参编教材16本。主持教育部课题1项，校级课题4项，以第一作者或通讯作者发表论文50多篇。担任《护理管理杂志》编委，《中华护理杂志》、《中国护理管理》、《中华现代护理杂志》审稿专家。

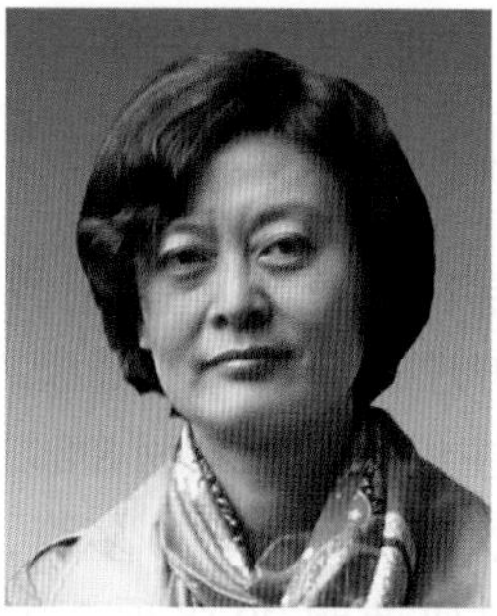

张立新　《中国护理管理》杂志常务副主编。曾任北京职工医学院（现为首都医科大学成人教育部）护理系教师，教授护理科研；曾任卫生部国家医学考试中心考试二处副处长，负责全国护士执业考试命题、考务及《全国护士执业考试大纲》的制定与修订工作。曾发表多篇关于论文写作的文章、高层访谈文章，以及期刊出版专业类论文，参加《护理科研实践与论文写作指南》一书的编写。

序

随着护理学科的发展以及护理改革的推进，我国护理管理工作正朝着标准化、科学化、精细化的方向大步迈进。特别是2013年中华护理学会正式恢复在国际护士会合法席位这一重大事件，使我们更加密切地与国际同道进行交流合作，更加有力地促进了这一趋势的发展。

大量研究与实践表明，正确借鉴与应用护理管理工具可有效整合护理工作各要素，提升工作效率和质量。因此，应用管理工具已成为实现科学护理管理不可或缺的重要条件。

为满足广大护理工作者学习和掌握科学管理手段和方法的强烈需求，《中国护理管理》杂志社特别策划编写了《护理管理工具与方法实用手册》一书。同时，为了保证编写的高水准与高质量，本书特别邀请了北京协和医院、北京协和医学院护理学院以及北京大学护理学院三所全国护理领域顶尖机构的专家共同编写，并由中华护理学会副理事长、行政管理专业委员会主任委员、北京协和医院护理部主任吴欣娟担任主编。除此之外，为真正做到服务于临床、服务于读者，本书在内容上大胆创新。一方面包含了护理人力资源管理、质量管理和教学科研管理各方面的管理工具，内容全面；另一方面，既介绍了北京协和医院现行使用的大量管理工具，又阐述了国内外护理管理工具领域的最新研究与成果，临床实操与理论进展相得益彰。

相信，这样一本兼顾实用性与先进性的图书，一定会深受广大护理工作者的喜爱。它不仅会成为广大护理工作者的良师益友，而且将对促进我国临床护理工作发展具有重要意义。

在此，我谨向为本书付出心血和汗水的编者和工作人员表示衷心感谢！

中华护理学会理事长　李秀华

2015年2月于北京

前言

近年来，护理事业迅猛发展，遵循最佳证据实施护理服务已成为护理工作的主导理念。为了指导临床护士客观、准确地评估病人，提高护理记录的质量，让护理管理者了解护理管理工具及其使用方法，提高护理管理的科学性，在北京协和医院护理部的大力支持下，《中国护理管理》杂志社组织富有临床护理管理经验及护理科研、教学经验的全国知名专家共同编写了本书。

护理评估与记录是"以病人为中心"的责任制整体护理的重要内容。北京协和医院护理部在多年临床实践中，不断改进和完善，形成了简明、实用的系列表格记录。本书特别介绍了北京协和医院目前所使用的几十种护理表格记录范本。

本书还汇集了临床常用的生理、心理、社会评估量表，针对每一个量表介绍了其来源、信度、效度等，并总结了量表使用中要特别注意的问题和关键环节。同时也对护理安全、护理质量及护理人力资源管理工具及其使用方法进行了较为通俗、全面的介绍。

本书密切与临床结合，具有实用性、可操作性、可借鉴性，希望能为广大护理管理工作者提高护理管理工作提供帮助。

推动以实证研究为基础的临床护理工作发展是《中国护理管理》杂志的重要责任。我们希望这本书能够帮助大家找到一些高质量的护理工作评价和测量工具并恰当地使用这些工具，解决临床中的实际问题，促进临床工作的改进，最终提高医疗护理质量，保证病人的安全。

诚挚感谢所有参与本书编写的专家们。由于时间仓促，可能会有不完善之处，敬请读者谅解。

《中国护理管理》杂志社社长　李月东

2015年3月

目 录

第一章
生理评估

在临床护理工作中，对病人的生理状况进行评估往往是应用护理程序照护病人所要做的第一步。发现和明确病人的生理方面存在的问题以及严重程度将为下一步采取针对性的护理措施提供重要的依据。本章将为大家介绍常用的几种生理评估工具，包括对病人的日常生活活动情况、病情严重程度、疼痛、压疮、意识、营养状况等方面的评估，旨在为临床护理同仁更好地去评估病人、护理病人提供参考。

第一节 日常生活能力评定量表

日常生活活动是指人们为独立生活而每天必须反复进行的、最基本的、具有共同性的身体动作群。即进行衣、食、住、行、个人卫生等的基本动作和技巧，对每个人是至关重要的。对于一般人来说，这种能力是极为普通的，而在残疾者往往是难于进行的高超技能，残损的程度愈大对日常生活能力的影响愈严重。

日常生活能力的测定是用科学的方法尽可能准确地了解并概括残疾者日常生活的各项基本功能状况，即明确他们是怎样进行日常工作生活的，能做多少日常活动，难于完成的是哪些项目，功能障碍的程度如何。

一、量表简介

日常生活能力量表(activity of daily living scale，ADL)由美国的Lawton和Brody于1969年制定，由躯体生活自理量表(physical self-maintenance scale，PSMS)和工具性日常生活能力量表(instrumental activities of daily living scale，IADL)组成(表1-1)。

该量表为短程自评量表，不受年龄、性别、经济状况等因素影响。适用于各种职业、文化阶层及年龄段的正常人或各类精神疾病病人，包括青少年病

表 1-1 日常生活能力量表

1. 使用公共车辆	1	2	3	4	8. 梳头、刷牙等	1	2	3	4
2. 行走	1	2	3	4	9. 洗衣	1	2	3	4
3. 做饭菜	1	2	3	4	10. 洗澡	1	2	3	4
4. 做家务	1	2	3	4	11. 购物	1	2	3	4
5. 吃药	1	2	3	4	12. 定时上厕所	1	2	3	4
6. 吃饭	1	2	3	4	13. 打电话	1	2	3	4
7. 穿衣	1	2	3	4	14. 处理自己钱物	1	2	3	4

* 注:1. 自己完全可以做;2. 有些困难;3. 需要帮助;4. 根本无法做

人、老年病人和神经症病人。如果评估对象为脑卒中病人,对其日常活动能力进行详细评估时,建议采用Barthel指数评定量表(Barthel index,BI)和改良的Barthel指数评定量表(modified Barthel index,MBI),评分方法详见本章第二十节“常用脑卒中量表”。

二、评定项目和标准

ADL共有14项,包括两部分内容:一是躯体生活自理量表(PSMS),共6项:上厕所、进食、穿衣、梳洗、行走和洗澡;二是工具性日常生活能力量表(IADL),共8项:打电话、购物、备餐、做家务、洗衣、使用交通工具、服药和自理经济。

评分为4个等级,按:①自己完全可以做;②有些困难;③需要帮助;④根本没办法做,分别计1~4分。评定结果可按总分、分量表分和单项分进行分析。总分20分未完全正常,大于20分有不同程度的功能下降。单项分1分为正常,2~4分为功能下降。

三、应用评价

该量表项目细致、简明易懂,评定采用李克特分级计分法,易于记录和统计,是早期客观评价老人主要功能状况的有效工具,亦可以作为阿尔茨海默病早期诊断和疗效评估的有效工具。

四、使用方法及注意事项

1. 评定时按表格逐项询问,如被试者因故不能回答或不能正确回答(如痴呆或失语),则可根据家属、护理人员等知情人的观察评定。

2. 量表中的行走一项,是指室内和附近短距离的步行;洗澡不包括准备洗澡水。

3. 如果无从了解，或从未做过的项目，例如没有电话也从来不打电话，记“9”，以后按研究规定处理。

4. 日常生活能力受多种因素影响，年龄、视、听或运动功能障碍，躯体疾病，情绪低落等均影响日常生活功能。因此，对 ADL 结果的解释应谨慎。

参考文献

Lawton MP, Brody EM. Assessment of older people: self-maintaining and instrumental activities of daily living [J]. Gerontologist, 1969, 9(3): 179-186.

第二节　急性生理学及慢性健康状况评分系统

急性生理学及慢性健康状况评分系统（acute physiology and chronic health evaluation scoring system, APACHE）是国内外重症监护病房应用最广泛的疾病严重程度评分系统之一。最早由 Knaus 等于 1981 年提出，目前，APACHE 评分系统已发展至第 4 代。

一、量表简介

APACHEⅡ由 Knaus 等于 1985 年提出。主要是由于 APACHE 一代量表测量的项目较多且其中的某些项目没有实际指导意义，同时，一代量表还存在一些靠主观判断的项目。因此，原作者在一代量表的基础上开发了更为简单实用的 APACHEⅡ。APACHEⅡ评分系统由急性生理学评分（acute physiology score, APS），包括格拉斯哥昏迷评分（Glasgow coma scale, GCS）和生理指标、年龄评分、慢性健康状况评分 3 部分组成，最后得分为三者得分之和。理论最高分 71 分，分值越高，病人的病情越重，其中 APS 包含 12 项生理参数。另外，Knaus 等还提出了根据量表得分计算死亡危险度（R）的公式，每位病人 R 值相加除以病人总数即可得出该群体病人的预期病死率。李淑娴等研究表明，该量表预测死亡最佳临界值为 27.5 分，其灵敏度为 0.701，特异度为 0.853。即当 APACHEⅡ评分高于 27.5 分时，病人的死亡率较高。

二、量表评定项目和标准

见表 1-2。

表 1-2　APACHE Ⅱ评分表

姓名　　　　科室　　　　住院号　　　　诊断　　　　R 值

A. **年龄**	≤44　□ 0;45~54　□ 2;55~64　□ 3;65~74　□ ≥5	A 计分	
B. **慢性健康状况评分**	有严重器官系统功能不全或免疫损害计分如下： 非手术或择期手术后　□ 2; 不能手术或急诊手术后　□ 5; 无上述情况　□ 0	B 计分	

C. GCS	6	5	4	3	2	1
1. 睁眼反应			□自动睁眼	□呼唤睁眼	□刺疼睁眼	□不能睁眼
2. 语言反应		□回答切题	□回答不切题	□答非所问	□只能发音	□不能言语
3. 运动反应	□按吩咐动作	□刺疼能定位	□刺疼能躲避	□刺疼肢体屈曲	□刺疼肢体伸展	□不能活动
GCS 计分 =1+2+3				C. 计分 =15-GCS		

D. **生理指标**	分值									D 计分
	+4	+3	+2	+1	0	+1	+2	+3	+4	
1. 体温（腋下℃）	≥41	39~40.9		38.5~38.9	36~38.4	34~35.9	32~33.9	30~31.9	≤29.9	
2. 平均血压（mmHg）	≥160	130~159	110~129		70~109		50~69		≤49	
3. 心率（次 / 分）	≥180	140~179	110~139		70~109		55~69	40~54	≤39	
4. 呼吸频率（次 / 分）	≥50	35~49		25~34	12~24	10~11	6~9		≤5	
5. PaO_2（mmHg）（FiO_2<50% 时使用）					>70	61~70		55~60	<55	
A-aDO_2（FiO_2>50% 时使用）	≥500	350~499	200~349		<200	………	………	………	……	

续表

6. 动脉血 pH 血清 HCO_3(mmol/L) (无血气时用)	≥7.7 …… ≥52	7.6~7.69 …… 41~51.9	……	7.5~7.59 …… 32~40.9	7.33~7.49 …… 23~31.9	……	7.25~7.32 …… 18~21.9	7.15~7.24 …… 15~17.9	<7.15 …… <15	
7. 血清 Na(mmol/L)	≥180	160~179	155~159	150~154	130~149		120~129	111~119	≤110	
8. 血清 K(mmol/L)	≥7	6~6.9		5.5~5.9	3.5~5.4	3~3.4	2.5~2.9		<2.5	
9. 血清肌酐(mg/dl)	≥3.5	2~3.4	1.5~1.9		0.6~1.4		<0.6			
10. 血细胞比容(%)	≥60		50~59.9	46~49.9	30~45.9		20~29.9		<20	
11. WBC(×1000)	≥40		20~39.9	15~19.9	3~14.9		1~2.9		<1	
D 计分										
APACHEⅡ总计分 =A+B+C+D										

注:其中 C=15-GCS 的含义是,15 为 GCS 总分,GCS 中得分越高说明病人意识越清醒。故 C 得分应该是用 GCS 总分 15 减去 GCS 实际得分为此处 C 得分。C 得分越高说明病人病情越重

三、使用方法及注意事项

(一) 急性生理学评分

基本原则:急性生理学评分(APS)包括 12 项生理指标,应当选择入 ICU 最初 24 小时内的最差值(即病人入 ICU 后 24 小时内的某生理指标的最高值或最低值)。对于大多数生理指标而言,入 ICU 最初 24 小时内的最差值是指该生理指标的最高值或最低值,同时记录各个指标在最初 24 小时内的最高值和最低值,并根据上表分别进行评分,最终选择急性生理学评分较高的分值。

1. 体温　原文指肛温,国内 ICU 多采用腋温,不建议将腋温加 0.3℃或 0.5℃进行评分,因为这样会进一步增加误差(受到病情的影响核心体温与腋温的差值并不固定)。

2. 平均动脉压　如果护理记录中没有记录平均动脉压,则应当根据记录的收缩压和舒张压进行计算。收缩压高时平均动脉压不一定高,反之亦然。

3. 心率　根据心室率评分。

4. 呼吸频率　按照实际呼吸频率评分(无论是否使用机械通气)。

5. 氧合　FiO_2 不同时使用不同的指标评价氧合。采用鼻导管或面罩吸氧时需要估测 FiO_2,此时可采用经验公式 FiO_2=(O_2 流量 ×4+21)/100,本公式仅适用于鼻导管吸氧且氧流量 <6lpm 时)(表 1-3)。

表 1-3　鼻导管及面罩氧合换算表

	鼻导管					面罩			
氧流量(lpm)	1	2	3	4	5	6	8	15	重复吸入
FiO_2	0.23	0.25	0.27	0.30	0.35	0.40	0.45	0.50	0.70

建议科室应当确定经验性数值以确保不同评分者的一致性。例如,规定使用储氧面罩时 FiO_2 定为 0.80。

如 $FiO_2<0.5$,根据 PaO_2 进行评分,此时估测 FiO_2 的准确性不会影响评分结果;

如 $FiO_2\geqslant0.5$,根据 A-aDO_2 进行评分,此时估测 FiO_2 将影响计算值以及氧合评分结果;

肺泡动脉氧分压差(A-aDO_2)的计算:

$$A\text{-}aDO_2=FiO_2\times(PB-PH_2O)-PaCO_2/RQ-PaO_2$$
$$=FiO_2\times(760-74)-PaCO_2/0.8-PaO_2$$
$$=713\times FiO_2-PaCO_2/0.8-PaO_2$$

FiO_2:吸入氧浓度;PB:大气压;PH_2O:水蒸气压;RQ:呼吸熵。

6. 血肌酐 肌酐过低也有分（SCr<0.6mg/dl 或 53μmol/L 时为 2 分）；急性肾功能衰竭时，应根据肌酐先行评分后将分值 ×2，而非将肌酐数值 ×2 后再进行评分。急性肾功能衰竭的定义为：每日尿量 <410ml，每日肌酐升高 >1.5mg/dl 或 132.6μmol/L，且未接受长期透析（腹膜透析或血液透析）。

（二）慢性健康评分

"慢性健康评分"的使用需要病人在入院前必须满足慢性器官功能不全或免疫功能抑制状态的诊断，符合慢性器官功能不全或免疫功能抑制的病人才有慢性健康评分。若不符合慢性器官功能不全或免疫功能抑制的诊断，无论入院情况如何，均没有慢性健康评分（即慢性健康评分为 0）。

相关诊断标准如下：

肝脏：活检证实的肝硬化及明确的门脉高压；既往因门脉高压引起的上消化道出血；或既往发生肝功能衰竭 / 肝性脑病。

心血管：纽约心脏病协会心功能Ⅳ级。美国纽约心脏病协会（NYHA）将心功能分为四级，心力衰竭分为三度：Ⅰ级：体力活动不受限，日常活动不引起过度的乏力、呼吸困难或心悸。即心功能代偿期。Ⅱ级：体力活动轻度受限。休息时无症状，日常活动即可引起乏力、心悸、呼吸困难或心绞痛。亦称Ⅰ度或轻度心力衰竭。Ⅲ级：体力活动明显受限，休息时无症状，轻于日常的活动即可引起上述症状。亦称Ⅱ度或中度心力衰竭。Ⅳ级：不能从事任何体力活动，休息时亦有充血性心力衰竭或心绞痛症状，任何体力活动后加重。亦称Ⅲ度或重度心力衰竭。

呼吸：慢性阻塞性、梗阻性或血管性肺疾病导致活动重度受限，即不能上楼或不能做家务；或明确的慢性低氧、CO_2 潴留、继发性真红细胞增多症、重度肺动脉高压（>40mmHg）或呼吸机依赖。

肾脏：接受长期透析治疗。

免疫受损：应用治疗影响感染的抵抗力，如免疫功能抑制治疗、化疗、放疗、长期或近期使用大剂量激素，或罹患疾病影响感染的抵抗力，如白血病、淋巴瘤和获得性免疫缺陷综合征（AIDS）。

择期手术后入 ICU 为 2 分；急诊手术或非手术后入 ICU 为 5 分。

最终 APACHEⅡ评分 = 急性生理学评分 + 年龄评分 + 慢性健康评分。

参考文献

[1] 伍民生，赵晓琴，陈强．急性生理学和慢性健康状况评分Ⅱ/Ⅲ预测 ICU 中急性肾损伤合并多器官功能障碍综合征患者预后的比较[J]．中国呼吸与危重监护杂志，2011，2：154-157.

[2] 江利东，卫琦，张川，等．APACHEⅡ评分在 ICU 死亡患者中的应用价值[J]．吉林医学，

2010,18:2783-2784.
[3] Knaus WA,Zimmerman JE,Wagner DP,et al. APACHE-acute physiology and chronic health evaluation:a physiologically based classification system [J]. Crit Care Med,1981,9(8):591-597.
[4] Knaus WA,Draper EA,Wagner DP,et al. APACHE Ⅱ:a severity of disease classification system [J]. Crit Care Med,1985,13(10):818-829.
[5] 李淑娴,翁慧纯,张淇钏,等. APACHE Ⅳ和 APACHE Ⅱ预测危重症患者预后的比较性研究[J]. 现代生物医学进展,2012,12(31):6076-6079.
[6] 杜斌.[临床基本知识]细说 APACHE Ⅱ 评分[Z]. 2012.

第三节　12 种疼痛评定量表

疼痛是一种不愉快的感受和情绪体验,伴有组织损伤或潜在的组织损伤。疼痛是多种疾病的症状,也是临床诊断、治疗效果评价的重要指标。疼痛评价的目的包括四个方面:①辅助诊断,对疼痛的准确评价利于确定诊断和选择适当的措施;②可监测治疗过程中疼痛的波动情况,免去病人作回顾性比较,减少结果的偏差;③评价治疗效果,区分治疗的特异性作用;④动态观察病人的疼痛状况,确定疼痛控制因素。下面介绍国内较常用的疼痛评定量表。

一、口述分级评分法

口述分级评分法(VRS)由一系列描绘疼痛的形容词组成。最轻度疼痛的描述常被评为 0 分,以后每级增加 1 分,使每个级别都有相应的评分标准,便于定量分析疼痛。口述分级评分法又可分为四点与五点评分法:

四点口述分级评分法(VRS-4):①无疼;②轻微疼痛;③中等程度疼痛;④剧烈疼痛。每级为 1 分。方法简便,病人容易理解,但不精确,不适合临床科研。

五点口述分级评分法(VRS-5):①轻微疼痛;②引起不适感疼痛;③具有窘迫感的疼痛;④严重疼痛;⑤剧烈疼痛。

二、Wong-Baker 面部表情量表法

评估疼痛该方法用 6 种面部表情从微笑至悲伤至哭泣来表达疼痛程度,此法适合任何年龄,没有特定的文化背景或性别要求,易于掌握,不需要任何附加设备。急性疼痛、老人、小儿,表达能力丧失者特别适用(图 1-1)。

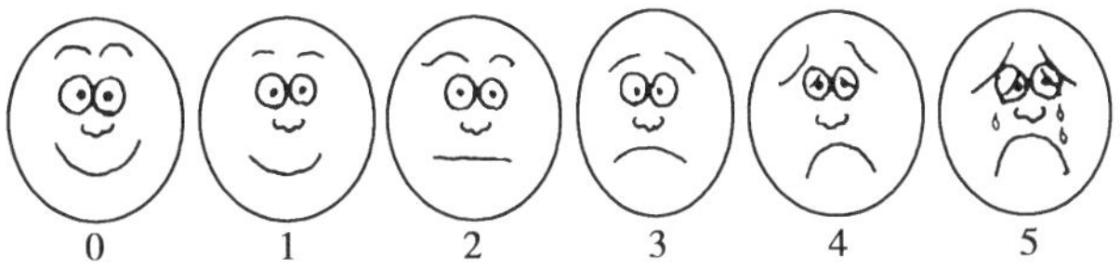

图 1-1　Wong-Banker 面部表情量表（示意图）

三、六点行为评分法

六点行为评分法（BRS-6）以疼痛对其行为的影响表达疼痛强度。按每级1分，从0分无疼痛到5分剧烈疼痛无法从事正常工作和学习共6个级别(0~5分)；也有将无疼痛记为1分的6个级别评定计分方法(1~6分)。6个级别的表述：①无疼痛；②有疼痛但容易忽视；③有疼痛，无法忽视，不干扰日常工作；④有疼痛，无法忽视，干扰注意力；⑤有疼痛，无法忽视，所有日常工作都受影响，但生活能基本自理；⑥剧烈疼痛，需休息或卧床休息。BRS-6 多用于头痛的定量测定，也用于对疼痛病人的对比研究。此方法用疼痛对行为的影响来表达疼痛强度，贴近病人的生活，有一定的客观性，便于理解，也适合于出院后随访。

四、疼痛强度简易描述量表

疼痛强度简易描述量表（verbal rating scale，VRS）又称疼痛语言评定量表，语言类比量表。是将疼痛测量尺与口述描绘评分法相结合构成，特点是将描绘疼痛强度的词汇通过疼痛测量尺图形表达，使描绘疼痛强度的词汇的梯度更容易使病人理解和使用(图 1-2)。

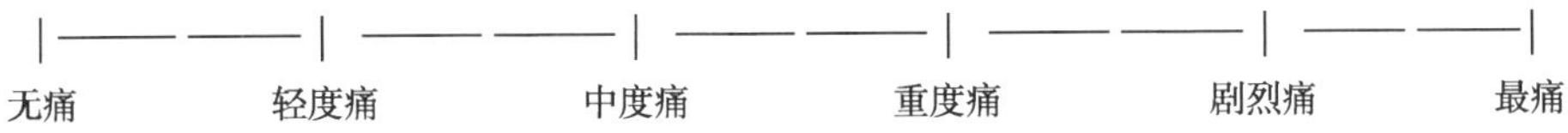

图 1-2　疼痛强度建议描述量表（示意图）

五、视觉模拟量表

视觉模拟量表（visual analogue scale，VAS）又称视觉模拟评分法，视觉类比表。VAS 的简单方法是在白纸上画一条 10cm 的粗直线，一端为无疼痛，另一端为难以忍受的剧烈疼痛，病人根据自己感受到的疼痛程度，在直线上的某一点上表达出来，然后使用直尺测量从起点到病人确定点的直线距离，用测量到的数字表达疼痛的强度。

VAS 评价疼痛，广泛采用的方法是使用一条长约 10cm 的游动标尺，一面标有 10 个刻度，两端分别“0”分端和“10”分端，“0”分表示无痛，“10”分代表难以忍受的最剧烈的疼痛，临床使用时将有刻度的一面背向病人，让病人在直尺上标出能代表自己疼痛程度的相应位置，医师根据病人标出的位置为其评出分数，临床评定以 0~2 分为优，3~5 分为良，6~8 分为可，>8 分为差。临床治疗前后使用同样的方法即可较为客观地做出评分，并对疼痛治疗的效果进行较为客观的评价。

VAS 方法简单且易行，相对比较客观而且敏感，目前临床常用的 VAS 尺正面为“0”端和“10”端之间有一游动标，背面有“0~10”的刻度，实用而方便。

VAS 简单、快速、精确、易操作，在临床上广泛应用于评价治疗的效果。它不仅用来测定疼痛的强弱程度，也可以测定疼痛的缓解程度及其他方面，如：情感、功能水平的程度；VAS 的缺点是不能做病人之间的比较，而只能对病人治疗前后做评价。对那些理解能力差的病人会有困难。其信度被许多学者证实很高，同时具有较高的效度。与数字疼痛评分法有较高的相关性，相关系数为 0.77~0.91；VAS 与手指测力计之间的相关系数达 0.87。VAS 还能灵敏地反映出疼痛强度变化及疼痛缓解的程度（图 1-3）。

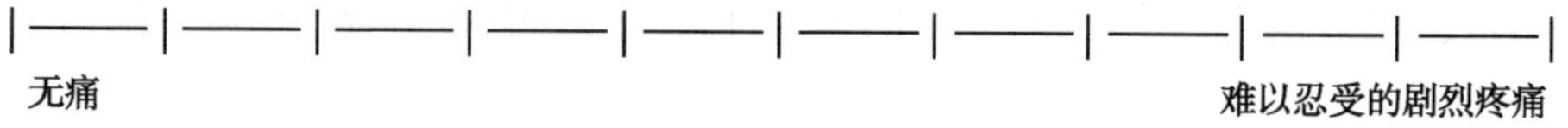

图 1-3　视觉模拟量表（示意图）

六、0~10 数字疼痛强度量表

0~10 数字疼痛强度量表（numerical rating scale，NRS）又称数字类比表，11 点数字评分法（NRS-11），11 点疼痛数字等级量表（pain intensity numerical rating scale，PI-NRS）。此法要病人用 0 至 10 这 11 个数字描述疼痛强度，0 为无痛，0~3 为轻痛，3~7 为中痛，>7 为重痛，10 为剧烈疼痛。NRS 是 VAS 方法的一种数字直观的表达方法，其优点是 NRS 较 VAS 方法更为直观，病人被要求用数字（0~10）表达出感受疼痛的强度，易于理解和表达，方便记录，明显减轻了医务人员的负担，是一种简单有效和最为常用的评价方法。不足之处是病人容易受到数字和描述字的干扰，降低了其灵敏性和准确性（图 1-4）。

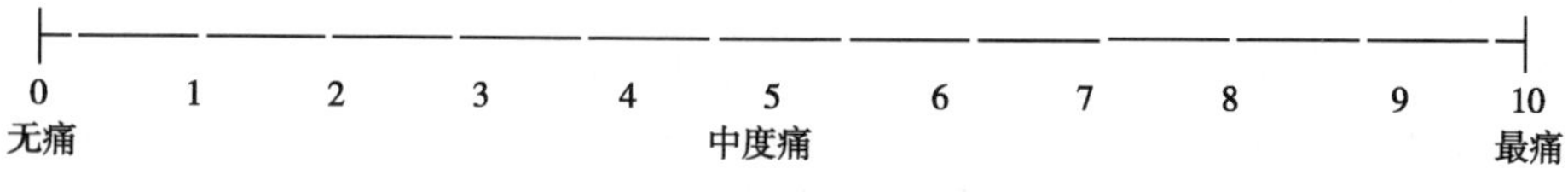

图 1-4　0~10 数字疼痛强度量表（示意图）

与 NRS 类似的还有 11 方框评分法（BS-11），即将 0 到 10 的 11 个点的每个数字用方框包绕，使数字更加直观，方便病人将抽象的数字与疼痛联系起来。

七、101点数字评分法

101点数字评分法（NRS-101）在一根有0~100共101个点的直尺上让病人依据自己的疼痛程度指出尺上相应的位置，医生根据其对应的点数作为病人此刻的疼痛值，并按下述标准进行分级：0~25为无痛或轻微疼痛；26~50为轻度疼痛，可忍受，不影响睡眠；51~75为中度疼痛，睡眠受影响；76~100为剧烈而持续的重度疼痛。

八、“长海痛尺”评定

0~10数字疼痛强度量表（NRS-11）和五点口述分级评分法（VRS-5），在实际应用过程中，病人普遍认为数字疼痛强度量表的尺度难以掌握，描述抽象，个体理解随意性较大，结果不够准确。口述分级评分法使用文字描述，病人较易理解，但分度不够精确，有时病人找不到与自己的疼痛程度相对应的评分。为了克服两种量表在临床使用中的局限性，第二军医大学长海医院陆小英等研制的“长海痛尺”将NRS和VRS-5两种方法有机地结合在一起，用VRS对NRS的刻度进行解释、限定，使病人更容易接受，结果相对准确，减少疼痛评估误差。“长海痛尺”综合了NRS和VRS两者的优点，经试用，完全可以满足临床要求。对于某些特殊的病人，如儿童、不能进行语言交流的病人，还需要辅助一些其他的评估方式（图1-5）。

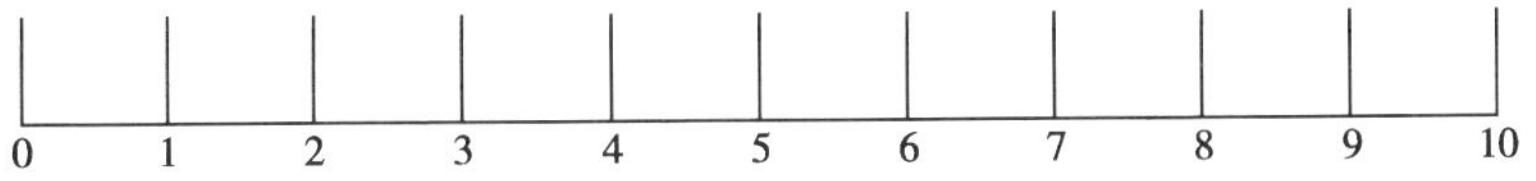

无痛	轻度疼痛；可忍受，能正常生活睡眠	中度疼痛轻度影响睡眠，需用止痛药	重度疼痛影响睡眠需用麻醉止痛剂	剧烈疼痛影响睡眠较重，伴有其他症状	无法忍受；严重影响睡眠，伴有其他症状或被动体位

图1-5　长海痛尺

九、体表面积评分法

体表面积评分法（BARS）由Ransford等人提出，又被称为45区人体评分法（45body areas rating scale，BARS-45）。疼痛的范围及其变化也是疼痛定量分析的重要内容，BARS既能表示疼痛的范围，又能表示疼痛的程度（图1-6）。

评分方法：①疼痛区域计分与百分比计算：把人体表面分成45个区域，每个区域内标有该区号码。人体前面分为22个区，背面分为23个区。每个区无论大小均为1分。病人将自己的疼痛部位在图中标出，用笔涂盖。即便只

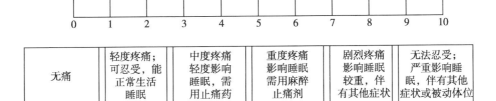

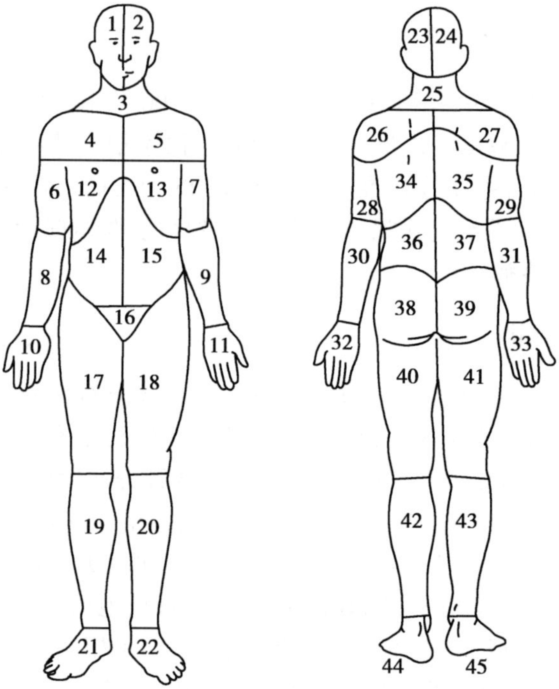

图 1-6　人体体表面积评分分布图

涂盖了一个区的一小部分也评为 1 分。通过这些疼痛区，可计算病人疼痛占体表面积的百分比（表 1-4，图 1-6）。②强度评定：对于疼痛强度的评定病人可用不同彩色来表示：无色表示无痛，黄色表示轻度痛，红色表示中度疼痛，黑色表示重度疼痛。如绿、红、蓝、黑分别代表无痛、轻痛或重度痛，也可用不同符号如 +、++、+++、++++ 等表示疼痛强度。

表 1-4　疼痛躯体表面积的百分比

疼痛区号码	各占体表面积百分比
25,26,27	0.5
4,5,16	1.0
3,8,9,10,11,30,31,32,33	1.5
1,2,21,22,23,24,44,45	1.75
6,7,12,13,28,29,36,37	2.0
38,39	2.5
14,15	3.0
19,20,42,43	3.5
34,35	4.0

人体表面积评分法用于疼痛的评定计分，组内信度较高，r=0.85，组间信度 r=0.94~0.97。对于效度的研究，有人将人体表面积评分法与明尼苏达多相个性调查表（YYOZ）进行了比较，结果发现两者之间相关性很高，相关系数为0.89。人体正、反两面直观图组成，因而可以应用于那些有交流障碍的病人。医生或病人均可在人体图上画出疼痛的位置，因而可直接提供病人较为准确的疼痛位置和范围。此法在临床上用于急慢性颈腰背痛及四肢痛，可作为临床诊断、制订治疗计划及疗效比较的方法（图 1-6）。

十、McGill 疼痛问卷

McGill 疼痛问卷（McGill pain questionnaire，MPQ）又称麦吉疼痛问卷，麦吉尔疼痛调查表，为最经典的疼痛问卷。1971 年 Melzack 和 Torgerson 首先建立一种说明疼痛性质强度的评价方法，将描述疼痛的 102 个词分为 3 类 16 组。其 3 类分别是①感觉类：包括疼痛的时间、空间、压力、温度等特点；②情感类：包括描述与疼痛相关的紧张、自主感受和恐惧等；③评价类：包括一组评价疼痛强度的词。检测者根据病人的感觉程度，对每一个词的强度按照 1~5 级给予评定。1975 年 Melzack 在上述工作的基础上提出了较完整、系统的 MPQ。从感觉、情感、评价和其他相关的四方面因素以及现实疼痛强度（PPI）进行较全面的评价。MPQ 已被应用于众多的急、慢性疼痛实验研究之中，还被翻译为法、德等多种语言，结果证实其方法具有实用性、可靠性、一致性和有效性，且适用证广泛。由于它从不同的角度进行疼痛评估，所以在疼痛的鉴别诊断中也起着一定的作用，已成为广泛使用的临床工具和研究工具。

MPQ 评定的内容：共含有 4 类 20 组疼痛描述词，每组词按疼痛的程度递增的顺序排列，其中，1~10 组为感觉类（sensory，S），11~15 组为情感类（affective，A），16 组为评价类（evaluation，E），17~20 组为其他相关类（miscellaneous，M）。被测者在每一组词中选一个与自己痛觉程度相同的词（没有合适的可以不选）。20 组的内容见表 1-5。

评估方法：包含三种评定方法。

1. 疼痛评定指数（PRI） 有两种不同的计算方法。根据被测者所选出词在组中的位置可以得出一个数值，所有这些选出词的数值之和即疼痛评定指数，称为 $PRE_{(S)}$，另一种为所选中的词在亚小组的次序数的总和，称为 $PRI_{(R)}$，目前多以后者为准。

计算方法：

亚小组评级：每个词汇小组中病人选择的词的序数除以该小组词的个数，如选择的第 1 组第 3 个词，该组有 6 个词，3/6=0.5。

表 1-5　McGill 疼痛问卷

PRI：S__________A__________E__________M__________
（1~10）　（11~15）　（16）　（17~20）

PRI（T）__________T__________
（1~20）

1 时发时缓 时剧时轻 搏动性痛 跳痛 鞭打痛 重击痛	8 麻痛 痒痛 针刺痛 螫痛
2 一跳而过 闪发性痛 弹射性痛	9 钝痛 疮疡痛 伤痛 酸痛 猛烈痛
3 针刺痛 钻痛 锥刺痛 戳痛 撕裂痛	10 触痛 绷紧痛 擦痛 割裂痛
4 锐利痛 切割痛 撕裂痛	11 疲惫 衰竭
5 拧捏痛 揿压痛 咬样痛 夹痛 压榨痛	12 令人作呕 窒息感 13 可怕的 惊恐的 恐怖的
6 牵引痛 拉扯痛 扭痛	14 惩罚的 折磨人的 残酷的 狠毒的 置人于死地
7 热辣的 烧痛 灼烫痛 烧烙痛	

短暂 片刻 瞬变	节律性 周期性 间歇性	持续性 稳定性 经常性

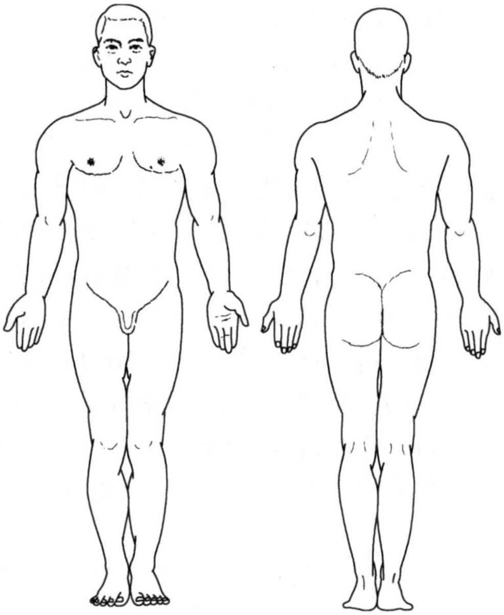

续表

15　沮丧的 不知所措	19　发凉 发冷 僵冷
16　烦扰的 恼人的 悲伤的 严重的 难忍的	20　使人不宁 令人厌恶 极度痛苦 骇人的 受刑似的
17　扩散的 放射的 穿透的 刺骨的	PPI　0 无痛 1 轻微 2 不适 3 痛苦 4 可怕 5 极度
18　紧束的 麻木感 抽吸的 挤压感 切割感	

E= 外部
I= 内部

评述

亚组总分：各亚组中亚小组评级之和，分别计算感觉（1~10 组）、情感（11~15 组）、评价（16 组），其他相关（17~20 组）亚组总分。

小组 PRI：用亚组总分除以亚组的组个数，如计算的感觉亚组总分为 3.25，感觉组的个数为 10，则感觉小组的 PRI 为 3.25/10=0.325，其他小组类推。

总评级：感觉、情感、评价、其他相关 4 个小组的 PRI 之和除以 4。

2. 选出词的总和（NWC）。

3. 现实疼痛的强度（PPI）　采用 6 级 NRS 评定当时病人全身总的疼痛强度，包括：0 无痛，1 轻微疼，2 疼痛不适，3 痛苦，4 可怕痛，5 极度痛。

应用评价：MPQ 为一种多因素疼痛调查评分方法，它的设计较为精密，重点观察疼痛及其性质、特点、强度和伴随状态，以及疼痛治疗后病人所经历的各种复合因素及其相互关系。一种测量方法最重要的要求是它的有效、可靠、一致和实用性。McGill 疼痛问卷（MPQ）似乎满足所有这些要求。由于不仅仅局限在疼痛强度的单一评估，而是多方面多角度的评估疼痛问题，在疼痛研究和临床上应用广泛，我国也引进并汉化。MPQ 在不同文化程度的人群中可以得到相一致的结果。MPQ 所使用的词汇有些较为抽象，难以理解和使用，在使用时耗时较多，有些词汇难以表达疼痛的细微差异，高度的焦虑和其他心理障碍都可能有较高的情感得分。MPQ 中没有一个词对任何一种症状具有特殊的含义，对诊断没有特异性帮助，在临床应用中具有一定的局限性。MPQ 不适合用于癌痛病人治疗效果的评价。

十一、简化 McGill 疼痛问卷

MPQ 全面，但较复杂。经过各国多年的大量应用，已将其简化，称为简式或短式 McGill 疼痛问卷（SF-MPQ，表 1-6）。

表 1-6 简化 McGill 疼痛问卷

（1）疼痛分级指数 PRI

	无痛	轻微痛	中度痛	重度痛
感觉评分				
跳痛	0	1	2	3
刺痛	0	1	2	3
刀割样痛	0	1	2	3
锐痛	0	1	2	3
痉挛牵扯痛	0	1	2	3
绞痛	0	1	2	3
热灼痛	0	1	2	3
持续固定痛	0	1	2	3
胀痛	0	1	2	3
触痛	0	1	2	3
撕裂痛	0	1	2	3
情感评分				
软弱无力	0	1	2	3
厌烦	0	1	2	3
恐惧	0	1	2	3
受罪 惩罚感	0	1	2	3

（2）目测类比定级法 VAS

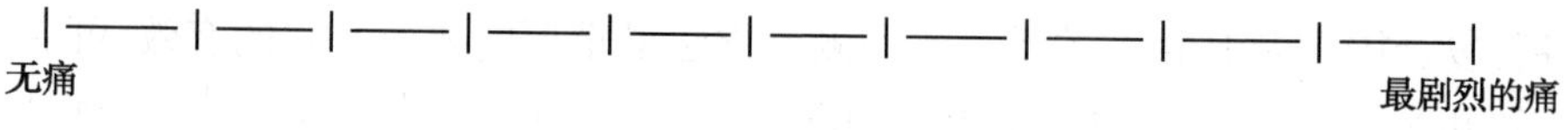

图 1-7 目测类比定级法 VAS

（3）现有疼痛强度 PPI

0 无痛

1 微痛

2 疼痛不适

3 痛苦

4 可怕

5 极度痛

该问卷包括三部分:①疼痛分级指数(PRI),有 11 个感觉类和 4 个情感类对疼痛的描述词。所有描述词均用 0~3 表示“无痛”、“轻度痛”、“中度痛”和“重度痛”。②目测类比定级法(VAS)为一条 100m 长的直线,两端分别示以无痛、剧痛,划定某一线段长度即表示疼痛程度。③现有疼痛强度(PPI)分为无痛、轻度不适、不适、难受、可怕的疼痛、极为痛苦 6 级,分别以 0、1、2、3、4、5 分表示。SF-MPQ 缩减为 15 组词汇,并增加了视觉模拟量表(VAS)内容,实用性大大提高。量表测试前,应向检查对象说明填表目的,由检查者逐步询问,不懂者可适当解释,询问完毕后让病人自定线上某一点表示其疼痛程度,最后让病人确定总的疼痛程度为六级中的哪一级。累计所选词数目,PRI 感觉分,情绪分与总分,测量所划线段,精确到 1mm,记下 PPI 分。报告 MPQ 信度系数 0.85~0.98,效度系数 0.48~0.91,重复测量相关系数达 0.9 以上。

简化 MPQ 评分简便,仅需 5 分钟左右。PRI 词与程度分级相结合,既可反映疼痛性质,又能定量描述疼痛程度。VAS 可精确测量到 1mm,即可把疼痛程度分为 100 个等级,具有足够的灵敏度,且让病人自划线段又避免了暗示(图 1-7)。PRI、VAS、PPI 一并使用是有效可行的,其指标均为定量,便于计算机处理,又为临床疼痛研究提供了方便。

SF-MPQ 使用较为广泛,国内罗跃嘉 1992 年报道了中文问卷,并做了 47 例急性痛、64 例慢性痛和 36 例手术后痛病人的测试报告。

十二、疼痛简明记录表

疼痛简明记录表(brief pain inventory,BPI)是威斯康星大学神经科疼痛研究小组为研究目的而研制的。当用这个调查量表时,病人对疼痛的强度和干扰活动均要计分。计分参数的等级为 0~10。虽然它产生大量的临床资料,但作为临床常规应用显得过于麻烦。在此量表的基础上简化,得出疼痛简明记录。基本内容和评定方法见表 1-7。

表 1-7 疼痛简明记录表

1. 在我们的一生中大多数人常有疼痛(如轻度头痛、扭伤、牙痛),你今天的疼痛是不是每天那种疼痛		
	是	不是

续表

2. 请你在下图中用阴影标出你感到疼痛的部位，并在最痛处打上 ×。

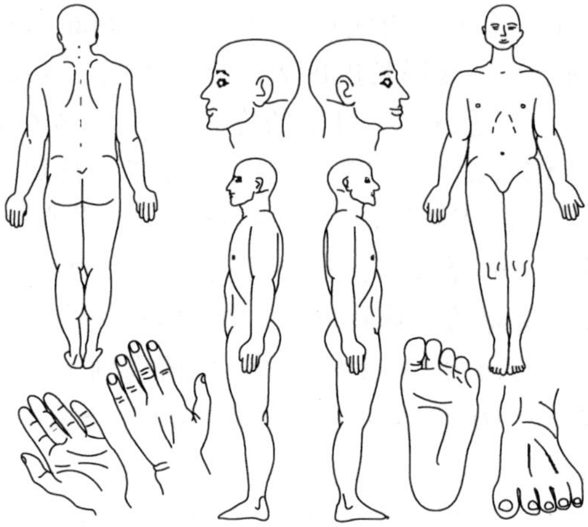

3. 为评价你的疼痛，请在最能代表你最后最疼痛的数字上画个圈

0 1 2 3 4 5 6 7 8 9 10

不痛 最严重的疼痛

4. 为评价你的疼痛，请在最能代表你最后最轻疼痛的数字上画个圈

0 1 2 3 4 5 6 7 8 9 10

不痛 最严重的疼痛

5. 为评价你的疼痛，请在最能代表你平均疼痛的数字上画个圈

0 1 2 3 4 5 6 7 8 9 10

不痛 最严重的疼痛

6. 为评价你的疼痛，请在能代表你现在有多少疼痛的数字上画个圈

0 1 2 3 4 5 6 7 8 9 10

不痛 最严重的疼痛

请圈一个数字描述在上周内疼痛是如何妨碍你的

A. 一般活动

0 1 2 3 4 5 6 7 8 9 10

无影响 完全影响

B. 情绪

0 1 2 3 4 5 6 7 8 9 10

无影响 完全影响

C. 行走能力

0 1 2 3 4 5 6 7 8 9 10

无影响 完全影响

D. 正常工作（包括家庭以外的工作和家务工作）

0 1 2 3 4 5 6 7 8 9 10

无影响 完全影响

续表

E. 与他人的关系											
	0	1	2	3	4	5	6	7	8	9	10
无影响											完全影响
F. 睡眠											
	0	1	2	3	4	5	6	7	8	9	10
无影响											完全影响
G. 对生活的热爱											
	0	1	2	3	4	5	6	7	8	9	10
无影响											完全影响

参考文献

[1] 陆小英,赵存凤,张婷婷,等."长海痛尺"在疼痛评估中的应用[J].解放军护理杂志,2003,20(4):6-7.

[2] 赵俊.疼痛诊断治疗学[M].郑州:河南医科大学出版社,1999,8:201-210.

[3] Melzack R. The McGill Pain Questionnaire:major properties and scoring methods [J]. Pain,1975,1(3):277-299.

[4] 张力生.现代疼痛学[M].石家庄:河北科学技术出版社,1999,3:169-173.

[5] Melzack R. The Short form McGill Pain Questionnaire [J]. Pain,1987,2(30):191-197.

[6] 罗跃嘉.简化McGill疼痛评分表的临床应用评价[J].中国康复,1992,7:160-164.

第四节　压疮 Braden 评分量表

一、量表简介

此量表由美国的Braden和Bergstrom两位博士于1987年制订,目前已被翻译成韩语、日语、汉语、荷兰语等多种语言。该量表有明显的预测价值,其计分标准详细,可操作性强,护士易于掌握。然其不足之处在于:①营养指标只包含了摄入部分,对营养代谢障碍和吸收不良等情况无法体现;②拒绝翻身和强迫体位的病人不适合用Braden评分;③特殊用药(去甲肾上腺素的静滴),病情的危重程度,贫血,住院天数(>12天)等特异性不高。

压疮Braden评分表主要适用于卧床病人、截瘫病人、大小便失禁病人、坐轮椅病人、大手术后病人、营养不良病人、危重病病人及意识不清病人等。

二、评定项目和标准

该量表由6个被认为是压疮发生最主要的危险因素构成，即从病人的感觉、移动、活动能力3个因素和影响皮肤耐受力的3个因素（皮肤潮湿、营养状况、摩擦和剪切力）6方面来进行评估。除“摩擦力和剪切力”一项评分为1~3分外，其余5个条目的评分均为1~4分，总分为6~23分，总分得分越低，则表示发生压疮的危险性越高。量表条目详见表1-8。

表1-8　Braden压疮评估量表

感觉	1完全受限 对疼痛刺激无反应	2十分受限 只对疼痛刺激有反应，呻吟或躁动	3轻度受限 对口头指令有反应，但不能表达不适或需求	4未受损害 对口头指令有反应，没有感觉限制及表达疼痛不适的感觉缺陷
潮湿	1持久潮湿 由于汗液、尿液等，皮肤总呈潮湿状。每当病人更换体位或翻身时均能观察到潮湿	2非常潮湿 皮肤经常，但不总是潮湿，每班至少更换一次床单位	3偶尔潮湿 皮肤偶尔潮湿，每天需更换至少一次床单位	4很少潮湿 皮肤经常性保持干燥，只需常规更换床单位
活动	1卧床不起 限制于床上	2局限于椅 不能独立站立，必须在协助下坐在椅子或轮椅上	3偶尔步行 能步行一段短距离，大部分时间卧床或坐在椅子上	4经常步行 每天至少在房间外活动2次，日间每2h在房间至少活动1次
移动	1完全不能 没有帮助时，身体或远端肢体不能做任何轻微的移动	2严重受限 身体或远端肢体能偶尔轻微移动，但不能独立频繁移动或做明显的动作	3轻度受限 身体或远端肢体能独立进行小的、频繁的移动	4不受限 无须帮助即可进行大部分的、频繁的移动动作
营养	1非常差 从未吃完1份饭，很少能进食超过1/3份饭；喝水很少，未进流质饮食或禁食，或只能喝水，或静脉补液5d以上	2可能不足 通常只能吃1/2份食物，偶尔能吃完1份饭；或摄入的流质或鼻饲饮食低于最佳需要量	3适当 能进食半份以上的食物，或以鼻饲或全肠道营养而维持营养需求	4良好 能进食几乎整份饭菜，从不拒绝进食
摩擦力和剪切力	1有问题 活动时需要中等到大部分帮助；不借助床单的摩擦，不能完全抬起身体的某个部分；经常滑下床或椅；痉挛/挛缩和振动导致持续的摩擦	2有潜在问题 自主移动微弱或需要小部分帮助；在移动时，皮肤可能与床单/座椅/约束带/或其他器械摩擦；相对来说，大部分时间能在椅子或床上保持良好的体位，只是偶尔会滑下来	3无明显问题 在床或椅子上能独立移动，在移动时肌肉有足够的力量支持，所有时间都能保持良好的体位	

判断压疮发生的危险性：①轻度危险：15~16 分（年龄≥70 岁者分值提升至 15~18 分为轻度危险）；②中度危险：13~14 分；③高度危险：≤12 分。

三、测评频率

首次评估：病人入院后 2 小时内由负责护士评估记录。评分结果≤12 分需填写压疮预警报告表。

再次评估：①评分结果 13~16 分每周 2 次评分，此后根据病情进行评估；②ICU 病人和评分结果≤12 分者需每日评估记录；③病情变化时要随时评估。

四、使用方法及注意事项

1. 评分力求客观，准确。
2. 对高危人群及时告知病人及家属并签名，对预防措施进行合理分工，每日指导检查一次，不正确的及时纠正。
3. 如果病人病情好转，由卧床转为能够起床活动，则每周复评一次；如果计分显示无危险而且病情稳定者，可终止评分，出院时评定结果：有无压疮发生。
4. 住院期间病情加重者 2 小时内进行评分，按计分结果进行分级预防。
5. 当病人转科时，应需要写交接记录：Braden 评分结果和皮肤完好状态。
6. Braden 评分是为了充分利用有限的护理资源达到更好的预防效果，因此需要动态观察计分结果，修正措施。

参考文献

Bergstrom N, Demuth PJ, Braden BJ. A clinical trial of the Braden Scale for Predicting Pressure Sore Risk [J]. The Nur Clinic of North America, 1987, 22(2): 417-428.

第五节　压疮的分级

一、传统分级方法

（一）分级标准

1. 淤血红润期　暗红色，伴红、肿、热、痛。判断标准为：解除压力 30 分钟后，皮肤颜色不能恢复正常。损伤仅限于表皮。

2. 炎性浸润期　损伤延伸到脂肪层，受损皮肤呈紫红色，皮下有硬结。炎性伸出、水疱，表皮脱落可形成潮湿红润溃疡面。

3. 浅度溃疡期　溃疡表浅,深度不超过皮肤全层。临床表现为溃疡周缘不整齐,基底部苍白(血液供应障碍),肉芽组织生长不良。还可发现创面周缘有厚而坚硬的瘢痕组织形成。

4. 坏死溃疡期　浅度溃疡向深层次发展,累及筋膜、肌肉甚或骨骼。临床表现为创面呈现黑色坏死状;如并发有细菌感染,创面分泌物常有异味,呈脓性。

(二)临床应用

1. 淤血红润期　去除病因,防止压疮继续进展。增加翻身的次数,避免局部组织长期受压,改善局部血液循环,保持床铺平整、干燥、无碎屑。避免摩擦、潮湿和排泄物对皮肤的刺激。

2. 炎性浸润期　保护皮肤,防止发生感染,注意对出现水疱的皮肤进行处理。

3. 浅度溃疡期　尽量保持创面清洁。

4. 坏死溃疡期　清洁创面,去除坏死组织,保持引流通畅,促进肉芽组织的生长。

二、美国国家压疮顾问委员会(National Pressure Ulcer Advisory Panel,NPUAP)(1989)标准分级方法

(一)分级标准

1. Ⅰ期皮肤完整出现以指压不会变白的红印,临床症状:皮肤完整但发红。

2. Ⅱ期表皮或真皮受损,但尚未穿透真皮层,临床症状:疼痛、水疱、破皮或小浅坑。

3. Ⅲ期表皮和真皮全部受损,穿入皮下组织,但尚未穿透筋膜及肌肉层,临床症状:有不规则形状的深凹,伤口基部与伤口边缘连接处可能有潜行凹洞,可有坏死组织及渗液但伤口基部基本无痛感。

4. Ⅳ期皮肤广泛性受损,涉及筋膜、肌肉、骨头和支撑结构,临床症状:肌肉或骨头暴露,可有坏死组织,潜行深洞瘘管、渗出液。

(二)临床应用

Ⅰ期、Ⅱ期压疮处理原则:解除局部受压、改善局部血运、保护创面、去除危险因素、预防感染、避免压疮进展。Ⅲ和Ⅳ期压疮处理原则:解除局部受压、去除坏死组织、控制创面感染、促进肉芽组织生长、尽快手术修复。

三、国际分级方法

国际 NPUAP-EUAP(美国国家压疮顾问委员会与欧洲压疮顾问委员会)压疮分级系统,于 2009 年底联合发布了《压疮预防和治疗——快速参考指南》

和《压疮预防和治疗 - 临床实践指南》，并于 2010 年 1 月进行了修订。

（一）分级标准

1. 可疑深部组织损伤期——深度未知　由于压力和（或）剪切力造成皮下软组织受损，在完整但褪色的皮肤上出现局部紫色或黑紫色，或形成充血性水疱。与邻近组织相比，该区域的组织可先出现疼痛、硬肿、糜烂、松软、较冷或较热。深部组织损伤在肤色深的个体比较难诊断。此期也包括在黑色创面上形成的水疱，可能会发展为被一层薄的焦痂覆盖；即便接受最佳治疗，也可能会快速发展成为深层组织的破溃。

2. Ⅰ期：指压不变白的红肿　通常在骨突出部位有局部指压不变白的红肿，且皮肤完整。肤色深的可没有明显的压红，但颜色可能与周围皮肤不同。与邻近组织相比，该部位可能有疼痛、硬肿或松软、温期较热或较冷。

3. Ⅱ期：真皮层部分缺损　缺损涉及真皮层的局部，表现为一个浅表开放的红粉色创面，周围无坏死组织的溃疡，也可表现为完整的或开放 / 破溃的充满浆液或血清液体的水疱。创面为一个有光泽的或干燥的周围无坏死组织或淤肿（显示深部组织损伤）的浅表溃疡。

4. Ⅲ期：全皮肤层缺损　全皮层缺损，可见皮下脂肪，但没有骨骼、肌腱或肌肉暴露；有腐肉，但未涉及深部组织可有潜行和窦道。Ⅲ期压疮的深度因解剖位置不同而表现不同，鼻梁、耳、枕部和踝部没有皮下组织，因此Ⅲ期溃疡较为表浅，而一些肥胖的部位则会非常深，此期骨骼肌腱并未暴露，或不能直接触及。

5. Ⅳ期：组织全层缺损　全皮层缺损，伴有骨骼、肌腱或肌肉的暴露，伤口床可能会部分覆盖腐肉或焦痂，常常会有潜行和窦道。Ⅳ期压疮的深度取决于其解剖位置，鼻梁、耳、枕部和踝部没有皮下组织，因此Ⅳ期溃疡会比较浅表。Ⅳ期压疮可深及肌肉和（或）支撑组织（如：筋膜、肌腱或关节囊），有时伴有骨髓炎。暴露的骨骼或肌肉肉眼可见，或通过触诊可及。

6. 不可分期：皮肤全层或组织全层缺损——深度未知　缺损涉及组织全层，但溃疡的实际深度完全被创面的坏死组织（黄色、棕褐色、灰色、绿色或棕色）和（或）焦痂（棕褐色、棕色或黑色）所掩盖。无法确定其实际深度，除非彻底清除坏死组织和（或）焦痂以暴露出创面底部。这种情况可能属于Ⅲ期或者Ⅳ期。足跟部固定的焦痂（干燥、附着紧密、完整且无红肿或波动性）相当于“机体天然的（生物的）遮盖物”，不应该被清除。

（二）使用注意事项

1. Ⅰ期可能对于肤色深的个体压疮诊断有困难，但可归为高危人群。

2. Ⅱ期不适用于描述皮肤撕裂伤、带状烧伤、由失禁引起的皮炎、浸渍或皮肤擦伤。

3. 临床中常常见到此类压疮，而以往通常把其归为Ⅰ期压疮。据文献报道，组织对压力和剪切力的耐受力低于皮肤，当皮肤与组织同时持续受力时，皮下组织先于皮肤受损；因此，当表面皮肤完整，并未出现颜色改变时，可能皮下组织已经发生缺血、缺氧的病理改变。当皮肤因长期受力而出现黑紫色时，则暗示深部组织更严重的损伤。与Ⅰ期压疮不同的是，Ⅰ期压疮在排除外源性因素后，可很快消除和康复。而可疑深部组织损伤期的压疮，局部皮肤有硬肿或松软，极易破溃，即便采取相应的护理措施，也会迅速向下发展成为较深的溃疡（Ⅲ期或Ⅳ期压疮）。

（三）临床应用

1. Ⅰ期压疮　用赛肤润按摩（适用于皮肤营养差及长期卧床的病人），水胶体敷料，透明薄膜粘贴，特别消瘦的病人适用泡沫敷料。

2. Ⅱ期压疮　水疱的处理原则是保护皮肤，避免感染。如小水疱 <5mm，应减少摩擦，防感染，让其自行吸收，可贴水胶体敷料或泡沫敷料，5~7 天更换 1 次。如水疱 >5mm，消毒，水疱低位剪，抽吸渗液，涂安尔碘，每天或隔天更换，2~3 天后消毒后贴水胶体敷料或泡沫敷料，5~7 天更换 1 次。Ⅱ期压疮创面的处理：创面无渗液或渗液少，贴水胶体敷料，5~7 天更换，创面渗液多，贴藻酸盐敷料、泡沫敷料，2~7 天更换。

3. Ⅲ、Ⅳ期压疮创面处理　应遵循 TIME 原则，T：清除坏死组织，尽快清除黑痂或腐烂组织，清洗，用刀片在焦痂上划 V 形痕迹，贴水胶体，达到自溶性清创。清洗，剪除黄色腐烂肉，贴藻酸盐敷料或泡沫敷料。I：控制感染，使用银离子敷料。M：促进肉芽生长，新的观点认为，伤口湿性愈合 = 适度湿润的环境 + 密闭的环境，因此不主张每天换药和使用烤灯。E：促进上皮爬行，使用水胶体或透明薄膜，促进上皮爬行，保护新生的上皮组织。

参考文献

［1］欧洲压疮顾问委员会及美国国家压疮顾问委员会．压疮的治疗：快速参考指南［S］．美国国家压疮顾问委员会．2009.
［2］欧洲压疮顾问委员会及美国国家压疮顾问委员会．压疮的预防：快速参考指南［S］．美国国家压疮顾问委员会．2009.
［3］殷磊．护理学基础［M］．北京：人民卫生出版社，2003：216-217.

第六节　格拉斯哥昏迷评分量表

许多研究表明意识障碍在临床中是非常常见的。多种类型疾病均可引起不同程度的意识障碍，意识障碍最后可出现意识完全恢复，或可进展成为最小意识状态（minimally consciousness state，MCS）、植物状态（vegetable state，VS）甚至脑死亡。昏迷评分量表是对意识障碍病人进行定量评估的临床工具，具有临床指征量化、简便易行、重复性好等优势。

一、量表简介

1974 年 Teasdale、Jennett 提出的格拉斯哥昏迷评分（Glasgow coma scale，GCS）是最早用于评估颅脑创伤意识障碍病人的昏迷量表，目前已被广泛推广及使用。但是 GCS 是否适用于所有类型意识障碍病人的评估，目前仍存在争议，GCS 也存在其缺点，如：气管插管病人无法进行语言项评分、运动项目中屈曲反射与躲避反射难以区分、不能反映脑干功能等，为此，有研究者推出改良 GCS 量表或其他昏迷量表，并在一些小样本研究中显示出各自的优势，但这些量表均未能在意识障碍病人中得到广泛应用。

二、评定项目和标准

该量表由 3 个项目构成，即从病人的睁眼反应、言语反应、运动反应 3 个方面来进行评估。其中睁眼反应从自发睁眼、呼叫时睁眼、疼痛刺激时睁眼到任何刺激不睁眼分别计 4~1 分；言语反应从定向正常、定向不佳、词不达意、言语难辨到无语言分别计 5~1 分；运动反应从服从医嘱命令、对刺激能定位、疼痛逃避反应、疼痛呈屈曲状态、疼痛呈过伸状态到无运动反应分别计 6~1 分，记录方式为 E____V____M____字母中间用数字表示。如 E3V3M5=GCS11。得分越高，预后越好。量表条目详见表 1-9。一般认定 GCS≥13 分为轻度损伤，9~12 分为中度意识障碍，≤8 分为重度意识障碍（多呈昏迷状态）。

表 1-9　格拉斯哥昏迷评分量表

项目	评分	
睁眼反应（E）	有目的、自发睁眼	4
	呼叫时睁眼	3
	疼痛刺激时睁眼	2
	任何刺激不睁眼	1
言语反应（V）	定向正常	5
	定向不佳	4
	词不达意	3
	言语难辨、不能理解	2
	无语言	1

续表

项目	评分	
非偏瘫侧运动反应(M)	正常(服从命令)	6
	对刺痛能定位	5
	疼痛时逃避反应	4
	疼痛时呈屈曲状态	3
	疼痛时呈过伸状态	2
	无运动反应	1
总计:		

注:评定时间2分钟。优点:简单、可靠。最大得分15分,预后最好;最小得分3分,预后最差;8分或以上恢复机会大;3~5分潜在死亡危险,尤其是伴有瞳孔固定或缺乏眼前庭反射

三、使用注意事项

如遇以下情况,不宜进行GCS:①手术病人麻醉作用尚未消失;②有各种睁眼障碍;③带气管插管者;④经医生判定已处于植物生存状态者。处于以上状态时所得到的分值已不能代表意识障碍的准确性,即不应再进行GCS评估。

参考文献

[1] Teasdale G, Jennett B. Assessment and prognosis of coma after head injury [J]. Acta Neurochirurgica, 1976, 34(1-4): 45-55.
[2] Teasdale G, Murray G, Parker L, et al. Adding up the Glasgow Coma Score [J]. Acta Neurochirurgica, 1979, 28: 13-16.

第七节 吞咽功能评估——洼田饮水试验

一、量表简介

洼田饮水试验用来评价病人的吞咽 - 摄食功能,是经典的床边检查方法,1982年由日本学者洼田俊夫提出。

二、评定项目和标准

病人端坐,喝下30ml温开水,观察所需的时间和呛咳情况。

1级(优):能顺利地1次将水咽下。

2级（良）：分2次以上，能不呛咳地咽下。

3级（中）：能1次咽下，但有呛咳。

4级（可）：分2次以上咽下，但有呛咳。

5级（差）：频繁呛咳，不能全部咽下。

吞咽功能判断：正常：1级，5秒之内；可疑：1级，5秒以上或2级；异常：3~5级。

三、使用方法及注意事项

评价时，应注意对摄食-吞咽过程中的每个阶段、口腔诸器官的活动、食块的形成程度，以及食物残留部位等进行详细的观察。此外，还应通过改变病人的体位、食物形态，以及餐具种类等观察其相应变化。

该试验适用于神志清楚、检查合作的病人。能筛查出大部分吞咽障碍病人，其灵敏度为42%~92%，特异度为59%~91%；但是该试验仅以临床症状为依据，常会漏诊无症状性误吸的病人。且根据病人主观感觉判断，与临床和实验室检查结果不一致的很多，因此对临床指导有一定的局限性。

第八节　瞳孔反应

一、量表简介

又称瞳孔反射（pupillary reflex）、虹膜收缩反射（iris contraction reflex）。即瞳孔对刺激的应答现象，表现为瞳孔的舒缩运动。包括对光反应、辐辏反应、闭睑反应、知觉反应、药物反应和暗反应等。

二、评定项目及标准

对瞳孔的检查应注意瞳孔的大小、性状，两侧是否等大、等圆，对光反射、集合反射（辐辏反应）是否正常等。

（一）瞳孔的性状与大小

正常瞳孔应为圆形，两侧大小一致，直径为3~4mm。婴儿、老年和远视病人瞳孔较小，但不小于2mm；近视病人瞳孔较大但不大于6mm。引起瞳孔大小改变的因素有很多，生理情况下，婴幼儿和老年人瞳孔较小，在光亮处瞳孔较小，青少年瞳孔较大，兴奋或在暗处瞳孔扩大。病理情况下，瞳孔缩小见于有机磷农药中毒和某些药物的反应（毛果芸香碱、吗啡、氯丙嗪等）；瞳孔扩大见于外伤、颈交感神经刺激、青光眼绝对期、视神经萎缩、使用阿托品或可卡因等。双侧瞳孔散大并固定，伴有对光反射消失为濒死状态的表现。一侧眼交感神经麻痹，产生 Honer 综合征，出现瞳孔缩小，眼睑下垂和眼球下陷，同侧结膜充血及面部无汗（图 1-8）。

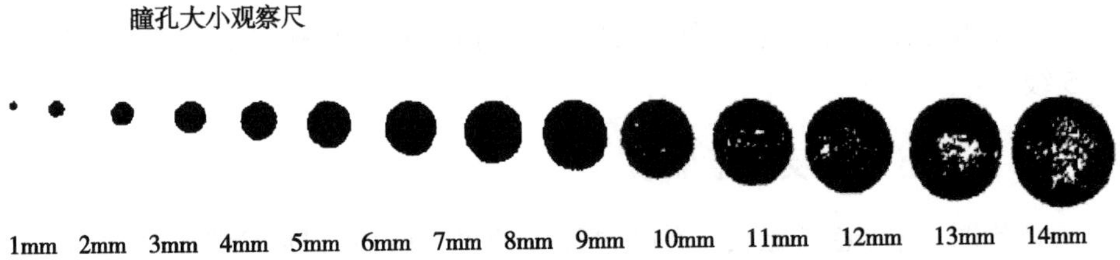

图 1-8　瞳孔观察尺

（二）双侧瞳孔大小不等

常提示有颅内病变，如脑外伤、脑肿瘤、中枢神经梅毒、脑疝等。双侧瞳孔不等，且变化不定，可能是中枢神经和虹膜的神经支配障碍，如双侧瞳孔不等且伴有对光反射减弱或消失以及神志不清，往往是中脑功能损害的表现。

（三）对光反射检查

1. 直接对光反射　用手电筒直接照射瞳孔并观察其动态反应。正常人，当眼受到光线刺激后瞳孔立即缩小，移开光源后瞳孔迅速复原。

2. 间接对光反射　光线照射一只眼时，另一只眼瞳孔立即缩小，移开光线，瞳孔扩大。检查间接对光反射时，应以一手挡住光线以免检查眼受照射而形成直接对光反射。瞳孔对光反射迟钝或消失，见于昏迷病人。

（四）集合反射检查

嘱受检者注视 1m 以外的目标（通常是检查者的示指尖），然后将目标迅速移近眼球（距眼球约 5~10cm），正常人此时可见双眼内聚，瞳孔缩小，称为集合反射（convergence reflex）。由于视物由远至近，也同时伴有晶状体的调节（accommodation），因此，以上双眼内聚、瞳孔缩小和晶状体的调节三者又统称为近反射（near reflex）。动眼神经功能损害时，睫状肌和双眼内直肌麻痹，集合反射和调节反射均消失。

第九节　肌力分级

肌力是指肌肉运动时的最大收缩力。

一、量表简介

肌力是指肌肉运动时的最大收缩力。目前临床常用肌力六级分法来作为肌力评定的标准,该分法对所有人群均适用,且使用简单,易于记忆,适合临床护理工作者使用。

二、评定项目和标准

检查时令病人做肢体伸屈运动,检查者从相反方向给予阻力,测量病人对阻力的克服力量,并注意两侧比较。

肌力的记录采用0~5级的六级分级法。

0级:完全瘫痪,测不到肌肉收缩。

1级:仅测到肌肉收缩,但不能产生运动。

2级:肢体在床面上能水平移动,但不能抵抗自身重力,即不能抬离床面。

3级:肢体能抬离床面,但不能抵抗阻力。

4级:能拮抗阻力运动,但肌力有不同程度的减弱。

5级:正常肌力。

三、使用方法及注意事项

不同程度的肌力减退可分别称为完全性瘫痪和不完全性瘫痪(轻瘫)。不同部位或不同组合的瘫痪可分别命名为:①单瘫:单一肢体瘫痪,多见于脊髓灰质炎;②偏瘫:为一侧肢体(上、下肢)瘫痪,常伴有同侧脑神经损害,多见于颅内病变或脑卒中;③交叉性偏瘫:为一侧偏瘫及对侧脑神经损害;④截瘫:为双侧下肢瘫痪,是脊髓横贯性损伤的结果,见于脊髓外伤、炎症等。

第十节 血栓风险评定量表

一、量表简介

深静脉血栓临床评估简易模式(pretest probability scores for suspected DVT)又称Wells评分,由Wells开发,是于1997年首次发表的首个以评分方式来评估DVT风险的量表,该量表可以很好地帮助医护人员预测病人发生DVT的风险。该方法经欧洲多个医疗中心论证较为可靠,在欧美国家已广泛应用,但在国内尚缺乏应用。

Wells评分能够准确地将门诊病人分为低临床概率、中临床概率和高临床概率组，一项汇总分析发现，低临床概率、中临床概率和高临床概率组的DVT总发生率分别为5.0%、17%、53%。Wells评分在国内一项研究中表现出了良好的DVT预测的准确性：灵敏度91.53%，特异度85.00%，阳性似然比（+LR）6.10。

二、评定项目和标准

该量表分为10个条目（表1-10），前9个条目的条目正向评分，符合条目所述评为1分，第10条反向评分，符合条目所述评为-2分。在对下肢情况进行评定时，双下肢均有症状的病人以症状严重的一侧进行评分。

表1-10 深静脉血栓临床评估简易模式

临床指标	评分
肿瘤活动期（正接受治疗，在前6个月内接受治疗，接受姑息治疗）	1
偏瘫，轻瘫，最近实施下肢石膏固定	1
近期卧床≥3天，12周内在全麻或局麻下接受大手术	1
沿深静脉走行的局部疼痛	1
全小腿水肿	1
小腿水肿超过对侧3cm以上（胫骨下为10cm）*	1
患肢出现可凹性水肿	1
出现浅静脉侧支（不曲张）	1
DVT既往史	1
至少与DVT类似的其他诊断	1

* 双下肢均有症状的病人以症状严重的一侧进行评分

三、量表使用方法及注意事项

将表1-10中列出的条目根据病人情况来评分。如果符合表中条目所述的内容，则前9条赋值为1分，第10条赋值为-2分；如果不符合条目所述的内容则赋值为0。之后，将各条目所评的分数相加，得到总分，总分≥3分发生DVT的可能性为高度可能；1分或2分为中度可能；≤0分为低度可能。另外，Wells评分结合D-二聚体检测可更好的预测和诊断DVT。国内研究表明Wells评分<2而且D-二聚体检测结果为阴性就可以基本排除DVT诊断；如果Wells评分≥2而且D-二聚体检测结果为阳性就应该考虑DVT诊断，两种方法结合灵敏度达到94.91%，特异度91.67%，阳性似然比（+LR）11.39。

参考文献

[1] Beyer J,Schellong S. Deep vein thrombosis:Current diagnostic strategy [J]. Eur J Intern Med,2005,16(4):238-246.

[2] Robert-Ebadi H,Le Gal G,Carrier M,et al. Differences in clinical presentation of pulmonary embolism in women and men [J]. J Thromb Haemost,2010,8(4):693-698.

[3] Ljungqvist M,Soderberg M,Moritz P,et al. Evaluation of Wells score and repeated D-dimer in diagnosing venous thromboembolism[J]. Eur J Intern Med,2008,19(4):285-288.

[4] Wells PS,Owen C,Doucette S,等. 该病人是否患有深静脉血栓[J]? 美国医学会杂志:中文版,2007,26(1):52-59.

[5] 杨广林,黄晟,郑元超. Wells 评分联合 D- 二聚体检测在诊断创伤后下肢深静脉血栓形成中的似然比分析[J]. 中华临床医师杂志(电子版),2012,6(8):28-31.

第十一节 RASS 镇静量表

一、量表简介

镇静镇痛药在 ICU 病房的使用十分普遍,不充分的镇静镇痛会引发病人躁动,自行拔除重要的管路,产生呼吸机抵抗,同时镇静药物本身的副作用难以避免,镇静药物使用过量会使病人镇静过度,从而诱发肺炎、瘫痪等,因此根据病人的镇静程度适当地给予镇静药物十分重要,而这首先需要对病人的镇静程度做正确的评估。Richmond 躁动 - 镇静量表(RASS)是由弗吉尼亚联邦大学的医生、护士、药剂师共同合作研制出的量表,由 Sessler 等在 2000 年首次发表。RASS 镇静量表可用来准确地评估成年病人的镇静程度和为镇静药物的给予提供指导,该量表的组间相关系数(ICC)为 0.87~0.92,评定者间相关信度 Kappa 系数为 0.71~0.91。与脑电双频指数监测(BIS)间的相关系数 =0.63。与其他目前临床中常见的用来评估镇静程度的量表相比,如 Adaptation to the Intensive Care Environment(ATICE)、Motor Activity Assessment Scale(MAAS)、Minnesota Sedation Assessment Tool(MSAT)、Sedation-AgitationScale(SAS)、Sedation Intensive Care Score(SEDIC)、New Sheffield Sedation Scale(Sheffield)、Ramsay Sedation Scale(RSS)等,RASS 表现出了其良好的信效度。RASS 镇静量表已经在多项研究中被证实能较好地被临床护士接受,并用来准确地评估镇静程度。有 77%~82% 的护士表示该量表简单易用,89%~92% 的护士认为该量表适合用来评估镇静程度。在 2013 年美国重症医学会新发布的镇静、镇痛和谵妄治疗指南中，RASS 镇静量表和 SAS 量表被推荐为 ICU 病人镇静评定的首选工具。

二、量表内容

见表 1-11。

表 1-11 Richmond 躁动 - 镇静量表（RASS）

得分	术语	描述	备注
+4	攻击行为	明显的好战行为、暴力行为、对工作人员构成直接的危险	
+3	非常躁动不安	抓或拔除引流管或各种插管；具有攻击性	
+2	躁动不安	频繁的无目的动作，与呼吸机抵抗	
+1	烦躁不安	焦虑不安，但动作不是猛烈的攻击	
0	清醒状态且平静		
–1	昏昏欲睡	不能完全清醒，但声音刺激能够叫醒并维持觉醒状态（睁眼 / 眼睛接触，≥10s）	声音刺激
–2	轻度镇静状态	声音能叫醒并有短暂的眼睛接触（<10s）	
–3	中度镇静状态	声音刺激后有动静或睁眼反应（但无眼睛接触）	
–4	深度镇静状态	对声音刺激无反应，但身体刺激后有动静或睁眼反应	身体刺激
–5	不可叫醒状态	对声音或身体刺激均无反应	

三、评估步骤

（1）观察病人

病人清醒，烦躁不安或躁动不安。（得分：0~4）

（2）假如病人没有清醒，呼叫病人的名字，让病人睁开眼睛并看着讲话者

病人醒来，保持睁眼和眼睛接触。（得分：–1）

病人醒来，有睁眼和眼睛接触，但不能维持。（得分：–2）

病人在声音刺激后有动静，但没有眼睛接触。（得分：–3）

（3）如果病人对声音刺激无反应，采用推摇病人的肩膀和（或）按摩胸骨进行身体刺激。

病人在身体刺激后出现任何动静。（得分：–4）

（4）病人对任何刺激都没有反应。（得分：–5）

四、使用方法及注意事项

由于 RASS 镇静量表对病人的评估依赖于观察病人的听觉和视觉，因此对于听觉、视觉严重受损的病人不适用。同时，有些病人在睡眠时或被镇静时可能对外界刺激表现出暴力行为，因此可能会得到一个较高 RASS 评分，并造成医务人员对镇静药的使用产生错误的判断。另外，该量表在儿科重症病房的应用未得到证实。

第十二节 ATICE 镇静量表

一、量表简介

收入重症监护病房的病人由于对 ICU 的环境的不耐受可能会导致其出现躁动，并引起呼吸机抵抗，耗氧量增加，颅内压增加等一系列问题，镇静镇痛药的使用可以避免这些问题，但是镇静镇痛药本身的副作用又会对病人产生不良影响，因此根据病人的意识和对 ICU 环境的耐受正确使用镇静镇痛药十分重要。重症监护环境优化量表(adaptation to the intensive care environment, ATICE)由 De Jonghe 等于 2003 年开发，该量表用来测量机械通气病人对重症病房的适应情况，量表包含两个部分，分别为意识状态的评估和耐受情况的评估。对该量表进行信效度评价的结果表明，该量表两个部分的组间相关系数(ICC)分别为 0.92、0.99，两个部分内部一致性信度 Cronbach α 值分别为 0.87、0.68，与脑电双频指数监测(BIS)间的相关系数 0.57，量表的信效度相对较好。评估的结果可用来指导镇静药物的使用。

二、量表内容

见表 1-12。

三、评估方法

(一) 意识

1. 清醒状态

(1) 进入病房后对病人称呼“你好”，假如病人“自动睁眼”计 5 分；

(2) 如果病人没有反应，大声叫病人的名字，让病人睁眼，如：“张三，睁开你的眼睛”；

(3) 如果病人还没有反应，摇晃病人的肩膀(即轻痛刺激)；

表 1-12　重症监护环境优化量表(ATICE)

分量表	条目	临床状态	分值
意识	清醒状态(0~5 分)	强烈刺激后无睁眼反应,脸部也无痛苦表情	0
		强烈刺激后无睁眼反应,仅面部有痛苦表情	1
		强烈刺激后能睁眼	2
		轻痛刺激后无睁眼反应	3
		言语命令能睁眼	4
		自主睁眼	5
	理解能力(符合选项,每项计 1 分,将每项得分情况相加)	睁眼 / 闭眼	1
		张嘴	1
		对视	1
		点头	1
		闭眼的同时张嘴	1
耐受	镇静状态(0~3 分)	危及生命的躁动	0
		躁动,不服从语言性命令	1
		躁动,服从语言性指令	2
		镇静	3
	人机顺应性(符合选项,每项计 1 分,将每项得分情况相加)	呼吸机送气期间无气流对抗	1
		呼吸频率 <30/min	1
		无呛咳	1
		未应用辅助呼吸机	1
	脸部放松(0~3 分)	持久的痛苦表情	0
		严重激怒表情	1
		适度激怒表情	2
		放松表情	3

(4) 如果病人依然没反应,按压病人胸骨(即强烈刺激);

(5) 如果病人还是没反应,检查强烈刺激是否造成睁眼反应和面部表情变化。

2. 理解能力　大声地告诉病人做以下五个动作:“张开(闭上)眼睛”;“张开嘴”;“看着我”;“点点头”;“闭上眼睛,同时张开嘴巴”。每个指令可以被重复一次。

(二) 耐受

镇静状态:评估时,观察病人的肢体移动情况。病人转换为侧卧位时的肢体运动和正常的肢体运动不能算是躁动。

人机顺应性：评估时，观察病人异常的呼吸模式。病人因为侧卧造成的呼吸模式异常不考虑在内。

脸部放松：假如没有观察到面部的痛苦表情，将病人暂时安置为侧卧位（注意不可牵拉病人身上的导管和呼吸机管道），观察有无激起病人的痛苦表情，根据痛苦表情的程度记为“严重激怒表情”或“适度激怒表情”。如果痛苦表情是由“镇静状态”评估时摇晃肩膀或按压胸骨引起的，不考虑入内。假如病人的病情不允许侧卧，通过被动运动病人的肢体的方法来代替。

（三）得分

将 5 个条目得分相加即为总得分，范围在 0~20 之间，分值越高表明病人对 ICU 的适应（意识和耐受两方面）越好。

四、使用方法及注意事项

对于对 ICU 环境极不耐受的病人，比如极度躁动甚至威胁到生命的病人，需要一个评估过程更加简易快捷的量表，本量表可能不适用。而且该量表在儿科重症病房的应用未得到证实。

第十三节　TISS-28 量表

1974 年美国学者 Cullen 年创立了治疗干预评分系统（therapeutic intervention scoring system，TISS），包括 57 项内容，它是根据病情越重需要干预性治疗的种类也就越多的原则，依据病人所需要治疗的种类和数量对疾病的严重程度和预后评分编制，不仅反映病情的严重程度，而且反映了 ICU 的工作量和病人实际接受治疗的程度。TISS 最初是作为疾病严重度的评分工具，而逐渐演化为一种用来评估工作人员工作负担和指导人力资源配置的方法。

一、量表简介

随着量表的不断完善，于 1983 年，Keene 对 TISS 进行了修订，将治疗干预评估的项目由 57 项增加到了 76 项，即 TISS-76。于 1996 年，Miranda 在 TISS-76 的基础上又发展了 TISS-28，简化的 TISS-28 包括 7 个评估项目：①基础治疗；②呼吸支持；③心血管支持；④肾脏支持；⑤神经系统支持；⑥代谢支持；⑦特殊干预。各项目中每个条目的评分为 1~8 分不等，各项活动总和即为该护士的工作量。

二、评定标准

按照 TISS-28 积分将治疗干预程度分为 4 个等级：Ⅰ级，积分 < 10 分，病人病情稳定，接受无创观察；Ⅱ级，积分 10~19 分，病人病情稳定，接受有创观察和一些治疗措施；Ⅲ级，积分 20~39 分，病人病情不稳定，接受有创观察和治疗，无立即生命危险；Ⅳ级，积分 40 分，病人病情不稳定，接受有创观察及生命支持治疗，有立即生命危险。

三、应用评价

TISS-28 评分系统可操作性强，评估消耗的时间短（3~5 分钟），所得的数据客观、重复性好，可以量化护理人员工作负荷，预测每位病人的护理需求，监测病人类别和所需的护理活动，测量护理工作的成果和绩效，提供护理收费标准，帮助护理管理者合理使用护理人员和分配工作量，使护理工作有效率、有效果地执行，提高护理质量。

四、量表的内容

见表 1-13。

表 1-13　TISS-28 评分系统

项目		分值	得分
1. 基础项目	1. 标准监测　每小时生命体征、液体平衡的常规记录和计算	5	
	2. 实验室检查　生化和微生物检查	1	
	3. 单一药物　静脉、肌内、皮下注射和（或）口服（例如经胃管给药）	2	
	4. 静脉使用多种药物　单次静脉或持续输注 1 种以上药物（*3 与 4 只能选择一项）	3	
	5. 常规更换敷料　压疮的护理和预防，每日更换一次敷料	1	
	6. 频繁更换敷料（每个护理班至少更换一次）和（或）大面积伤口护理	1	
	7. 引流管的护理　除胃管以外的所有导管的护理	3	
计分		16	
2. 通气支持	1. 机械通气　任何形式的机械通气 / 辅助通气，无论是否使用 PEEP 或肌松药；加用 PEEP 的自主呼吸	5	
	2. 经气管插管自主呼吸，不应用 PEEP；除机械通气外，任何形式的氧疗	2	
	3. 人工气道的护理　气管插管或气管切开的护理	1	
	4. 肺部理疗，刺激性肺量计、吸入疗法、气管内吸痰（*1 与 2 只能选一项）	1	
计分		9	

续表

项目		分值	得分
3. 心血管支持	1. 单一血管活性药物　使用任何血管活性药物	3	
	2. 多种血管活性药物　使用一种以上的血管活性药物，无论种类和剂量	4	
	3. 静脉补充丢失的大量液体　输液量 >3L/(m^2·d)，无论液体种类和剂量	4	
	4. 放置外周静脉导管	5	
	5. 左心房监测　放置肺动脉漂浮导管，无论是否测量心排出量	8	
	6. 中心静脉置管	2	
	7. 在过去 24 小时内进行过心跳骤停后心肺复苏（单次心前区叩击不包括在内）（*1 与 2 只能选一项）	3	
计分		29	
4. 肾脏支持	1. 血液滤过，血液透析	3	
	2. 定量测定尿量（经导尿管测量）	2	
	3. 积极利尿 例如呋塞米 >0.5mg/(kg·d)治疗液体超负荷	3	
计分		8	
5. 神经系统支持	颅内压监测	4	
6. 代谢支持	1. 复杂性代谢性酸中毒或碱中毒的治疗	3	
	2. 静脉营养支持	4	
	3. 胃肠内营养　经胃管或其他胃肠道途径（例如空肠造瘘）	2	
计分		9	
7. 特殊干预措施	1. ICU 内单一特殊干预措施　经鼻或口气管插管、放置起搏器、心律转复、内镜检查、过去 24 小时内急诊手术、洗胃。对病人临床情况不产生直接影响的常规干预措施。如 X 线检查、超声检查、心电图检查、更换敷料、放置静脉或动脉导管等不包括在内	3	
	2. ICU 内多种特殊干扰措施　上述项目中一种以上的干预措施	5	
	3. ICU 外的特殊干预措施　手术或诊断性操作（*1 与 2 只能选择一项）	5	
计分		13	
总分			

五、使用方法及注意事项

由于国内外护士分级制度、护士工作范围及职责与文化的差异，TISS-28在我国应用存在一定的局限性。如翻身、皮肤护理、个人清洁、换床单、大小便的护理等生活护理的项目，在国外通常由助理护士、登记护士（CNA/EN）而不是注册护士（RN）来完成，因此不列入TISS计分的范围，而我国的护士常承担这些工作，尤其ICU病人自理能力缺陷，这些工作都要由护士来完成。其次，在我国目前临床护理工作中，医嘱处理、护理记录等间接护理的工作耗时高；护士还承担着大量非护理性工作，如领送取消毒物品等，跨越了护理学的工作范畴和技术规范；这些都加剧了临床护士人力不足的矛盾。另外，TISS计分主要反映的是与病人相关的直接护理工作量，在体现病人及家属心理支持的护理工作量方面较为欠缺。因此，实际临床工作中护士的工作量应当高于TISS-28计分。因此，需要结合我国的国情对TISS-28评分系统中的某些项目及项目权重进行适当调整，进一步研究以探讨更适合我国ICU护理工作量的测量工具。

第十四节 TIMI评分

TIMI（thrombolysis in myocardial infarction）是指急性心肌梗死中的溶栓治疗。TIMI研究始于1984年，是由布莱根妇女医院（Brigham and women hospital）发起的一系列国家级的临床研究，该项试验致力于研究在急性冠脉综合征中（包括急性心肌梗死和不稳定心绞痛）不同的溶栓及抗栓治疗策略。到目前为止，TIMI研究已经进行了整整30年，已开展了30多个临床试验。

TIMI ⅡB试验通过多元Logistic回归分析，筛选出几个独立的临床预测变量，以其分值之和作为TIMI危险评分，对急性冠状动脉综合征病人进行危险分层及预测心脏缺血事件的发生率。

一、非ST段抬高心肌梗死病人TIMI评分

（一）评分标准

非ST段抬高心肌梗死病人TIMI评分以7个公认的重要预测性临床变量为标准，存在1个变量时计1分，然后累计其变量的数量和，其评分范围为1~7分，根据病人的危险评分值，将其分成Ⅰ组（低分组）0~2分，Ⅱ组（中分组）3~4分，Ⅲ组（高分组）5~7分，随TIMI危险评分值逐渐增高，其复合心血管事件发生率也随之呈进行性增高。

（二）量表内容

见表 1-14。

表 1-14　UA/NSTEMI 病人 TIMI 评分表

危险因素	计分
1. 年龄（≥65 岁）	1 分
2. ≥3 个冠心病危险因素（家族史，高血压，高胆固醇，糖尿病，吸烟等）	1 分
3. 既往冠脉造影证实有冠脉狭窄 ≥50%	1 分
4. 过去 7 天内使用过阿司匹林	1 分
5. 近期 24 小时内有严重心绞痛发作（2 次以上或静息心绞痛）	1 分
6. 心肌梗死标志物（CK-MB、CTnI 或 CTnT）升高	1 分
7. 就诊时心电图 ST 段偏移≥0.05mm	1 分

（三）应用评价

TIMI 危险评分用于无 ST 段抬高急性冠状动脉综合征病人的危险分层与预后预测操作方便、实用，且有效，对早期筛出高危病人，及时启动有效治疗有重要价值，TIMI 危险评分较用 CTnI 检测等单一指标更能显示出对危险分层与预后预测的量化特性。

二、ST 段抬高心肌梗死病人 TIMI 评分

（一）评分标准

ST 段抬高心肌梗死病人 TIMI 评分有 8 个重要预测性的临床变量，评分值范围为 0~14 分，依据病人入院时 TIMI 评分分值，将病人分为 3 组，Ⅰ组（低危组）0~4 分，Ⅱ组（中危组）5~9 分，Ⅲ组（高危组）≥10 分。TIMI 危险评分值越高，其临床危险性也越大。

（二）量表内容

见表 1-15。

表 1-15　STEMI 病人 TIMI 评分表

危险因子	计分
年龄 65~74 岁 /≥75 岁	2/3
糖尿病或高血压或心绞痛病史	1
收缩压 <100mmHg	3
心率 >100 次 / 分	2
心功能（Killip 分级）Ⅱ~Ⅳ级	2
体重 <67kg	1
前壁 ST 段抬高或左束支传导阻滞	1
发病再灌注时间 >4h	1

(三) 应用评价

TIMI 评分系统中的几个临床变量不仅在 ST 抬高病人入院时床旁即可获得,无须复杂的计算机辅助处理,具有较强的实用性,而且变量对心血管事件均有独立的预测价值,对 30 天、6 个月或 1 年的主要事件(死亡危险)有稳定且可靠的预测能力。另外,TIMI 危险评分法是对 ST 抬高病人行直接经皮冠状动脉介入干预危险评估与远期预后预测较为方便、实用的临床评价方法。

第十五节 心房颤动病人 $CHADS_2$ 评分及 CHA_2DS_2-VASc 评分

心房颤动(简称"房颤")是缺血性脑卒中的重要独立危险因素,房颤发生率随年龄而增加,可使各年龄段脑卒中的危险增加 4~5 倍。相比安慰剂和阿司匹林治疗,抗凝治疗可以使房颤病人年卒中发生率减少,但抗凝治疗却增加了病人出血的风险,鉴于抗凝的利弊,如何评估房颤病人卒中发生风险就显得极为重要。

一、房颤病人 $CHADS_2$ 评分

(一) 量表简介

1994 年美国房颤研究组织(Atrial Fibrillation Investigators, AFI)通过对 5 个随机队列研究综合分析提出了第一个房颤风险分层,其中包括高血压、糖尿病、年龄及既往卒中史。1999 年卒中预防及房颤研究(stroke prevention in atrial fibrillation, SPAF)通过对 SPAF Ⅰ~Ⅲ 研究提出了一个新的房颤病人风险分层,包括血压、年龄、近期心力衰竭史和既往卒中史。2001 年 Gage 等通过对之前 AFI 和 SPAF 评分进行验证和改良,将两种评分合并,衍生出 $CHADS_2$ 评分,将房颤病人卒中危险程度按 $CHADS_2$ 评分进行量化分级,从而提高了对房颤病人风险评估的价值。

(二) 评价标准

2006 年美国心脏病会 / 美国心脏病协会 / 欧洲心脏病学会(ACC/AHA/ESC)的房颤指南加入了 $CHADS_2$ 评分系统以简化危险分层,即慢性心力衰竭(C)、高血压(H)、年龄(A)和糖尿病(D)各计 1 分,脑卒中(S)计 2 分,最高积分为 6 分,低危组 0 分,中危组 1 分,高危组≥2,$CHADS_2$ 评分越高,脑卒中风险越大。

（三）量表内容

见表 1-16。

表 1-16 $CHADS_2$ 评分

危险因素	评分	危险因素	评分
充血性心力衰竭	1	糖尿病	1
高血压	1	既往卒中或 TIA	2
年龄 >75 岁	1	总分	6

（四）抗凝治疗

根据 $CHADS_2$ 评分制定的房颤病人抗栓治疗策略中，无危险因素（$CHADS_2$ 积分为 0 分）的推荐用阿司匹林 75~325mg/d 或无抗栓治疗（优先推荐无抗栓），1 个临床相关非主要危险因素（$CHADS_2$ 积分为 1 分）的推荐口服抗凝药或阿司匹林 75~325mg/d（优先推荐口服抗凝药），1 个主要危险因素或≥2 个临床相关非主要危险因素（$CHADS_2$ 积分≥2 分）的推荐口服抗凝药物治疗。

二、CHA_2DS_2-VASc 评分方法

（一）量表简介

欧洲心脏病协会（ESC）心房颤动处理指南（2010 版）提出了 CHA_2DS_2-VASc 评分系统。CHA_2DS_2-VASc 进一步拓展了 $CHADS_2$ 的功能，CHA_2DS_2-VASc 评分与 $CHADS_2$ 评分相比主要有以下几个特点：①评分内容更加全面，将性别因素纳入考虑范围，年龄 >75 岁、血栓病史作为主要危险因素，计为 2 分；②针对年龄区别对待：年龄 65~74 岁计 1 分，75 岁以上计 2 分，评价个体化；③抗凝适应证更广泛，要求更严格。

（二）评定标准

该评分系统将危险因素分为：主要危险因素和非主要危险因素两类。主要危险因素包括：年龄≥75 岁，既往有脑卒中、短暂性脑缺血发作或全身性栓塞病史，各计 2 分，只要病人存在一个主要危险因素即为脑卒中的高危病人。临床相关的次要危险因素包括心力衰竭（LVEF<40%）、高血压、糖尿病、血管性疾病、年龄 65~74 岁、女性，各计 1 分，评分 0 分为低危组，1 分为中危组，2~6 分为高危组。

（三）量表内容

见表 1-17。

表 1-17 CHA_2DS_2-VASc 评分方法

危险因素	分值	危险因素	分值
充血性心力衰竭 / 左心	1	血管病变	1
高血压	1	年龄 65~74 岁	1
年龄≥75 岁	2	性别(女性)	1
糖尿病	1	总分值	9
脑卒中 /TIA/ 血栓史	2		

(四)抗凝指标

危险度评分指导抗栓药物的选择:高危病人(CHA_2DS_2-VASc 评分≥2 分,即存在≥1 个主要危险因素或≥2 个临床相关的次要危险因素),应口服抗凝药物;中危病人(CHA_2DS_2-VASc 评分 =1 分,即存在 1 个临床相关的次要危险因素),应口服抗凝药或者阿司匹林,但首选抗凝药口服;低危病人(CHA_2DS_2-VASc 评分 =0 分,即无危险因素),可选择口服阿司匹林或不进行抗栓治疗,推荐不进行抗栓治疗(表 1-18)。

表 1-18 房颤病人预防血栓的药物选择

危险因素	CHA_2DS_2-VASc	推荐药物
1 个主要危险因素或≥2 个临床相关的非主要危险因素	≥2	口服抗凝药物,如华法林
1 个临床相关的非主要危险因素	1	华法林或阿司匹林 75~325mg/d,优先考虑华法林
无危险因素	0	阿司匹林 75~325mg/d 或不处理,优先考虑不处理

(五)使用方法及注意事项

无论是经典的 $CHADS_2$ 评分系统,还是新的 CHA_2DS_2-VASc 评分系统,针对的都是非瓣膜病性房颤。如果是瓣膜病性房颤,尤其是风湿性二尖瓣狭窄或二尖瓣置换人工瓣术后合并的房颤,本身就是卒中的高危因素,必须进行积极的抗凝治疗。

第十六节 新生儿评分

爱普格新生儿评分(Apgar score)是美国麻醉科医生维珍尼亚·爱普格(Dr.

Virginia Apgar)在1953年发明的一种对新生婴儿健康状况快速评核方法。当时是为了评估分娩时麻醉过程对新生儿的影响,设计出的评分方法。1962年时,两位小儿科医师将其取名为APGAR,刚好可以代表Appearance(外观)、Pulse(心跳)、Grimace(面部表情)、Activity(活动力)和Respiration(呼吸)的头一个字母。目前,Apgar评分是全世界最普遍使用的新生婴儿健康评估的方法。

一、量表简介

Apgar评分建立在围生期窒息病理生理发展程序的理论、丰富的实践经验和反复临床验证的基础上,其5项标准涉及呼吸、循环、中枢神经3个重要系统。1分钟评分主要反映生前宫内状态和生后应激能力,可以评估新生儿有无抑制及其轻重;5分钟评分和以后每隔5分钟1次的评分有助于评价复苏效果和是否需要继续复苏;5分钟以后的评分还是评估近期和远期预后的重要依据,且评分愈低及其持续的时间愈长,其病死率、并发症和后遗症的发生率愈高。

Apgar评分以呼吸为基础,皮肤颜色该项指标最灵敏。1分钟Apgar评分有其明显规律性,临床恶化顺序多数依次为肤色→呼吸→肌张力→反应→心率。

二、量表内容

见表1-19。

表1-19 Apgar评分

体征	评分标准			评分	
	0	1	2	1分钟	5分钟
皮肤颜色	青紫或苍白	身体红,四肢青紫	全身红		
心率(次/分)	无	<100次/分	>100次/分		
弹足底或插鼻反应	无反应	有些动作,如皱眉	哭,喷嚏		
肌张力	松弛	四肢略屈曲	四肢活动		
呼吸	无	慢,不规则	正常,哭声响		

三、评定项目

皮肤颜色:用于评估新生儿肺部血氧交换的情况。全身皮肤呈粉红色为2分,手脚末梢呈青紫色为1分,全身呈青紫色为0分。

心搏速率:评估新生儿心脏跳动的强度和节律性。心搏有力大于 100 次 / 分为 2 分,心搏微弱小于 100 次 / 分为 1 分,听不到心音为 0 分。

呼吸:评估新生儿中枢和肺脏的成熟度。呼吸规律为 2 分,呼吸节律不齐(如浅而不规则或急促费力)为 1 分,没有呼吸为 0 分。

肌张力及运动:评估新生儿中枢反射及肌肉强健度。肌张力正常为 2 分,肌张力异常亢进或低下为 1 分,肌张力松弛为 0 分。

反射:评估新生儿对外界刺激的反应能力。对弹足底或其他刺激大声啼哭为 2 分,低声抽泣或皱眉为 1 分,毫无反应为 0 分。

总分是五项指标之和,最高分为 10,最低分是 3 分,8~10 分者正常新生儿,只需要进行清理呼吸道、吸氧一般处理;4~7 分缺氧严重,患有轻度窒息,需清理呼吸道、人工呼吸、吸氧、用药等措施才能恢复;评分在 4 分以下,为重度窒息,需紧急给氧抢救,行喉镜在直视下气管插管并给氧。缺氧较严重和严重的新生儿,应在出生后 5 分钟、10 分钟时分别进行评分,直至连续两次均≥8 分为止。

四、使用方法及注意事项

1. Apgar 评分诊断窒息的特异性较差　该评分系统虽可识别新生儿有无抑制,但不能区别抑制的病因。除围生期窒息外,还有许多其他疾病和情况也可出现低 Apgar 评分,如极低胎龄儿,由于中枢神经系统、肌肉和肺的成熟度差,势必影响其呼吸、肤色、肢体弯曲度和对刺激的反应。由此可见,围生期窒息可表现出低 Apgar 评分,但低 Apgar 评分并不一定是窒息,故目前国际上普遍强调对出生时有抑制表现的新生儿立即检测脐动脉血气以增加诊断依据,必要时在复苏后选做相关检查进一步鉴别其病因。

2. Apgar 评分未区分其各项指标的主次　对于评估窒息,呼吸、心率显然最重要,肤色次之,肌张力和反应性又次之,把相等的分值分配给重要性并不相同的指标,是其美中不足之处。

3. Apgar 评分诊断窒息的敏感性　并非百分之百围生期窒息包括宫内窘迫、产程中窒息和新生儿窒息这一连续的病理过程。Apgar 评分对出生后有抑制表现的新生儿固然可以识别,但不能识别宫内窘迫在出生前已经缓解的新生儿。

第十七节　糖尿病足分级

一、Wagner 分级系统

本系统由 Meggitt 于 1976 年建立,随后 Wagner 在此基础上进行了改良并得到推广，简称为 Wagner 分级系统，包括伤口深度、位置、是否存在坏疽 3 个参数，其是现有最早的糖尿病足分级系统，不需借助额外的检查工具，临床应用简便。

（一）量表简介

Wagner 分级系统以伤口深度为主分为 0~5 期：0 期为完整皮肤，1 期为表浅溃疡，2 期为溃疡深及肌腱、骨或关节，3 期为深部溃疡且存在脓肿或骨髓炎，4 期为部分足部坏疽，5 期为全足坏疽。

（二）量表内容

见表 1-20。

表 1-20 Wagner 分级系统

分级	临床表现
0 级	有发生溃疡的危险因素，目前无溃疡
1 级	表面溃疡，临床上无感染
2 级	较深的溃疡，影响到肌肉，无脓肿或骨的感染
3 级	深度感染，伴有骨组织病变或脓肿
4 级	局限性坏疽（趾、足跟或前足背）
5 级	全足坏疽

（三）使用说明

0 级：指的是有发生溃疡高度危险因素的足，对于这些目前无足溃疡的病人，应定期随访、加强足保护的教育、必要时请足病医生给予具体指导，以防止足溃疡的发生。有发生足溃疡危险因素的足，目前无溃疡。

1 级：足皮肤表面溃疡，临床上无感染。突出表现为神经性溃疡。这种溃疡好发生于足突出部位即压力承受点，如足跟部、足或趾底部，溃疡被胼胝包围。表面溃疡，临床上无感染。

2 级：较深的、穿透性溃疡，常合并软组织感染，但无骨髓炎或深部脓肿，溃疡部位可存在一些特殊的细菌，如厌氧菌、产气菌。较深的溃疡，常合并软组织炎，无脓肿或骨的感染。

3 级：深部溃疡，常影响到骨组织，并有深部脓肿或骨髓炎。

4 级：特征为缺血性溃疡，局部的或足特殊部位的坏疽。通常合并神经病变。没有严重疼痛的坏疽即提示有神经病变。坏死组织的表面可有感染。

5 级：坏疽影响到整个足，大动脉阻塞起了主要的病因学作用，神经病变和感染也会产生影响。

二、克萨斯大学(UT)分级系统

克萨斯大学(UT)分级系统产生于1996年,该系统能够快速进行糖尿病足溃疡的分级,不需要借助额外的辅助检查;每级每期均包括了对深度、感染和缺血的评估,分级系统之间不存在遗漏,重复性高、易于记忆,经验相对不足的治疗队伍也可以使用,适合于社区的全科团队。

(一)量表简介

UT分级系统为"4×4"的矩阵形式,竖轴为伤口分级,0~3级分别代表皮肤完整、表浅伤口未涉及肌腱、伤口涉及肌腱或关节囊、伤口涉及骨或关节;横轴为伤口分期,A~D期分别为无感染无缺血、有感染无缺血、有缺血无感染、有感染有缺血。1998年研究人员对UT分级系统进行了效度研究,结果表明随着伤口分级(深度)或分期(感染或缺血)级别的增加,总体截肢率均上升。

(二)量表内容

见表1-21。

表1-21 克萨斯大学分级系统

分期(感染)	分级(深度)			
	0(皮肤完整)	1(表浅溃疡)	2(达肌腱或腱鞘的溃疡)	3(达骨关节的溃疡)
清洁溃疡				
感染但不缺血的溃疡				
缺血但未感染的溃疡				
缺血且感染的感染				

(三)应用评价

该评分系统包含参数较少,对感染和缺血只有"有或无"的评价,缺少严重程度的评估。就糖尿病足病人的评估而言,由于微血管病变实质就是糖尿病的远期并发症,单独将血管病变划分为"有或无"2类并不合适。

三、S(AD)SAD评分系统

S(AD)SAD评分系统是以一种评分的形式,被称为Person-related measures。S(size)指大小,S(AD,area depth)指面积和深度,S(sepsis)指感染,A(arteriopathy)指血管损伤(包括足背和胫后动脉),D(denervation)指去神经损伤。

(一)量表简介

S(AD)SAD评分系统包含对伤口面积及深度、脓毒症、神经病变和血管病变的评估，这 5 个参数均分为 4 级，总分为 0~15 分，得分越高，表示疾病越严重。

（二）量表内容

见表 1-22。

表 1-22 S（AD）SAD 评分系统

分级	面积	深度	感染	血管损伤	神经损伤
0	皮肤完好	皮肤完好	清洁，无感染	血管搏动正常，两个搏动	没有神经损伤
1	小于 $1cm^2$	到皮肤和皮下软组织	表浅，表面有坏死组织	一个正常存在，或两个均减弱	部分感知功能丧失
2	$1\sim3cm^2$	到肌肉，肌腱，腱鞘	软组织感染	两个均不存在	显著感知功能丧失
3	大于 $3cm^2$	到达骨面	有骨髓炎	坏疽	Charcot 关节

（三）应用评价

S（AD）SAD 评分系统采用了参数首字母进行组合命名，便于记忆，具有比较不同国家、不同治疗中心糖尿病足溃疡管理结果的潜能，更适合统计研究。但该系统相对复杂，可能不适用于条件有限的社区医院或偏远地区。

第十八节 静脉炎分级

静脉炎是由于血管内壁受到不同因素的刺激，使血管壁发炎，静脉局部疼痛、红肿、水肿，重者局部静脉条索状、甚至出现硬结的炎性改变。在临床工作中，常根据静脉炎的分级不同采取不同的护理治疗措施。

一、量表简介

静脉炎分级是美国静脉输液协会（Intravenous Nurses Society，INS）制订，该机构是目前全球输液治疗护理领域的权威，分级标准的制定使临床工作人员可根据不同的分级采取不同的治疗措施。

二、分级标准

0 级：无临床症状。

1 级：红斑伴有或无疼痛，有或无水肿。

2级:红斑伴有或无疼痛,有或无水肿,静脉条纹形成。

3级:红斑伴有或无疼痛,有或无水肿,静脉条纹形成,可触及索状物。

4级:红斑伴有或无疼痛,有或无水肿,静脉条纹形成,可摸到条索样物 >2.5cm,有脓液流出。

三、使用方法及注意事项

1. 外周静脉短期留置针静脉炎发生率 %=(发生静脉炎的例数 ×1000)/外周留置静脉导管的总例数 = 外周静脉炎发生率 %。
2. 与输液相关的静脉炎:拔除输液通道停止该部位输液,并进行干预。
3. 2级及以上的静脉炎,应进行异常事件报告。
4. 外周短期留置针静脉炎发生率应低于 5% 或更低。

参考文献

[1] 张维琴,张静. 输液性静脉炎的预防和护理进展[J]. 全科护理,2010,8(21):1947-1948.

[2] 胡洁. 静脉输液常见的并发症——静脉炎的防护[J]. 中华医院感染学杂志,2004,11:124-191.

第十九节 营养风险筛查 2002(NRS 2002)

营养风险筛查(nutrition risk screening)是由医护人员实施的简便的筛查方法,用以决定是否需要制订或实施肠外肠内营养支持计划。

一、量表简介

营养风险筛查 2002(nutrition risk screening 2002,NRS 2002)是在 2002 年欧洲肠内肠外营养学会(European Society of Parenteral and Enteral Nutrition,ESPEN)以 Kondrup 为首的专家组在 128 个随机对照临床研究的基础上,发展出的一个有客观依据的营养风险筛查工具。该工具包括四个方面的评估内容,即人体测量、近期体重变化、膳食摄入情况和疾病的严重程度。

NRS 2002 不仅包含了适用于社区人群营养风险筛查的营养不良通用筛查工具(MUST)的组成部分,还包含了能够反映营养需求量增加的疾病严重程度分级标准。NRS 2002 包括初筛和最终筛查两个部分。初筛的 4 个问题能简单反映住院病人的营养状况,并能预测营养不良风险。这 4 个问题中的 1~3 可适用于所有对象,如社区人群、老人和儿童等,第 4 个问题用于住院病人的营养不良筛查。最终筛查是根据目前病人的营养状况和疾病损伤状况的风险而定。

NRS 2002 突出的优点在于能预测营养不良的风险，并能前瞻性地动态判断病人营养状态变化，便于及时反馈病人的营养状况，并为调整营养支持方案提供证据。这是其他方法所缺乏的。而且 NRS 2002 简便、易行，能进行医患沟通，通过问诊的简便测量，即可在 3 分钟内迅速完成。因无创、无医疗耗费，故病人易于接受。

从 2005 年初开始，中华医学会肠外肠内营养学分会全国协作组开展了营养风险筛查的具体工作。除体质指数采用国内标准 18.5 外，其余均与欧洲的方法一致。2005—2006 年对全国 13 个城市 19 家三级甲等医院的 15 098 例住院病人进行了应用，得到了实际操作经验。目前该工具是可以用于我国的比较好的营养风险筛查工具。

二、量表内容

见表 1-23。

表 1-23 住院病人营养风险筛查 NRS 2002 评估表

一、病 人 资 料

姓名		住院号	
性别		病区	
年龄		床号	
身高(m)		体重(kg)	
体重指数(BMI)		蛋白质(g/L)	
临床诊断			

二、疾 病 状 态

疾病状态	分数	若"是"请打钩
● 骨盆骨折 或者 慢性病病人合并有以下疾病：肝硬化、慢性阻塞性肺病、长期血液透析、糖尿病、肿瘤	1	
● 腹部重大手术、脑卒中、重症肺炎、血液系统肿瘤	2	
● 颅脑损伤、骨髓抑制、加护病患（APACHE>10 分）	3	
合计		

三、营 养 状 态

营养状况指标(单选)	分数	若“是”请打钩
● 正常营养状态	0	
● 3 个月内体重减轻 >5% 或最近 1 个星期进食量(与需要量相比)减少 20%~50%	1	
● 2 个月内体重减轻 >5% 或 BMI18.5~20.5 或最近 1 个星期进食量(与需要量相比)减少 50%~75%	2	
● 1 个月内体重减轻 >5%(或 3 个月内减轻 >15%)或 BMI<18.5(或血清白蛋白 <35g/L)或最近 1 个星期进食量(与需要量相比)减少 70%~100%	3	
合计		

四、年　　龄

年龄≥70 岁加 1 分	1	

五、营养风险筛查评估结果

营养风险筛查总分	
处理	
□ 总分≥3.0:病人有营养不良的风险,需营养支持治疗	
□ 总分 <3.0:若病人将接受重大手术,则每周重新评估其营养状况	
执行者:　　　　时间:	

三、使用方法及注意事项

NRS 2002 总评分包括三个部分的总和,即疾病严重程度评分 + 营养状态低减评分 + 年龄评分(若 70 岁以上加 1 分)。

(一) NRS 2002 对于营养状况降低的评分及其定义

1. 0 分　定义——正常营养状态

2. 轻度(1 分)　定义——3 个月内体重丢失 5% 或食物摄入为正常需要量的 50%~75%。

3. 中度(2 分)　定义——2 个月内体重丢失 5% 或前一周食物摄入为正常需要量的 25%~50%。

4. 重度(3 分)　定义——1 个月内体重丢失 5%(3 个月内体重下降 15%)或 BMI<18.5 或者前一周食物摄入为正常需要量的 0%~25%。

(注:3 项问题任一个符合就按其分值,几项都有按照高分值为准)

（二）NRS 2002 对于疾病严重程度的评分及其定义

1. 1 分　慢性疾病病人因出现并发症而住院治疗。病人虚弱但不需要卧床。蛋白质需要量略有增加，但可以通过口服补充剂来弥补。

2. 2 分　病人需要卧床，如腹部大手术后，蛋白质需要量相应增加，但大多数人仍可以通过肠外或肠内营养支持得到恢复。

3. 3 分　病人在加强病房中靠机械通气支持，蛋白质需要量增加而且不能被肠外或肠内营养支持所弥补，但是通过肠外或肠内营养支持可使蛋白质分解和氮丢失明显减少。

（三）评分结果与营养风险的关系

1. 总评分≥3 分（或胸水、腹水、水肿且血清蛋白 <35g/L 者）表明病人有营养不良或有营养风险，即应该使用营养支持。

2. 总评分 <3 分：每周复查营养评定。以后复查的结果如果≥3 分，即进入营养支持程序。

3. 如病人计划进行腹部大手术，就在首次评定时按照新的分值（2 分）评分，并最终按新总评分决定是否需要营养支持（≥3 分）。

参考文献

[1] Kondrup J, Rasmussen HH, Hamberg O, et al. Nutritional risk screening (NRS 2002): a new method based on an analysis of controlled clinical trials [J]. Clin Nutr, 2003, 22(3): 321-336.

[2] 蒋朱明，陈伟，江华，等. 住院患者营养风险筛查指南[J]. 中国临床营养杂志，2007，15(1): 13-15.

[3] 杜小亮. 常用的营养风险筛查方法[J]. 肠外与肠内营养，2010，17(5): 309-312.

[4] 蒋朱明. 肠外肠内营养循证应用和研究进展[M]. 北京：中华医学电子音像出版社，2006.

第二十节　常用脑卒中量表

脑卒中（stroke）是中风的学名，是一种突然起病的脑血液循环障碍性疾病。又叫脑血管意外、缺血性脑卒中、出血性脑卒中。是指脑血管疾病的病人，因各种诱发因素引起脑内动脉狭窄，闭塞或破裂，而造成急性脑血液循环障碍，临床上表现为一过性或永久性脑功能障碍的症状和体征．脑卒中分为缺血性脑卒中和出血性脑卒中。由于死亡的大脑细胞无法替换，因此脑卒中造成的后果通常是永久的。因此，控制脑卒中的发病危险因素，及时进行筛查以预防脑卒中的发生显得格外重要。目前国内外主要的脑卒中筛查量表如下：

一、改良 Rankin 量表

（一）量表简介

改良 Rankin 量表（modified Rankin scale，MRS）是功能残疾（disability）水平的疗效判定指标，可通过电话进行随访，目前已在脑卒中大规模临床试验及长期预后研究中广泛使用。有研究显示，MRS 较 BI 更能反映康复较好的卒中病人之间的功能残疾差异。

（二）量表内容

见表 1-24。

表 1-24　改良 Rankin 量表

患者状况	评分标准
完全无症状	0
尽管有症状，但无明显功能障碍，能完成所有日常工作和生活	1
轻度残疾，不能完成病前所有活动，但不需帮助，能照料自己的日常事务	2
中度残疾，需部分帮助，但能独立行走	3
中重度残疾，不能独立行走，日常生活需别人帮助	4
重度残疾，卧床，二便失禁，日常生活完全依赖他人	5

（三）使用方法及注意事项

建议依据 MRS 评分≤2 作为划分脑卒中病人是否残疾的分界值。

二、日常生活能力量表——巴氏指数

（一）量表简介

目前世界上公认的最为常用的评估 ADL 能力的量表为 Barthel 指数评定量表（Barthel index，BI）和改良的 Barthel 指数评定量表（modified Barthel index，MBI）。

Barthel 指数评定量表由美国学者 Mahoney 和 Barthel 于 1965 年正式发表。从 1995 年开始就在美国 Maryland 州的部分医院中使用主要针对一些慢性病病人的 ADl 能力进行评定，因其评定简单可信度及灵敏度高而且可用于预测治疗效果住院时间和预后在康复医学中被广泛使用。但同时，BI 也有其使用上的缺陷，如"天花板效应"，即量表的最高分值可以存在于许多残疾病人中。因此，BI 不能对更高功能性水平的病人进行残疾的评价。

BI 的内容包括进食、床与轮椅转移、个人卫生、如厕、洗澡、步行、上下楼梯、穿衣、大便控制、小便控制等 10 项内容，总分 100 分，评分分值为 2~4 个等级（0，5；0，5，10；0，5，10，15）。

改良的 Barthel 指数评定量表由 Shah 等人于 1989 年在 BI 的基础上改良

而来，内容仍为原10项，满分100分。MBI的评分分值分为5个等级，分值为(15、12、8、3、0；10、8、5、2、0；5、4、3、1、0)。不同的级别代表了不同程度的独立能力水平，最低是1级，最高是5级，级数越高代表独立能力程度越高。

(二) 量表内容

见表1-25。

表1-25　日常生活活动能力量表(Barthel index)

项目	评分标准
吃饭	0 依赖
	5 需部分帮助
	10 自理
洗澡	0 依赖
	5 自理
修饰(洗脸、梳头、刷牙、剃须)	0 需帮助
	5 自理
穿衣(解系纽扣、拉链、穿鞋等)	0 依赖
	5 需部分帮助
	10 自理
大便	0 失禁或需灌肠
	5 偶有失禁
	10 能控制
小便	0 失禁或插尿管和不能自理
	5 偶有失禁
	10 能控制
用厕(包括拭净、整理衣裤、冲水)	0 依赖
	5 需部分帮助
	10 自理
床⟷椅转移	0 完全依赖，不能坐
	5 需大量帮助(2人)，能坐
	10 需少量帮助(1人)或指导
	15 自理
平地移动	0 不能移动，或移动少于45米
	5 独自操纵轮椅移动超过45米，包括转弯
	10 需1人帮助步行超过45米(体力或言语指导)
	15 独立步行超过45米(可用辅助器)
上楼梯	0 不能
	5 需帮助(体力、言语指导、辅助器)
	10 自理

（三）使用方法及注意事项

评分结果：满分 100 分。

<20 分为极严重功能缺陷，生活完全需要依赖；20~40 分为生活需要很大帮助；40~60 分为生活需要帮助；>60 分为生活基本自理。

Barthel 指数得分 40 分以上者康复治疗的效益最大。

改良的 Barthel 指数评定量表见表 1-26。

表 1-26　改良 Barthel 指数评分标准

ADL 项目	完全依赖 1 级	最大帮助 2 级	中等帮助 3 级	最小帮助 4 级	完全独立 5 级
修饰	0	1	3	4	5
洗澡	0	1	3	4	5
进食	0	2	5	8	10
用厕	0	2	5	8	10
穿衣	0	2	5	8	10
大便控制	0	2	5	8	10
小便控制	0	2	5	8	10
上下楼梯	0	2	5	8	10
床椅转移	0	3	8	12	15
平地行走	0	3	8	12	15
坐轮椅	0	1	3	4	5

基本的评级标准：**每个活动的评级可分 5 级（5 分），不同的级别代表了不同程度的独立能力，最低的是 1 级，而最高的是 5 级。级数越高，代表独立能力越强**。

1. 完全依赖别人完成整项活动。

2. 某种程度上能参与，但在整个活动过程需要别人提供协助才能完成。

注："整个活动过程"是指有超过一半的活动过程。

3. 能参与大部分的活动，但在某些过程中仍需要别人提供协助才能完成整项活动。

注："某些过程"是指一半或以下的工作。

4. 除了在准备或收拾时需要协助，病人可以独立完成整项活动；或进行活动时需要别人从旁监督或提示，以策安全。

注："准备或收拾"是指一些可在测试前后去处理的非紧急活动过程。

5. 可以独立完成整项活动而无须别人在旁监督、提示或协助。

每一项活动的个别评分标准：

（1）进食：进食的定义是用合适的餐具将食物由容器送到口中。整个过程包括咀嚼及吞咽。

评级标准：

0 分：完全依赖别人帮助进食。

2 分：某种程度上能运用餐具，通常是勺子或筷子。但在进食的整个过程中需要别人提供协助。

5分:能使用餐具,通常是勺子或筷子。但在进食的某些过程仍需要别人提供协助。

8分:除了在准备或收拾时需要协助,病人可以自行进食;或进食过程中需有人从旁监督或提示,以策安全。

10分:可自行进食,而无须别人在场监督、提示或协助。

先决条件:病人有合适的座椅或有靠背支撑,食物准备好后放置于病人能伸手可及的桌子上。

进食方式:嘴进食或使用胃管进食。

准备或收拾活动:例如:戴上及取下进食辅助器具。

考虑因素:病人进食中如有吞咽困难、呛咳,则应被降级;不需考虑病人在进食时身体是否能保持平衡,但如安全受到影响,则应被降级;胃管进食的过程不需考虑插入及取出胃管。

(2) 洗澡:洗澡包括清洁、冲洗及擦干由颈至脚的部位。

评级标准:

0分:完全依赖别人协助洗澡。

1分:某种程度上能参与,但在整个活动的过程中需要别人提供协助才能完成。

3分:能参与大部分的活动,但在某些过程中仍需要别人提供协助才能完成整项活动。

4分:除了在准备或收拾时需要协助,病人可以自行洗澡;或过程中需别人从旁监督或提示,以策安全。

5分:病人可用任何适当的方法自行洗澡,而无须别人在场监督、提示或协助。

先决条件:病人在洗澡的地方内进行测试,所有用具都须放于洗澡地方的范围内。

洗澡方法:盆浴(浴缸)、淋浴(花洒)、抹身、用桶或盆、冲凉椅或浴床。

准备或收拾活动:例如:在洗澡前后准备或更换清水,开启或关闭热水器。

考虑因素:包括在浴室内的体位转移或步行表现,但不需考虑进出浴室的步行表现,不包括洗头、携带衣物和应用物品进出浴室及洗澡前后穿脱衣物。

(3) 个人卫生:个人卫生包括洗脸、洗手、梳头、保持口腔清洁(包括义齿)、剃须(适用于男性)及化妆(适用于有需要的女性)。

评级标准:

0分:完全依赖别人处理个人卫生。

1分:某种程度上能参与,但在整个活动的过程中需要别人提供协助才能完成。

3分:能参与大部分的活动,但在某些过程中仍需要别人提供协助才能完成整项活动。

4分:除了在准备或收拾时需要协助,病人可以自行处理个人卫生;或过程中需别人从旁监督或提示,以策安全。

5分:病人可自行处理个人卫生,不需别人在场监督、提示或协助。男性病人可自行剃须,而女性病人可自行化妆及整理头发。

先决条件:病人在设备齐全的环境下进行测试,所有用具都须伸手可及,如电动剃须刀已通电,并插好刀片。

活动场所:床边,洗漱盆旁边或洗手间内。

准备或收拾活动:例如:事前将一盆水放在床边或过程中更换清水;事先用轮椅将病人推到洗漱盆旁边;准备或清理洗漱的地方;戴上或取下辅助器具。

考虑因素:不需考虑进出洗手间的步行表现;化妆只适用于平日需要化妆的女士;梳洗不包括设计发型及编结发辫。

(4) **穿衣**:穿衣包括穿上、脱下及扣好衣物;有需要时也包括佩戴腰围、义肢及矫形器。

评级标准:

0分:完全依赖别人协助穿衣。

2分:某种程度上能参与,但在整个活动的过程中需要别人提供协助才能完成。

5分:能参与大部分的活动,但在某些过程中仍需要别人提供协助才能完成整项活动。

8分:除了在准备或收拾时需要协助,病人可以自行穿衣;或过程中需有人从旁监督或提示,以策安全。

10分:自行穿衣而无须别人监督、提示或协助。

先决条件:所有衣物必须放在伸手可及的范围内。

衣物的种类:衣、裤、鞋、袜及有需要时包括腰围、义肢及矫形器;可接受改良过的衣服,如鞋带换上魔术贴;不包括穿脱帽子、胸围、皮带、领带及手套。

准备或收拾活动:例如:穿衣后将纽扣扣上或拉链拉上,穿鞋后把鞋带系好。

考虑因素:到衣柜或抽屉拿取衣物将不在评级考虑之列。

(5) **肛门控制(大便控制)**:肛门(大便)控制是指能完全地控制肛门或有意识地防止大便失禁。

评级标准:

0分:完全大便失禁。

2分:在摆放适当的姿势和诱发大肠活动的技巧方面需要协助,并经常出现大便失禁。

5分:病人能采取适当的姿势,但不能运用诱发大肠活动的技巧;或在清洁身体及更换纸尿片方面需要协助,并间断出现大便失禁。

8分:偶尔出现大便失禁,病人在使用栓剂或灌肠器时需要监督;或需要定时有人从旁提示,以防失禁。

10分:没有大便失禁,在需要时病人可自行使用栓剂或灌肠器。

其他方法:肛门造瘘口或使用纸尿片。

考虑因素:"经常大便失禁"是指每个月中有超过一半的时间出现失禁,"间中大便失禁"是指每个月中有一半或以下的时间出现失禁,"偶尔大便失禁"是指每月有不多于一次的大便失禁。评级包括保持身体清洁及有需要时能使用栓剂或灌肠器,把衣服和附近环境弄脏将不作评级考虑之列,若病人长期便秘而需要别人定时帮助排便,其情况应视作大便失禁。病人如能自行处理造瘘口或使用纸尿片,应视作完全没有大便失禁。若造瘘口或尿片发出异味而病人未能及时替换,其表现应被降级。

(6) 膀胱控制(小便控制):膀胱(小便)控制是指能完全地控制膀胱或有意识地防止小便失禁。

评级标准:

0分:完全小便失禁。

2分:病人是经常小便失禁。

5分:病人通常在日间能保持干爽但晚上小便失禁,并在使用内用或外用辅助器具时需要协助。

8分:病人通常能整天保持干爽但间中出现失禁;或在使用内用或外用辅助器具时需要监督;或需要定时有人从旁提示,以防失禁。

10分:没有小便失禁或在需要时病人亦可自行使用内用或外用辅助工具。

其他方法:内置尿管、尿套或使用纸尿片。

(7) 如厕:如厕包括在厕盆上坐下及站起,脱下及穿上裤子,防止弄脏衣物及附近环境,使用厕纸和用后冲厕。

评级标准:

0分:完全依赖别人协助如厕。

2分:某种程度上能参与,但在整个活动的过程中需要别人提供协助才能完成。

5分:能参与大部分的活动,但在某些过程中仍需要别人提供协助才能完成整项活动。

8分:除了在准备或收拾时需要协助,病人可以自行如厕;或过程中需有人从旁监督或提示,以策安全。

10分:病人可用任何适当的方法自行如厕,而无须别人在场监督、提示或协助。如有需要,病人亦可在晚间使用便盆、便椅或尿壶。然而,此类方法需包括将排泄物倒出并把器皿清洗干净。

先决条件:病人在设备齐全的厕所内进行测试,厕纸须伸手可及。

如厕设备:尿壶、便盆、便椅、尿管、尿片、痰盂、坐厕或蹲厕。

准备或收拾活动:例如:如厕前后准备、清理或清洗如厕设备。

考虑因素:包括在厕所内的体位转移或步行表现,但不需考虑进出厕所的步行表现。可接受使用辅助器具,例如助行器及扶手。不需考虑病人是否能表达如厕需要,但如果病人把洗脸盆、漱口盆误作如厕的设备,其表现应被降级。

(8) **床椅转移**:病人将轮椅移至床边,把刹掣锁紧及拉起脚踏,然后将身体转移到床上并躺下。再坐回床边(在有需要时可移动轮椅的位置),并将身体转移坐回轮椅上。

评级标准:

0 分:完全依赖或需要两人从旁协助或要使用机械装置来帮助转移。

3 分:某种程度上能参与,但在整个活动的过程中需要别人提供协助才能完成。

8 分:能参与大部分的活动,但在某些过程中仍需要别人提供协助才能完成整项活动。

12 分:除了在准备或收拾时需要协助,病人可以自行转移;或过程中需有人从旁监督或提示,以策安全。

15 分:自行转移来回于床椅之间,并无须别人从旁监督、提示或协助。

其他转移方法:由便椅转移到床上,由坐椅转移到床上。

准备或收拾活动:例如:测试前将椅子的位置移至某个角度。

考虑因素:包括移动椅子到适当的位置,可利用辅助器具,例如床栏、椅背而不被降级。

(9) **行走**:平地步行:行走从病人站立开始,在平地步行五十米。病人在有需要时可戴上及除下矫形器或义肢,并能适当地使用助行器。

评级标准:

0 分:完全不能步行。

3 分:某种程度上能参与,但在整个活动的过程中需要别人提供协助才能完成。

8 分:能参与大部分的活动,但在某些过程中仍需要别人提供协助才能完成整项活动。

12 分:可自行步行一段距离,但不能完成五十米;或过程中需有人从旁监督或提示,以策安全。

15 分:可自行步行五十米,并无须其他人从旁监督、提示或协助。

考虑因素:需要时可用助行器而不被降级,评级包括要摆放助行器在适当的位置。

(10) 轮椅操作(代替步行):轮椅操控包括在平地上推动轮椅、转弯及操控轮椅至桌边、床边或洗手间等。病人需操控轮椅并移动至少五十米。

评级标准:

0分:完全不能操控轮椅。

1分:可在平地上自行推动轮椅并移动短距离,但在整个活动的过程中需要别人提供协助才能完成。

3分:能参与大部分的轮椅活动,但在某些过程中仍需要别人提供协助才能完成整项活动。

4分:可驱动轮椅前进、后退、转弯及移至桌边、床边或洗手间等,但在准备及收拾时仍需协助;或过程中需有人从旁监督或提示,以策安全。

5分:可完全自行操控轮椅并移动至少五十米,并无须其他人从旁监督、提示或协助。

先决条件:此项目只适用于在第9项中被评为“完全不能步行”的病人,而此类病人必须曾接受轮椅操控训练。

准备或收拾活动:例如在狭窄的转角处移走障碍物。

(11) 上下楼梯:上下楼梯是指可安全地在两段分别有八级的楼梯来回上下行走。

评级标准:

0分:完全依赖别人协助上下楼梯。

2分:某种程度上能参与,但在整个活动的过程中需要别人提供协助才能完成。

5分:能参与大部分的活动,但在某些过程中仍需要别人提供协助才能完成整项活动。

8分:病人基本上不需要别人协助,但在准备及收拾时仍需协助;或过程中需有人从旁监督或提示,以策安全。

10分:病人可在没有监督、提示或协助下,安全地在两段楼梯上下。有需要时,可使用扶手或(和)助行器。

先决条件:病人可步行。

准备或收拾活动:例如:将助行器摆放在适当的位置。

考虑因素:可接受使用扶手和助行器而无须被降级。

三、美国国立卫生研究院卒中量表

(一) 量表简介

1989年,Thmos等为了急性脑卒中的治疗研究,设计了一个15个项目的神经功能检查量表。它包含每个主要脑动脉病变可能出现的神经系统检查项目(如视野评测大脑后动脉梗死),增加了两个项目来补充精神状态检查。经过与 NINDS(the National lnstitute of Neurological and Stroke)的研究人员讨论,又增加了感觉功能、瞳孔反应和足底反射项目。该表使用简便,能被护士和医生很快掌握,几乎不引起疲劳,可在一天内多次检查。神经科医师、研究人员、护士之间的重测信度没有显著差别。内容一致性好。经过与 CT 结果和 3 个月结局的相关性研究,此表有很好的效度。

(二) 量表内容

见表 1-27。

表 1-27 美国国立卫生研究院卒中量表(NIH stroke scale,NIHSS)

项目	评分标准
1a. 意识水平: 即使不能全面评价(如气管插管、语言障碍、气管创伤及绷带包扎等),检查者也必须选择 1 个反应。只在病人对有害刺激无反应时(不是反射)才能记录 3 分	0 清醒,反应灵敏 1 嗜睡,轻微刺激能唤醒,可回答问题,执行指令 2 昏睡或反应迟钝,需反复刺激、强烈或疼痛刺激才有非刻板的反应 3 昏迷,仅有反射性活动或自发性反应或完全无反应、软瘫、无反射
1b. 意识水平提问: 月份、年龄。仅对初次回答评分。失语和昏迷者不能理解问题计 2 分,因气管插管、气管创伤、严重构音障碍、语言障碍或其他任何原因不能完成者(非失语所致)计 1 分。可书面回答。	0 两项均正确 1 一项正确 2 两项均不正确
1c. 意识水平指令: 睁闭眼;非瘫痪侧握拳松开。仅对最初反应评分,有明确努力但未完成的也给分。若对指令无反应,用动作示意,然后记录评分。对创伤、截肢或其他生理缺陷者,应予适当的指令	0 两项均正确 1 一项正确 2 两项均不正确
2. 凝视: 只测试水平眼球运动。对随意或反射性眼球运动计分。若眼球偏斜能被随意或反射性活动纠正,计 1 分。若为孤立的周围性眼肌麻痹计 1 分。对失语者,凝视是可以测试的。对眼球创伤、绷带包扎、盲人或有其他视力、视野障碍者,由检查者选择一种反射性运动来测试,确定眼球的联系,然后从一侧向另一侧运动,偶尔能发现部分性凝视麻痹	0 正常 1 部分凝视麻痹(单眼或双眼凝视异常,但无强迫凝视或完全凝视麻痹) 2 强迫凝视或完全凝视麻痹(不能被头眼反射克服)

续表

项目	评分标准
3. 视野： 若能看到侧面的手指，记录正常，若单眼盲或眼球摘除，检查另一只眼。明确的非对称盲(包括象限盲)，计1分。若全盲(任何原因)计3分。若濒临死亡计1分，结果用于回答问题11	0 无视野缺损 1 部分偏盲 2 完全偏盲 3 双侧偏盲(包括皮质盲)
4. 面瘫：	0 正常 1 轻微(微笑时鼻唇沟变平、不对称) 2 部分(下面部完全或几乎完全瘫痪) 3 完全(单或双侧瘫痪，上下面部缺乏运动)
5、6. 上下肢运动： 置肢体于合适的位置：坐位时上肢平举90°，仰卧时上抬45°，掌心向下，下肢卧位抬高30°，若上肢在10秒内，下肢在5秒内下落，计1~4分。对失语者用语言或动作鼓励，不用有害刺激。依次检查每个肢体，从非瘫痪侧上肢开始	上肢： 0 无下落，置肢体于90°（或45°）坚持10秒 1 能抬起但不能坚持10秒，下落时不撞击床或其他支持物 2 试图抵抗重力，但不能维持坐位90°或仰位45° 3 不能抵抗重力，肢体快速下落 4 无运动 9 截肢或关节融合，解释： 5a 左上肢；5b 右上肢 下肢： 0 无下落，于要求位置坚持5秒 1 5秒末下落，不撞击床 2 5秒内下落到床上，可部分抵抗重力 3 立即下落到床上，不能抵抗重力 4 无运动 9 截肢或关节融合，解释： 6a 左下肢；6b 右下肢
7. 肢体共济失调： 目的是发现一侧小脑病变。检查时睁眼，若有视力障碍，应确保检查在无视野缺损中进行。进行双侧指鼻试验、跟膝胫试验，共济失调与无力明显不呈比例时计分。若病人不能理解或肢体瘫痪不计分。盲人用伸展的上肢摸鼻。若为截肢或关节融合计9分，并解释	0 无共济失调 1 一个肢体有 2 两个肢体有，共济失调在： 右上肢 1= 有，2= 无 9 截肢或关节融合，解释： 左上肢 1= 有，2= 无 9 截肢或关节融合，解释： 右上肢 1= 有，2= 无 9 截肢或关节融合，解释： 左下肢 1= 有，2= 无 9 截肢或关节融合，解释： 右下肢 1= 有，2= 无

续表

项目	评分标准
8. 感觉： 检查对针刺的感觉和表情，或意识障碍及失语者对有害刺激的躲避。只对与脑卒中有关的感觉缺失评分。偏身感觉丧失者需要精确检查，应测试身体多处［上肢(不包括手)、下肢、躯干、面部］确定有无偏身感觉缺失。严重或完全的感觉缺失计2分。昏睡或失语者计1或0分。脑干卒中双侧感觉缺失计2分。无反应或四肢瘫痪者计2分。昏迷病人(1a=3)计2分	0 正常 1 轻-中度感觉障碍，(病人感觉针刺不尖锐或迟钝，或针刺感缺失但有触觉) 2 重度-完全感觉缺失(面、上肢、下肢无触觉)
9. 语言： 命名、阅读测试。若视觉缺损干扰测试，可让病人识别放在手上的物品，重复和发音。气管插管者手写回答。昏迷者计3分。给恍惚或不合作者选择一个计分，但3分仅给不能说话且不能执行任何指令者	0 正常 1 轻-中度失语：流利程度和理解能力部分下降，但表达无明显受限 2 严重失语，交流是通过病人破碎的语言表达，听者须推理、询问、猜测，交流困难 3 不能说话或者完全失语，无言语或听力理解能力
10. 构音障碍： 读或重复表上的单词。若有严重的失语，评估自发语言时发音的清晰度。若因气管插管或其他物理障碍不能讲话，计9分。同时注明原因。不要告诉病人为什么做测试	0 正常 1 轻-中度，至少有些发音不清，虽有困难但能被理解 2 言语不清，不能被理解，但无失语或与失语不成比例，或失音 9 气管插管或其他物理障碍，解释：
11. 忽视： 若病人严重视觉缺失影响双侧视觉的同时检查，皮肤刺激正常，记为正常。若失语，但确实表现为对双侧的注意，计分正常。视空间忽视或疾病失认也可认为是异常的证据	0 正常 1 视、触、听、空间觉或个人的忽视；或对一种感觉的双侧同时刺激忽视 2 严重的偏侧忽视或一种以上的偏侧忽视；不认识自己的手；只能对一侧空间定位

（三）使用方法及注意事项

按表评分，记录结果。不要更改计分，计分所反映的是病人实际情况，而不是医生认为病人应该是什么情况。快速检查同时记录结果。除非必要的指点，不要训练病人（如反复要求病人做某种努力）。如部分项目未评定，应在表格中详细说明。未评定的项目应通过监视录像回顾研究，并与检查者共同探讨。

评分时间 2 分钟。优点：简洁、可靠，可由非神经科医生评定。缺点：敏感度低。

参考文献

[1] 张世洪，吴波，谈颂．卒中登记研究中 Barthel 指数和改良的 Rankin 量表的适用性与相关性研究[J]. 中国循证医学杂志，2004，4(12):871-874.

[2] Mahoney FI. Functional evaluation:the Barthel index [J]. Maryland State Medical Journal，1965，14:61-65.

[3] Shah S，Vanclay F，Cooper B. Improving the sensitivity of the Barthel Index for stroke rehabilitation [J]. Journal of Clinical Epidemiology，1989，42(8):703-709.

[4] Lyden P，Lu M，Jackson C，et al. Underlying structure of the National Institutes of Health Stroke Scale:results of a factor analysis. NINDS tPA Stroke Trial Investigators [J]. Stroke，1999，30(11):2347-2354.

[5] Aberg E，Adielsson G，Almqvist A，et al. Multicenter trial of hemodilution in ischemic stroke—Background and study protocol [J]. Stroke，1985，16(5):885-890.

[6] 杨华，赵晓峰．脑卒中临床疗效评价指标研究进展[J]. 天津中医药大学学报，2007，26(4):218-219.

第二章

心理、社会评估

心理、社会评估量表是护理研究常用的评估工具。本章涵盖了用于评估心理、社会指标的主要量表，包括抑郁、焦虑、孤独、心理健康、主观幸福感、生活质量、睡眠质量、社会支持、应对方式、家庭功能、认知功能等。

第一节 抑郁评估量表

一、抑郁自评量表

（一）量表简介

抑郁自评量表（self-rating depression scale，SDS）由 William W. K. Zung 于 1965 年编制。该量表为自评量表，操作方便，易于掌握，一般在 5~10 分钟完成，可用于抑郁症状的筛查、评定抑郁的严重程度以及采取治疗措施后抑郁程度的变化。Zung 等对该量表进行了信效度检验，奇偶折半信度系数为 0.92；与 Beck 抑郁问卷（Beck depression inventory，BDI）、Hamilton 抑郁量表（Hamilton depression scale，HAMD）的评分之间具有高度相关性。

（二）量表内容

抑郁自评量表（SDS）用于评定个体最近一周内症状的出现频度。包括 20 个条目（表 2-1），每个条目采用 1~4 级评分："1" 没有或很少时间，"2" 少部分时间，"3" 相当多时间，"4" 绝大部分或全部时间。其中有 10 个条目是反向计分（2、5、6、11、12、14、16、17、18、20）。计算总分时，先将反向计分的条目进行分值转换后（1→4，2→3，3→2，4→1），再将 20 个条目得分相加，即得到粗分，得分范围为 20~80 分。粗分 >40 分为有抑郁症状，分值越高，抑郁程度越严重；将粗分乘以 1.25，四舍五入取整数部分，即得到标准分，标准分 >50 分为有抑郁症状；此外，也可将粗分除以 80，计算出抑郁严重度指数，范围为 0.25~1.00，该指数 ≥0.50 为有抑郁症状，其中 0.50~0.59 为轻微至轻度抑郁，0.60~0.69 为

表 2-1 抑郁自评量表(SDS)

指导语:下面有 20 条描述,请您仔细阅读每一条,把意思弄明白,根据您最近一星期的实际情况,在每一条后面适当的选项数字上打“√”。

项目	没有或很少时间	少部分时间	相当多时间	绝大部分或全部时间
1. 我觉得闷闷不乐,情绪低沉	1	2	3	4
2. 我觉得一天之中早晨最好	1	2	3	4
3. 我一阵阵儿哭出来或觉得想哭	1	2	3	4
4. 我晚上睡眠不好	1	2	3	4
5. 我吃得跟平常一样多	1	2	3	4
6. 我与异性密切接触时和以往一样感到愉快	1	2	3	4
7. 我发觉我的体重在下降	1	2	3	4
8. 我有便秘的苦恼	1	2	3	4
9. 我心跳比平常快	1	2	3	4
10. 我无缘无故地感到疲乏	1	2	3	4
11. 我的头脑跟平常一样清楚	1	2	3	4
12. 我觉得经常做的事情并没有困难	1	2	3	4
13. 我觉得不安而平静不下来	1	2	3	4
14. 我对将来抱有希望	1	2	3	4
15. 我比平常容易生气和激动	1	2	3	4
16. 我觉得容易做出决定	1	2	3	4
17. 我觉得自己是个有用的人	1	2	3	4
18. 我的生活过得很有意思	1	2	3	4
19. 我认为如果我死了,别人会生活得好些	1	2	3	4
20. 平常感兴趣的事情我依然感兴趣	1	2	3	4

中至重度抑郁,≥0.70 为重度抑郁。量表协作组对 1340 例中国正常人进行测评,总粗分为(33.46 ± 8.55)分,标准分为(41.88 ± 10.57)分,可作为该量表的国内常模。

(三)使用方法及注意事项

1. 以自评方式完成测评　在告知指导语后,可让被试者自己填写,或由工作人员逐条念给被试者,根据被试者的口头回答代为填写。

2. 注意量表的测评时间　该量表测评的是最近一周内各种症状的出现频度，因此，在测评时，应强调评定的是“最近一星期”的情况；同时，避免在同一周内进行2次或多次测评。

3. 注意隐去“抑郁”一词　由于抑郁带有一定程度的负性色彩，为了避免被试者有意回避或拒绝测试，调查问卷中不要出现“抑郁”一词，注意隐去量表的名称；同时，在指导语和测评过程中，避免提及“抑郁”二字，可用“感受”“情绪状态”“心理状态”等词代替。

4. 注意反向计分条目的转换　在计算总分时，注意先将2、5、6、11、12、14、16、17、18、20这10个反向计分条目的原始评分转换过来(1→4,2→3,3→2,4→1)，再把20个条目的得分相加。

5. 判定结果时的注意事项　判定有无抑郁时，要分清是粗分，还是标准分，二者的界值分别是40分和50分，不要将二者混淆。

6. 与国内常模的比较　研究者可采用单样本 t 检验，将在某人群测得的结果与国内常模进行比较。但需注意，量表提供的常模是按粗分计算的，应以调查所得的粗分与常模进行比较，不能以标准分与常模进行比较。

二、老年抑郁量表

（一）量表简介

老年抑郁量表（the geriatric depress scale，GDS）由Brink等人于1982年编制，是专门用于老年人群的抑郁筛查量表。随着机体的老化，老年人在躯体方面的主诉增多，一些躯体主诉和活力减少在老年人群中属于正常范围，如果使用前面介绍的SDS进行评定，会增加假阳性率。GDS针对老年人群的特点，可更敏感地筛查出老年抑郁病人特有的躯体症状。Brink等人对该量表进行了信效度测试，其内部一致性信度Cronbach α系数为0.94；GDS与Zung抑郁自评量表（SDS）、Hamilton抑郁量表（HAMD）的相关系数均为0.82。

（二）量表内容

老年抑郁量表（GDS）用于评定老年人最近一周内的感受。包括30个条目(表2-2)，每个条目分为“是”“否”2个选项，在测评时，先将“是”计为1分，“否”计为0分。其中有10个条目（1、5、7、9、15、19、21、27、29、30）是反向计分（回答“否”表示存在抑郁倾向），其余20个条目是正向计分（回答“是”表示存在抑郁倾向）。计算总分时，先将反向计分的条目进行分值转换后(0→1，1→0)，再将30个条目的得分相加。总分范围为0~30分，得分越高，表示抑郁情绪越严重。其中，0~10分为正常范围，11~20分为轻度抑郁，21~30分为中重度抑郁。

表 2-2　老年抑郁量表（GDS）

指导语：请回顾您最近一星期内的感受，仔细阅读下列每句话，在符合您实际感受的选项数字上打“√”。

项目	是	否
1. 您对生活基本上满意吗？	1	0
2. 您是否已放弃了许多活动与兴趣？	1	0
3. 您是否觉得生活空虚？	1	0
4. 您是否常感到厌倦？	1	0
5. 您觉得未来有希望吗？	1	0
6. 您是否因为脑子里一些想法摆脱不掉而烦恼？	1	0
7. 您是否大部分时间精力充沛？	1	0
8. 您是否害怕会有不幸的事落到自己头上？	1	0
9. 您是否大部分时间感到幸福？	1	0
10. 您是否常感到孤立无援？	1	0
11. 您是否经常坐立不安、心烦意乱？	1	0
12. 您是否希望呆在家里而不愿去做些新鲜事？	1	0
13. 您是否常常担心将来？	1	0
14. 您是否觉得记忆力比以前差？	1	0
15. 您是否觉得现在活着很惬意？	1	0
16. 您是否常感到心情沉重、郁闷？	1	0
17. 您是否觉得像现在这样活着毫无意义？	1	0
18. 您是否总为过去的事忧愁？	1	0
19. 您是否觉得生活很令人兴奋？	1	0
20. 您开始一件新的工作很困难吗？	1	0
21. 您是否觉得生活充满活力？	1	0
22. 您是否觉得自己的处境已毫无希望？	1	0
23. 您是否觉得大多数人比自己强得多？	1	0
24. 您是否常为一些小事伤心？	1	0
25. 您是否常觉得想哭？	1	0
26. 您集中精力有困难吗？	1	0
27. 您早晨起来觉得很快活吗？	1	0
28. 您希望避开聚会吗？	1	0
29. 您做决定很容易吗？	1	0
30. 您的头脑像往常一样清晰吗？	1	0

(三) 使用方法及注意事项

1. 以自评方式完成测评　在告知指导语后,可由工作人员逐句询问老年人,根据老年人的口头回答代为填写;也可让老年人自己阅读和填写。

2. 注意量表的测评时间　该量表测评的是最近一周内各种症状的出现情况,因此,在测评时,应强调评定的是"最近一星期内"的情况;同时,避免在同一周内进行 2 次或多次测评。

3. 注意隐去"抑郁"一词　由于抑郁带有一定程度的负性色彩,尤其老年人对抑郁一词更为敏感,为了避免老年人有意回避或拒绝测试,调查问卷中不要出现"抑郁"一词,注意隐去量表的名称;同时,在指导语和测评过程中,避免提及"抑郁"二字,可用"感受""情绪状态""心理状态"等词代替。在测评过程中,如果老年人出现强烈的情绪反应,如哽咽、哭泣,要立即停止测评,待其情绪平复后再测。

4. 注意反向计分条目的转换　计算总分时,注意先将 1、5、7、9、15、19、21、27、29、30 这 10 个反向计分条目的原始评分转换过来(1→0,0→1),再把 30 个条目的得分相加。

第二节　焦虑评估量表

一、焦虑自评量表

(一) 量表简介

焦虑自评量表(self-rating anxiety scale,SAS)由 William W. K. Zung 于 1971 年编制。该量表为自评量表,操作方便,易于掌握,一般在 5~10 分钟完成,可用于各种人群中焦虑症状的筛查。

(二) 量表内容

焦虑自评量表(SAS)用于评定个体最近一周内各种症状的出现频度。包括 20 个条目(表 2-3),每个条目采用 1~4 级评分,"1"没有或很少时间,"2"少部分时间,"3"相当多时间,"4"绝大部分或全部时间。其中有 5 个条目(5、9、13、17、19)为反向计分。计算总分时,先将反向计分的条目进行分值转换后(1→4,2→3,3→2,4→1),再将 20 个条目得分相加,即得到粗分,得分范围为 20~80 分。粗分 >40 分为有焦虑存在,得分越高,焦虑倾向越明显;将粗分乘以 1.25,四舍五入取整数部分,即得到标准分,标准分 >50 分为有焦虑存在。量表协作组对 1158 例中国正常人进行测评,粗分为(29.78 ± 10.07)分,可作为该量表的国内常模。

表 2-3 焦虑自评量表(SAS)

指导语:下面有 20 条描述,请您仔细阅读每一条,把意思弄明白,根据您最近一星期的实际情况,在每一条后面适当的选项数字上打"√"。

项目	没有或很少时间	少部分时间	相当多时间	绝大部分或全部时间
1. 我觉得比平常容易紧张或着急	1	2	3	4
2. 我无缘无故地感到害怕	1	2	3	4
3. 我容易心里烦乱或觉得惊恐	1	2	3	4
4. 我觉得我可能将要发疯	1	2	3	4
5. 我觉得一切都很好,也不会发生什么不幸	1	2	3	4
6. 我手脚发抖打颤	1	2	3	4
7. 我因为头痛、颈痛和背痛而苦恼	1	2	3	4
8. 我感觉容易衰弱和疲乏	1	2	3	4
9. 我觉得心平气和,并且容易安静坐着	1	2	3	4
10. 我觉得心跳得很快	1	2	3	4
11. 我因为一阵阵头晕而苦恼	1	2	3	4
12. 我有晕倒发作,或觉得要晕倒似的	1	2	3	4
13. 我吸气呼气都感到很容易	1	2	3	4
14. 我的手脚麻木和刺痛	1	2	3	4
15. 我因为胃痛和消化不良而苦恼	1	2	3	4
16. 我常常要小便	1	2	3	4
17. 我的手脚常常是干燥温暖的	1	2	3	4
18. 我脸红发热	1	2	3	4
19. 我容易入睡,并且整夜睡得很好	1	2	3	4
20. 我做噩梦	1	2	3	4

(三)使用方法及注意事项

1. 以自评方式完成测评　在告知指导语后,可让被试者自己填写,或由工作人员逐条念给被试者,根据被试者的口头回答代为填写。

2. 注意量表的测评时间　该量表测评的是最近一周内各种症状的出现频度,因此,在测评时,应强调评定的是"最近一星期"的情况;同时,避免在同一周内进行 2 次或多次测评。如果必须在短时间内观察焦虑的动态变化,可使用以下介绍的状态焦虑量表。

3. 注意隐去“焦虑”一词　在测评时，注意隐去量表的名称；同时，在指导语及测评过程中，不要提及“焦虑”二字，以免通过暗示作用增加被试者的焦虑情绪，影响测评结果。

4. 注意反向计分条目的转换　计算总分时，注意先将5、9、13、17、19这5个反向计分条目的原始评分转换过来（1→4，2→3，3→2，4→1），再把20个条目的得分相加。

5. 判定结果时的注意事项　判定有无焦虑时，要分清是粗分，还是标准分，二者的界值分别是40分和50分，不要将二者混淆。

6. 与国内常模的比较　研究者可采用单样本 t 检验，将在某人群测得的结果与国内常模进行比较。但需注意，量表提供的常模是按粗分计算的，应以调查所得的粗分与常模进行比较，不能以标准分与常模进行比较。

二、状态焦虑问卷

（一）量表简介

状态-特质焦虑问卷（state-trait anxiety inventory，STAI）由Charles D. Spielberger等人于1970年编制，由状态焦虑量表和特质焦虑量表2个分量表组成。状态焦虑（state anxiety）描述一种不愉快的情绪体验，如紧张、恐惧、忧虑和神经质，伴有植物神经系统的功能亢进，一般为短暂性的；特质焦虑（trait anxiety）则用来描述相对稳定的、作为一种人格特质的焦虑倾向。采用状态-特质焦虑问卷可分别评定短暂的焦虑情绪状态和人格特质性焦虑倾向。在护理研究中应用较多的是其中的状态焦虑量表（S-AI）。该量表为自评量表，可以评定即刻或最近某一特定时间或情境下的焦虑状态，用来评价应激情况下的状态焦虑，也可用来评价治疗过程中焦虑的动态变化。

（二）量表内容

状态焦虑量表（S-AI）用来评定个体即刻每种症状的强烈程度。包括20个条目(表2-4)，每个条目采用1~4级评分，1=完全没有，2=有些，3=中等程度，4=非常明显。其中有10个条目为反向计分（1、2、5、8、10、11、15、16、19、20）。计算总分时，先将反向计分的条目进行分值转换后（1→4，2→3，3→2，4→1），再将20个条目的得分相加。总分范围为20~80分，得分越高，焦虑程度越严重。

（三）使用方法及注意事项

1. 以自评方式完成测评　在告知指导语后，可让被试者自己填写，或由工作人员逐条念给被试者，根据被试者的口头回答代为填写。

2. 注意量表的测评时间　该量表测评的是被试者此时此刻的感觉，因此，在测评时，应强调评定的是“此时此刻”的情况。

表 2-4 状态焦虑量表（S-AI）

指导语：下面列出的是一些人们常常用来描述他们自己的陈述，请阅读每一个陈述，在每个条目右边适当的选项数字上打“√”，来表示您此时此刻最恰当的感觉。

项目	完全没有	有些	中等程度	非常明显
1. 我感到心情平静	1	2	3	4
2. 我感到安全	1	2	3	4
3. 我是紧张的	1	2	3	4
4. 我感到紧张束缚	1	2	3	4
5. 我感到安逸	1	2	3	4
6. 我感到烦乱	1	2	3	4
7. 我现在正烦恼，感到这种烦恼超过了可能的不幸	1	2	3	4
8. 我感到满意	1	2	3	4
9. 我感到害怕	1	2	3	4
10. 我感到舒适	1	2	3	4
11. 我有自信心	1	2	3	4
12. 我觉得神经过敏	1	2	3	4
13. 我极度紧张不安	1	2	3	4
14. 我优柔寡断	1	2	3	4
15. 我是轻松的	1	2	3	4
16. 我感到心满意足	1	2	3	4
17. 我是烦恼的	1	2	3	4
18. 我感到慌乱	1	2	3	4
19. 我感觉镇定	1	2	3	4
20. 我感到愉快	1	2	3	4

3. 注意隐去“焦虑”一词　在测评时，注意隐去量表的名称；同时，在指导语及测评过程中，不要提及“焦虑”二字，以免通过暗示作用增加被试者的焦虑情绪，影响测评结果。

4. 注意反向计分条目的转换　计算总分时，注意先将 1、2、5、8、10、11、15、16、19、20 这 10 个反向计分条目的的原始评分转换过来（1→4，2→3，3→2，4→1），再把 20 个条目的得分相加。

第三节　综合性医院焦虑抑郁量表

一、量表简介

综合性医院焦虑抑郁量表(the hospital anxiety and depression scale,HAD)由 Zigmond A.S 与 Snaith R.P 于 1983 年编制。该量表为自评量表,主要用于综合性医院病人焦虑和抑郁情绪的筛查,有较好的信度和效度,但不宜作为抑郁或焦虑的诊断量表。

二、量表内容

综合性医院焦虑抑郁量表(HAD)测评个体最近一个月的感受。包括 14 个条目(表 2-5),分为 2 个分量表,即焦虑分量表(7 个条目,即条目 1、3、5、7、9、11、13)和抑郁分量表(7 个条目,即条目 2、4、6、8、10、12、14)。每个条目采用 0~3 计分,各分量表的总分为 0~7 分属于无症状,8~10 分为症状可疑,11~21 分为有焦虑或抑郁症状。

表 2-5　医院焦虑抑郁量表(HAD)

指导语:以下描述列出了有些人可能会有的问题,请您仔细阅读每个条目,根据最近一个月以来您的实际感觉,在每个条目后面的选项数字上打"√"。

项目	评分
1. 我感到紧张(或痛苦)	3 几乎所有时候 2 大多数时候 1 有时 0 根本没有
2. 我对以往感兴趣的事情还是有兴趣	0 肯定一样 1 不像以前那样多 2 只有一点儿 3 基本上没有了
3. 我感到有点害怕,好像预感到有什么可怕的事情要发生	3 非常肯定和十分严重 2 是有,但并不太严重 1 有一点,但并不使我苦恼 0 根本没有
4. 我能够哈哈大笑,并看到事物好的一面	0 我经常这样 1 现在已经不大这样了 2 现在肯定是不太多了 3 根本没有

续表

项目	评分
5. 我的心中充满烦恼	3 大多数时间 2 常常如此 1 时时,但并不经常 0 偶然如此
6. 我感到愉快	3 根本没有 2 并不经常 1 有时 0 大多数
7. 我能够安闲而轻松地坐着	0 肯定 1 经常 2 并不经常 3 根本没有
8. 我对自己的仪容(打扮自己)失去兴趣	3 肯定 2 并不像我应该做到的那样关心 1 我可能不是非常关心 0 我仍像以往一样关心
9. 我有点儿坐立不安,好像感到非要活动不可	3 确实非常多 2 是不少 1 并不很多 0 根本没有
10. 我对一切都是乐观地向前看	0 差不多是这样做的 1 并不完全是这样做的 2 很少这样做 3 几乎从来不这样做
11. 我突然有恐慌感	3 确实很经常 2 时常 1 并非经常 0 根本没有
12. 我好像感到情绪在渐渐低落	3 几乎所有的时间 2 很经常 1 有时 0 根本没有
13. 我感到有点害怕,好像某个内脏器官变坏了	0 根本没有 1 有时 2 很经常 3 非常经常
14. 我能欣赏一本好书或一个好的广播或电视节目	0 常常 1 有时 2 并非经常 3 很少

三、使用方法及注意事项

1. 以自评方式完成测评　在告知指导语后,可让被试者自己填写,或由工作人员逐条念给被试者,根据被试者的口头回答代为填写。

2. 注意量表的适用人群　该量表适用于综合性医院病人焦虑和抑郁情绪的筛查,但不宜作为抑郁或焦虑的诊断量表;也不宜用于护理人员、护理专业学生、非住院病人等人群。

3. 注意量表的测评时间　该量表测评的是最近一个月内的感受,因此,在测评时,应强调评定的是"最近一个月"的情况;同时,避免在一个月内进行2次或多次测评。

4. 注意隐去"焦虑""抑郁"等词　为了避免通过暗示影响测评结果或遭到被试者的拒绝,在测评时,注意隐去量表名称;同时,在指导语及测评过程中,避免提及"焦虑""抑郁"这些词,可用"感受""情绪状态""心理状态"等词代替。

第四节　UCLA 孤独量表

一、量表简介

UCLA 孤独量表(UCLA loneliness scale)由 Russell 等人于 1978 年编制,分别在 1980 年和 1988 年进行了修订,本书介绍 1988 年修订的第三版量表,用于评价个体由于对社会交往的渴望与实际水平的差距而产生的孤独。该量表已用于各种人群,包括大学生(487 名)、护士(305 名)、教师(311 名)、老年人(284 名),在上述人群中测试的 Cronbach α 系数分别为 0.94、0.94、0.89、0.89;在大学生、护士、老年人中测得的孤独总分分别为(40.1 ± 9.5)分、(40.1 ± 9. 5)分、(31.5 ± 6.9)分。

二、量表内容

UCLA 孤独量表测评个体最近一周或最近一个月的感受。包括 20 个条目(表 2-6),每个条目采用 1~4 评分,从不 =1,很少 =2,有时 =3,一直 =4。其中 9 个条目为反向计分(1、5、6、9、10、15、16、19、20)。计算总分时,先将反向计分的条目进行分值转换后(1→4,2→3,3→2,4→1),再将 20 个条目得分相加。总分范围为 20~80 分,得分越高,表示孤独感越严重。

表 2-6 UCLA 孤独量表

指导语：下列是人们有时出现的一些感受。请根据您最近一星期的感受，在每个条目后面适合您实际情况的选项数字上打“√”。

项目	从不	很少	有时	一直
1. 感到与周围的人关系和谐	1	2	3	4
2. 感到缺少伙伴	1	2	3	4
3. 感到没人可以信赖	1	2	3	4
4. 感到寂寞	1	2	3	4
5. 感到属于朋友们中的一员	1	2	3	4
6. 感到与周围的人有许多共同点	1	2	3	4
7. 感到与任何人都不亲密了	1	2	3	4
8. 感到自己的兴趣和想法与周围的人不一样	1	2	3	4
9. 感到想要与人来往、结交朋友	1	2	3	4
10. 感到与人亲近	1	2	3	4
11. 感到被人冷落	1	2	3	4
12. 感到自己与别人来往毫无意义	1	2	3	4
13. 感到没有人很了解我	1	2	3	4
14. 感到自己与别人隔开了	1	2	3	4
15. 感到当自己愿意时就能找到伙伴	1	2	3	4
16. 感到有人真正了解我	1	2	3	4
17. 感到羞怯	1	2	3	4
18. 感到人们围着我但并不关心我	1	2	3	4
19. 感到有人愿意与我交谈	1	2	3	4
20. 感到有人值得我信赖	1	2	3	4

三、使用方法及注意事项

1. 以自评方式完成测评　在告知指导语后，可让被试者自己填写，或由工作人员逐条念给被试者，根据被试者的口头回答代为填写。

2. 注意隐去“孤独”一词　由于孤独带有一定程度的负性色彩，为了避免被试者有意回避或拒绝测评，调查问卷中不要出现“孤独”一词，注意隐去量表的名称；同时，在指导语和测评过程中，避免提及“孤独”二字。

3. 注意反向计分条目的转换　计算总分时，注意先将 1、5、6、9、10、15、

16、19、20这9个反向计分条目的的原始评分转换过来(1→4,2→3,3→2,4→1),再把20个条目的得分相加。

第五节 症状自评量表

一、量表简介

症状自评量表(symptom checklist,SCL-90)由Derogatis LR于1975年编制,包含比较广泛的精神病症状学内容,如思维、情感、行为、人际关系、生活习惯等。该量表为自评量表,可用于筛查个体的心理问题,反映心理健康状况,在国内外已广泛应用,特别是精神卫生领域。

二、量表内容

症状自评量表(SCL-90)评定个体最近一周内各种症状的严重程度。包括90个项目(表2-7),每个项目采用5级评分,分别赋值为0~4分,0=从无,1=轻度,2=中度,3=相当重,4=严重。得分越高,心理问题越严重,心理健康越差。可从以下几个方面对测评结果进行统计。

表2-7 症状自评量表(SCL-90)

指导语:以下列出了有些人可能有的问题,请仔细阅读每一条,根据您最近一星期内下列问题影响您或使您感到苦恼的程度,在每个条目右边适当的选项数字上打"√"。

项目	从无	轻度	中度	相当重	严重
1. 头痛	0	1	2	3	4
2. 神经过敏,心中不踏实	0	1	2	3	4
3. 头脑中有不必要的想法或字句盘旋	0	1	2	3	4
4. 头晕和昏倒	0	1	2	3	4
5. 对异性的兴趣减退	0	1	2	3	4
6. 对旁人责备求全	0	1	2	3	4
7. 感到别人能控制我的思想	0	1	2	3	4
8. 责怪别人制造麻烦	0	1	2	3	4
9. 忘性大	0	1	2	3	4
10. 担心自己的衣饰整齐及仪态的端正	0	1	2	3	4

续表

项目	从无	轻度	中度	相当重	严重
11. 容易烦恼和激动	0	1	2	3	4
12. 胸痛	0	1	2	3	4
13. 害怕空旷的场所或街道	0	1	2	3	4
14. 感到自己的精力下降,活动减慢	0	1	2	3	4
15. 想结束自己的生命	0	1	2	3	4
16. 听到旁人听不到的声音	0	1	2	3	4
17. 发抖	0	1	2	3	4
18. 感到大多数人都不可信任	0	1	2	3	4
19. 胃口不好	0	1	2	3	4
20. 容易哭泣	0	1	2	3	4
21. 同异性相处时感到害羞不自在	0	1	2	3	4
22. 感到受骗、中了圈套或有人想抓住我	0	1	2	3	4
23. 无缘无故地突然感到害怕	0	1	2	3	4
24. 自己不能控制地发脾气	0	1	2	3	4
25. 怕单独出门	0	1	2	3	4
26. 经常责怪自己	0	1	2	3	4
27. 腰痛	0	1	2	3	4
28. 感到难以完成任务	0	1	2	3	4
29. 感到孤独	0	1	2	3	4
30. 感到苦闷	0	1	2	3	4
31. 过分担忧	0	1	2	3	4
32. 对事物不感兴趣	0	1	2	3	4
33. 感到害怕	0	1	2	3	4
34. 我的感情容易受到伤害	0	1	2	3	4
35. 感觉旁人能知道我的私下想法	0	1	2	3	4
36. 感到别人不理解我,不同情我	0	1	2	3	4
37. 感到人们对我不友好,不喜欢我	0	1	2	3	4
38. 做事必须做得很慢以保证做得正确	0	1	2	3	4

续表

项目	从无	轻度	中度	相当重	严重
39. 心跳得很厉害	0	1	2	3	4
40. 恶心或胃部不舒服	0	1	2	3	4
41. 感到比不上他人	0	1	2	3	4
42. 肌肉酸痛	0	1	2	3	4
43. 感到有人在监视我，谈论我	0	1	2	3	4
44. 难以入睡	0	1	2	3	4
45. 做事必须反复检查	0	1	2	3	4
46. 难以作出决定	0	1	2	3	4
47. 怕乘电车、公共汽车、地铁或火车	0	1	2	3	4
48. 呼吸有困难	0	1	2	3	4
49. 一阵阵发冷或发热	0	1	2	3	4
50. 因为感到害怕而避开某些东西、场合或活动	0	1	2	3	4
51. 脑子变空了	0	1	2	3	4
52. 身体发麻或刺痛	0	1	2	3	4
53. 喉咙有梗塞感	0	1	2	3	4
54. 感到没有前途没有希望	0	1	2	3	4
55. 不能集中注意	0	1	2	3	4
56. 感到身体的某一部分软弱无力	0	1	2	3	4
57. 感到紧张或容易紧张	0	1	2	3	4
58. 感到手或脚发重	0	1	2	3	4
59. 想到死亡的事	0	1	2	3	4
60. 吃得太多	0	1	2	3	4
61. 当别人看着我或谈论我时感到不自在	0	1	2	3	4
62. 有一些不属于我自己的想法	0	1	2	3	4
63. 有想打人或伤害他人的冲动	0	1	2	3	4
64. 醒得太早	0	1	2	3	4
65. 必须反复洗手、点数目或触摸某些东西	0	1	2	3	4

续表

项目	从无	轻度	中度	相当重	严重
66. 睡得不稳不深	0	1	2	3	4
67. 有想摔坏或破坏东西的冲动	0	1	2	3	4
68. 有一些别人没有的想法或念头	0	1	2	3	4
69. 感到对别人神经过敏	0	1	2	3	4
70. 在商店或电影院等人多的地方感到不自在	0	1	2	3	4
71. 感到任何事情都很困难	0	1	2	3	4
72. 一阵阵恐惧或惊恐	0	1	2	3	4
73. 感到在公共场合吃东西很不舒服	0	1	2	3	4
74. 经常与人争论	0	1	2	3	4
75. 单独一人时神经很紧张	0	1	2	3	4
76. 别人对我的成绩没有作出恰当的评价	0	1	2	3	4
77. 即使和别人在一起也感到孤单	0	1	2	3	4
78. 感到坐立不安心神不定	0	1	2	3	4
79. 感到自己没有什么价值	0	1	2	3	4
80. 感到熟悉的东西变成陌生或不像是真的	0	1	2	3	4
81. 大叫或摔东西	0	1	2	3	4
82. 害怕会在公共场合昏倒	0	1	2	3	4
83. 感到别人想占您的便宜	0	1	2	3	4
84. 为一些有关“性”的想法而很苦恼	0	1	2	3	4
85. 认为应该因为自己的过错而受到惩罚	0	1	2	3	4
86. 感到要赶快把事情做完	0	1	2	3	4
87. 感到自己的身体有严重问题	0	1	2	3	4
88. 从未感到和其他人很亲近	0	1	2	3	4
89. 感到自己有罪	0	1	2	3	4
90. 感到自己的脑子有毛病	0	1	2	3	4

1. 总分或总均分　将 90 个项目的得分相加，即得到总分；或将总分除以 90，得到总均分。

2. 因子分　包括躯体化、强迫症状、人际关系敏感、抑郁、焦虑、敌对、恐怖、偏执、精神病性 9 个因子。将各因子所含项目的得分相加，再除以该因子的项目数，即得到因子分。

(1) 躯体化(somatization)：包括 1、4、12、27、40、42、48、49、52、53、56、58 共 12 个项目，主要反映身体不适感，包括心血管、胃肠道、呼吸及其他系统的主诉不适和头痛、背痛、肌肉酸痛，以及焦虑的其他躯体表现。

(2) 强迫症状(obsessive-compulsive)：包括 3、9、10、28、38、45、46、51、55、65 共 10 个项目，指那些明知没有必要，但又无法摆脱的无意义的思想、冲动和行为。

(3) 人际关系敏感(interpersonal sensitivity)：包括 6、21、34、36、37、41、61、69、73 共 9 个项目，指在人际交往中的自卑感、心神不安和明显不自在。

(4) 抑郁(depression)：包括 5、14、15、20、22、26、29、30、31、32、54、71、79 共 13 个项目，以苦闷的情感与心境为代表性症状，还以生活兴趣的减退、动力缺乏、活力丧失等为特征。另外，还包括有关死亡的思想和自杀观念。

(5) 焦虑(anxiety)：包括 2、17、23、33、39、57、72、78、80、86 共 10 个项目，指烦躁、坐立不安、神经过敏、紧张以及由此产生的躯体征象，如震颤，以及游离不定的焦虑及惊恐发作。

(6) 敌对(hostility)：包括 11、24、63、67、74、81 共 6 个项目，从思想、感情及行为 3 个方面反映敌对的表现，包括厌烦的感觉、摔物、争论直到不可控制的脾气暴发等。

(7) 恐怖(photic anxiety)：包括 13、25、47、50、70、75、82 共 7 个项目，恐惧的对象包括出门旅行、空旷场地、人群或公共场所和交通工具，以及社交恐怖。

(8) 偏执(paranoid ideation)：包括 8、18、43、68、76、83 共 6 个项目，主要指投射性思维、敌对、猜疑、关系观念、妄想、被动体验和夸大等。

(9) 精神病性(psychoticism)：包括 7、16、35、62、77、84、85、87、88、90 共 10 个项目，反映各式各样的急性症状和行为。

除了上述 9 个因子之外，还有 19、44、59、60、64、66、89 共 7 个项目未归入任何因子，分析时可将这 7 个项目作为附加项目或其他，作为第 10 个因子来处理。

3. 阳性项目数　指评为 1~4 分的项目个数。

三、使用方法及注意事项

1. 以自评方式完成测评　在告知指导语后，可让被试者自己填写，或由工作人员逐条念给被试者，根据被试者的口头回答代为填写。

2. 注意量表的测评时间　该量表测评的是最近一周内各种症状的出现频度，因此，在测评时，应强调评定的是"最近一星期"的情况；同时，避免在同一周内进行 2 次或多次测评。

3. 对测评结果的解释要慎重　症状自评量表可用于筛查被试者的心理问题，反映心理健康状况。被试者在某个因子上得分较高时，只能提示该因子心理健康较差，不能将其作为存在该方面精神症状的判定标准。

第六节　幸福感评估量表

一、总体幸福感量表

（一）量表简介

总体幸福感量表（general well-being schedule，GWB）由 Fazio 等人于 1977 年编制，用来评价个体对幸福的陈述。我国学者段建华（1996）对量表进行了修订，并用修订后的量表测查了 362 名大学生，测得该量表的内部一致性信度在男性为 0.91、在女性为 0.95；间隔 3 个月后，对 41 名学生进行重测，测得重测信度系数为 0.85。

（二）量表内容

总体幸福感量表（GWB）由 33 个条目组成（表 2-8），包括 6 个因子，即对健康的担心、精力、对生活的满足和兴趣、忧郁或愉快的心境、对情感和行为的控制、松弛与紧张（焦虑）。大部分条目采用 1~5 级评分或 1~6 级评分。其中，条目 1、3、6、7、9、11、13、15、16 为反向计分。计算总分时，先将反向计分的条目进行分值转换，再把各个条目得分相加。得分越高，总体幸福感越高。

表 2-8　总体幸福感量表（GWB）

指导语：请仔细阅读下列每一条，根据您的实际感受，在每个条目下面适当的选项数字上打"√"。

1. 在过去的一个月里，您的总体感觉怎样？					
好极了	精神很好	精神不错	精神时好时坏	精神不好	精神很不好
1	2	3	4	5	6
2. 在过去的一个月里，您是否为自己的神经质或"神经病"感到烦恼？					
极端烦恼	相当烦恼	有些烦恼	很少烦恼	一点也不烦恼	
1	2	3	4	5	

续表

3. 在过去的一个月里，您是否一直牢牢地控制着自己的行为、思维、情感或感觉？ 绝对的　大部分是的　一般来说是的　控制得不太好　有些混乱　非常混乱 1　2　3　4　5　6
4. 在过去的一个月里，您是否由于悲哀、失去信心、失望或有许多麻烦而怀疑还有任何事情值得去做？ 极端怀疑　非常怀疑　相当怀疑　有些怀疑　略微怀疑　一点也不怀疑 1　2　3　4　5　6
5. 在过去的一个月里，您是否正在受到或曾经受到一些约束、刺激或压力？ 相当多　不少　有些　不多　没有 1　2　3　4　5
6. 在过去的一个月里，您的生活是否幸福、满足或愉快？ 非常幸福　相当幸福　满足　略有些不满足　非常不满足 1　2　3　4　5
7. 在过去的一个月里，您是否有理由怀疑自己曾经失去理智，或对行为、谈话、思维或记忆失去控制？ 一点也没有　只有一点点　有些，不严重　有些，相当严重　是的，非常严重 1　2　3　4　5
8. 在过去的一个月里，您是否感到焦虑、担心或不安？ 极端严重　非常严重　相当严重　有些　很少　无 1　2　3　4　5　6
9. 在过去的一个月里，您睡醒之后是否感到头脑清晰和精力充沛？ 天天如此　几乎天天　相当频繁　不多　很少　无 1　2　3　4　5　6
10. 在过去的一个月里，您是否因为疾病、身体的不适、疼痛或对患病的恐惧而烦恼？ 所有的时间　大部分时间　很多时间　有时　偶尔　无 1　2　3　4　5　6
11. 在过去的一个月里，您每天的生活中是否充满了让您感兴趣的事情？ 所有的时间　大部分时间　很多时间　有时　偶尔　无 1　2　3　4　5　6
12. 在过去的一个月里，您是否感到沮丧和忧郁？ 所有的时间　大部分时间　很多时间　有时　偶尔　无 1　2　3　4　5　6
13. 在过去的一个月里，您是否情绪稳定并能把握住自己？ 所有的时间　大部分时间　很多时间　有时　偶尔　无 1　2　3　4　5　6

续表

14. 在过去的一个月里，您是否感到疲劳、过累、无力或精疲力竭？ 所有的时间　大部分时间　很多时间　有时　偶尔　无 1　2　3　4　5　6
15. 在过去的一个月里，您对自己健康关心或担忧的程度如何？ 不关心　非常关心 0　1　2　3　4　5　6　7　8　9　10
16. 在过去的一个月里，您感到放松或紧张的程度如何？ 松弛　紧张 0　1　2　3　4　5　6　7　8　9　10
17. 在过去的一个月里，您感觉自己的精力、精神和活力如何？ 无精打采　精力充沛 0　1　2　3　4　5　6　7　8　9　10
18. 在过去的一个月里，您忧郁或快乐的程度如何？ 非常忧郁　非常快乐 0　1　2　3　4　5　6　7　8　9　10
19. 在过去的一年里，您是否由于严重的性格、情感、行为或精神问题而感到需要帮助？ 是的，曾寻求帮助　是的，但未寻找帮助　有严重的问题　几乎没有问题　没有问题 1　2　3　4　5
20. 您是否曾感到将要精神崩溃或接近于精神崩溃？ 是的，在过去的一年里是的　在一年以前　无 1　2　3
21. 您是否曾有过精神崩溃？ 是的，在过去的一年里是的　在一年以前　无 1　2　3
22. 您是否曾因为性格、情感、行为或精神问题在精神病院、综合医院精神病科病房或精神卫生诊所治疗？ 是的，在过去的一年里是的　在一年以前　无 1　2　3
23. 您是否曾因为性格、情感、行为或精神问题求助于精神科医生、心理学家？ 是的，在过去的一年里是的　在一年以前　无 1　2　3

续表

24. 您是否因为性格、情感、行为或精神问题求助于以下人员?		
	是	否
A. 普通医生(真正的躯体疾病或常规检查除外)	1	2
B. 脑科或神经外科专家	1	2
C. 护士(一般内科疾病除外)	1	2
D. 律师(常规的法律问题除外)	1	2
E. 警察(单纯的交通违章除外)	1	2
F. 牧师、神父等各种神职人员	1	2
G. 婚姻咨询专家	1	2
H. 社会工作者	1	2
I. 其他正式的帮助　　是_________　　种类_________		

25. 您是否曾与家庭成员或朋友谈论自己的问题?			
是的,很有帮助	是的,有些帮助	是的,但没有帮助	否,没有人可与之谈论
1	2	3	4
否,没有人愿意与我谈论	否,不愿与人谈论	没有问题	
5	6	7	

(三)使用方法及注意事项

1. 以自评方式完成测评　在告知指导语后,可让被试者自己填写,或由工作人员逐条念给被试者,根据被试者的口头回答代为填写。

2. 注意量表的测评时间　该量表的大部分条目评定的是最近一个月的感受。因此,在测评相应的题目时,应向被试者强调评定的是"最近一个月"的情况。同时,不要在同一个月内进行2次或多次测评。

3. 注意反向计分条目的转换　计算总分时,注意先将1、3、6、7、9、11、13、15、16这9个反向计分条目的的原始评分转换过来:

- 条目1、3、9、11、13的分值转换方法:1→6,2→5,3→4,4→3,5→2,6→1
- 条目6、7的分值转换方法:1→5,2→4,3→3,4→2,5→1
- 条目15、16的分值转换方法:0→10,1→9,2→8,3→7,4→6,5→5,6→4,7→3,8→1,9→1,10→0

二、纽芬兰纪念大学幸福度量表

(一)量表简介

纽芬兰纪念大学幸福度量表(Memorial University Of Newfoundland scale of happiness,MUNSH)由Albert等根据情感平衡理论制订。Albert等对在纽芬兰地区使用MUNSH的研究显示,该量表具有较好的信效度;在我国的研究也显示,该量表对老年人有较好的信度和结构效度,适于评价老年人的幸福度。

（二）量表内容

纽芬兰纪念大学幸福度量表（MUNSH）由24个条目组成（表2-9），包括正性情感（PA）、负性情感（NA）、正性体验（PE）和负性体验（NE）4个维度。其中，10个条目反映PA和NA，14个条目反映PE和NE。每个条目回答“是”计2分，“否”计0分，“不知道”计1分。幸福度总分=PA–NA+PE–NE，得分范围为–24~24分。为了便于计算，加上常数24，得分范围为0~48分。得分越高，幸福度越高。

表2-9　纽芬兰纪念大学幸福度量表（MUNSH）

指导语：以下是关于您最近几个月里日子过得怎么样的问题。请阅读每一条，如果符合您的情况，请回答“是”；如果不符合您的情况，回答“否”，在每个条目后面相应的选项数字上打“√”。

项目	是	否	不知道
1. 满意到极点	2	0	1
2. 情绪很好	2	0	1
3. 对生活特别满意	2	0	1
4. 很走运	2	0	1
5. 烦恼	2	0	1
6. 非常孤独或与人疏远	2	0	1
7. 忧郁或非常不愉快	2	0	1
8. 担心，因为不知道将会发生什么情况	2	0	1
9. 感到生活处境变得艰苦	2	0	1
10. 生活处境变得使我感到满意	2	0	1
11. 这是我一生中最难受的时期	2	0	1
12. 我像年轻时一样高兴	2	0	1
13. 我所做的大多数事情都令人厌烦或单调	2	0	1
14. 我做的事像以前一样使我感兴趣	2	0	1
15. 当我回顾我的一生时，我感到相当满意	2	0	1
16. 随着年龄的增加，一切事情更加糟糕	2	0	1
17. 我感到孤独	2	0	1
18. 今年一些事情使我烦恼	2	0	1
19. 如果我能到想住的地方去住，我愿意到那儿去住	2	0	1
20. 有时我感到活着没意思	2	0	1

续表

项目	是	否	不知道
21. 我现在像我年轻时一样高兴	2	0	1
22. 大多数时候我感到生活是艰苦的	2	0	1
23. 我对我当前的生活满意	2	0	1
24. 我的健康情况和我的同龄人比与他们相同甚至还好些	2	0	1

(1) 正性情感(PA):条目 1、2、3、4、10

(2) 负性情感(NA):条目 5、6、7、8、9

(3) 正性体验(PE):条目 12、14、15、19、21、23、24

(4) 负性体验(NE):条目 11、13、16、17、18、20、22

(三) 使用方法及注意事项

1. 以自评方式完成测评　在告知指导语后,可让被试者自己填写,或由工作人员逐条念给被试者,根据被试者的口头回答代为填写。

2. 注意量表的测评时间　该量表测评最近几个月的情况,在测评时,应向被试者强调测评的时间范围为“最近几个月”。

3. 注意量表的计分方法　在计算幸福度总分时,不要机械地将 4 个维度得分相加,应按照总分 =PA−NA+PE−NE 来计算,并将得分加上 24,才是幸福度的总分。

第七节　生活质量评估量表

一、世界卫生组织生存质量测定量表简表

(一) 量表简介

世界卫生组织生存质量测定量表简表(WHO quality of life scale, WHOQOL-BREF)由世界卫生组织研制,中文版由中山医科大学方积乾教授等人制订,用于测量个体与健康有关的生存质量。该量表在不同文化背景下测定的结果具有可比性,是国际上广泛应用的生存质量普适性量表。

(二) 量表内容

世界卫生组织生存质量测定量表简表(WHOQOL-BREF)测定的是个体最近 2 周的生存质量,由 26 个条目和 3 个附加问题组成(表 2-10)。包括 4 个领域和 2 个独立分析的条目。每个条目采用 5 级评分,其中 3、4、26 这 3 个条目

为反向计分。每个领域的得分通过计算其所含条目的平均分再乘以4得到，各领域的得分范围为4~20分。将4个领域的得分相加，得到生存质量总分，总分范围为0~100分。得分越高，表示生存质量越好。

表2-10　世界卫生组织生存质量测定量表简表（WHOQOL-BREF）

指导语：请阅读下面的每一个问题，根据您最近2周来的感受，选择最适合您情况的答案，在相应的选项序号上打"√"。

1. 您怎样评价您的生存质量？	①很差；②差；③不好也不差；④好；⑤很好
2. 您对自己的健康状况满意吗？	①很不满意；②不满意；③既非满意也非不满意；④满意；⑤很满意
下面的问题是关于2周来您经历的某些事情的感受	
3. 您觉得疼痛妨碍您去做自己需要做的事情吗？	①根本不妨碍；②很少妨碍；③有妨碍（一般）；④比较妨碍；⑤极妨碍
4. 您需要依靠医疗的帮助进行日常生活吗？	①根本不需要；②很少需要；③需要（一般）；④比较需要；⑤极需要
5. 您觉得生活有乐趣吗？	①根本没乐趣；②很少有乐趣；③有乐趣（一般）；④比较有乐趣；⑤极有乐趣
6. 您觉得自己的生活有意义吗？	①根本没意义；②很少有意义；③有意义（一般）；④比较有意义；⑤极有意义
7. 您能集中注意力吗？	①根本不能；②很少能；③能（一般）；④比较能；⑤极能
8. 日常生活中您感觉安全吗？	①根本不安全；②很少安全；③安全（一般）；④比较安全；⑤极安全
9. 您的生活环境对健康好吗？	①根本不好；②很少好；③好（一般）；④比较好；⑤极好
下面的问题是关于2周来您做某些事情的能力	
10. 您有充沛的精力去应付日常生活吗？	①根本没有精力；②很少有精力；③有精力（一般）；④多数有精力；⑤完全有精力
11. 您认为自己的外形过得去吗？	①根本过不去；②很少过得去；③过得去（一般）；④比较过得去；⑤完全过得去
12. 您的钱够用吗？	①根本不够用；②很少够用；③够用（一般）；④多数够用；⑤完全够用
13. 在日常生活中，您需要的信息都齐备吗？	①根本不齐备；②很少齐备；③齐备（一般）；④多数齐备；⑤完全齐备
14. 您有机会进行休闲活动吗？	①根本没机会；②很少有机会；③有机会（一般）；④多数有机会；⑤完全有机会

续表

下面的问题是关于2周来您对自己日常生活各个方面的满意程度	
15. 您的行动能力如何?	①很差;②差;③不好也不差;④好;⑤很好
16. 您对自己的睡眠情况满意吗?	①很不满意;②不满意;③既非满意也非不满意;④满意;　⑤很满意
17. 您对自己做日常生活事情的能力满意吗?	①很不满意;②不满意;③既非满意也非不满意;④满意;　⑤很满意
18. 您对自己的工作能力满意吗?	①很不满意;②不满意;③既非满意也非不满意;④满意;　⑤很满意
19. 您对自己满意吗?	①很不满意;②不满意;③既非满意也非不满意;④满意;　⑤很满意
20. 您对自己的人际关系满意吗?	①很不满意;②不满意;③既非满意也非不满意;④满意;　⑤很满意
21. 您对自己的性生活满意吗?	①很不满意;②不满意;③既非满意也非不满意;④满意;⑤很满意
22. 您对自己从朋友那里得到的支持满意吗?	①很不满意;②不满意;③既非满意也非不满意;④满意;　⑤很满意
23. 您对自己居住地的条件满意吗?	①很不满意;②不满意;③既非满意也非不满意;④满意;　⑤很满意
24. 您对自己得到卫生保健服务的方便程度满意吗?	①很不满意;②不满意;③既非满意也非不满意;④满意;　⑤很满意
25. 您对自己的交通情况满意吗?	①很不满意;②不满意;③既非满意也非不满意;④满意;　⑤很满意
下面的问题是关于2周来您经历的某些事情的频繁程度	
26. 您有消极感受吗(如情绪低落、绝望、焦虑、忧郁)?	①没有;　②偶尔有;③时有时无;④经常有;　⑤总是有
此外,还有3个问题	
27. 家庭摩擦影响您的生活吗?	①根本不影响;②很少影响;③影响(一般);④有比较大影响;⑤有极大影响
28. 您的食欲怎么样?	①很差;②差;③不好也不差;④好;⑤很好
29. 请您综合以上各方面(生理健康、心理健康、社会关系、周围环境),给自己的生存质量打一个总分	______分(满分100分)

1. 各个领域的计分方法

(1) 生理领域(PHYS):包含条目3、4、10、15、16、17、18,其中条目3和4为反向计分。先将条目3和条目4的原始评分转换过来(1→5,2→4,3→3,

4→2,5→1),然后将该领域的 7 个条目得分相加后除以 7,再乘以 4,得到生理领域的得分。

(2) 心理领域(PSYCH):包含条目 5、6、7、11、19、26,其中条目 26 为反向计分。先将条目 26 的原始评分转换过来(1→5,2→4,3→3,4→2,5→1),然后将该领域的 6 个条目得分相加后除以 6,再乘以 4,得到心理领域的得分。

(3) 社会关系领域(SOCIL):条目 20、21、22。将该领域的 3 个条目得分相加后除以 3,再乘以 4,得到社会关系领域的得分。

(4) 环境领域(ENVIR):条目 8、9、12、13、14、23、24、25。将该领域的 8 个条目得分相加后除以 8,再乘以 4,得到环境领域的得分。

2. 两个独立分析的条目

(1) 条目 1:评价个体关于自身生存质量的总体主观感受。

(2) 条目 2:评价个体关于自身健康状况的总体主观感受。

(三) 使用方法及注意事项

1. 以自评方式完成测评　在告知指导语后,可让被试者自己填写,或由工作人员逐条念给被试者,根据被试者的口头回答代为填写。

2. 注意量表的测评时间　该量表测评的时间范围是最近 2 周,在测评时,应向被试者强调是“最近 2 周”的情况;避免在 2 周内进行 2 次或多次测评。用于测评一些慢性疾病病人的生存质量时,可将时间范围扩展到“最近 1 个月”。

3. 注意反向计分的条目　在计算领域分时,注意先将 3、4、26 这 3 个反向计分条目的原始评分转换过来,即 1→5,2→4,3→3,4→2,5→1。

4. 注意量表的计分方法　在计算 4 个领域的得分时,注意并非各条目的机械相加,而是将各个领域所含条目得分相加后,除以条目数,然后再乘以 4 得到领域分。

二、健康状况问卷

(一) 量表简介

健康状况问卷(short form 36 health survey questionnaire,SF-36)由美国波士顿健康研究所研制,中文版由中山医科大学方积乾教授研发,从生理功能、生理职能、躯体疼痛、一般健康状况、精力、社会功能、情感职能、精神健康 8 个方面测评个体的生活质量,是生活质量普适性测定量表,被广泛应用于普通人群的生活质量测定。

(二) 量表内容

健康状况问卷(SF-36)由 10 个问题组成,有些问题又分若干个条目,共计 36 个条目(表 2-11)。包括生理功能、生理职能、躯体疼痛、一般健康状况、精力、社会功能、情感职能、精神健康 8 个方面,以及一项健康变化指标。

表 2-11　健康状况问卷(SF-36)

指导语：下面的问题是询问您对自己健康状况的看法、您的感觉如何，以及您进行日常活动的能力如何。请每个题目后面符合您实际情况的选项序号上打“√”。

1. 总体来讲，您的健康状况是：	①非常好； ②很好； ③好； ④一般； ⑤差
2. 跟一年前相比，您觉得现在的健康状况：	①比一年前好多了； ②比一年前好一些； ③与一年前差不多； ④比一年前差一些； ⑤比一年前差多了
3. 您的健康状况是否限制了以下这些活动：	
3.1 重体力活动(如跑步、举重物、激烈运动等)	①有很多限制；②有一点限制；③根本没限制
3.2 适度活动(如移桌子、扫地、做操等)	①有很多限制；②有一点限制；③根本没限制
3.3 手提日杂用品(如买菜、购物等)	①有很多限制；②有一点限制；③根本没限制
3.4 上几层楼梯	①有很多限制；②有一点限制；③根本没限制
3.5 上一层楼梯	①有很多限制；②有一点限制；③根本没限制
3.6 弯腰、屈膝、下蹲	①有很多限制；②有一点限制；③根本没限制
3.7 步行 1500 米左右的路程	①有很多限制；②有一点限制；③根本没限制
3.8 步行 800 米左右的路程	①有很多限制；②有一点限制；③根本没限制
3.9 步行约 100 米的路程	①有很多限制；②有一点限制；③根本没限制
3.10 自己洗澡、穿衣	①有很多限制；②有一点限制；③根本没限制
4. 在过去一个月里，您的工作和日常活动有没有因为身体健康的原因而出现以下这些问题：	
4.1 减少了工作或其他活动的时间	①有；②没有
4.2 想要做的事情只能完成一部分	①有；②没有
4.3 想要做的工作或活动的种类受到限制	①有；②没有
4.4 完成工作或其他活动有困难(比如，需要额外的努力)	①有；②没有

续表

5. 在过去一个月里，您的工作和日常活动有没有因为情绪（如感到消沉或者忧虑）而出现以下问题：	
5.1 减少了工作或其他活动的时间	①有；②没有
5.2 本来想要做的事情只能完成一部分	①有；②没有
5.3 做工作或其他活动不如平时仔细	①有；②没有
6. 在过去一个月里，您的身体健康或情绪不好在多大程度上影响了您与家人、朋友、邻居或集体的正常社交活动？	①根本没有影响； ②很少有影响； ③有重度影响； ④有较大影响； ⑤有极大影响
7. 在过去一个月里，您有身体上的疼痛吗？	①根本没有疼痛； ②有很轻微疼痛； ③有轻微疼痛； ④有中度疼痛； ⑤有严重疼痛； ⑥有很严重疼痛
8. 在过去一个月里，身体上的疼痛影响您的正常工作吗（包括上班工作和家务活动）？	①根本没有影响； ②有一点影响； ③有中度影响； ④有较大影响； ⑤有极大影响
9. 对于以下每个问题，请勾出您过去一个月里的实际感觉： ①所有的时间；②大部分时间；③比较多时间；④一部分时间；⑤小部分时间； ⑥没有此感觉	
9.1 您觉得生活充实吗？	① ② ③ ④ ⑤ ⑥
9.2 您是一个紧张的人吗？	① ② ③ ④ ⑤ ⑥
9.3 您感到垂头丧气，什么事都不能使您振作起来吗？	① ② ③ ④ ⑤ ⑥
9.4 您觉得平静吗？	① ② ③ ④ ⑤ ⑥
9.5 您精力充沛吗？	① ② ③ ④ ⑤ ⑥
9.6 您的情绪低落吗？	① ② ③ ④ ⑤ ⑥
9.7 您觉得筋疲力尽吗？	① ② ③ ④ ⑤ ⑥
9.8 您是个快乐的人吗？	① ② ③ ④ ⑤ ⑥

续表

9.9 您感觉疲劳吗?	① ② ③ ④ ⑤ ⑥
9.10 您的健康限制了您的社交活动(如走亲访友)吗?	① ② ③ ④ ⑤ ⑥
10. 请对下面的每一句话,勾出最适合您情况的答案: ①绝对正确;②大部分正确;③不能肯定;④大部分错误;⑤绝对错误	
10.1 我好像比别人容易生病	① ② ③ ④ ⑤
10.2 我跟我认识的人一样健康	① ② ③ ④ ⑤
10.3 我认为我的健康状况在变坏	① ② ③ ④ ⑤
10.4 我的健康状况非常好	① ② ③ ④ ⑤

1. 各个方面的计分方法 在进行量表计分时,可分别计算8个方面的得分。8个方面的含义及其计分方法如下。

(1) 生理功能(physical functioning,PF):测评健康状况是否影响了正常的生理活动。由问题3中的10个条目组成。每个条目中,"有很多限制"计为1分,"有一点限制"计为2分,"根本没限制"计为3分。将10个条目得分相加,得到PF实际得分,再按下列公式,计算出PF得分。得分越高,健康状况越好。

$$PF=(实际得分-10)\times 100/20$$

(2) 生理职能(role-physical,RP):测评由于生理健康问题所造成的职能限制。由问题4中的4个条目组成。每个条目中,"有"计1分,"没有"计2分。将4个条目得分相加,得到RP实际得分,再按下列公式,计算出RP得分。得分越高,健康状况越好。

$$RP=(实际得分-4)\times 100/4$$

(3) 躯体疼痛(bodily pain,BP):测评疼痛程度以及疼痛对日常活动的影响。由问题7和问题8组成,计分方法如下:

◆ 问题7:

答案	选项编码	选项计分
根本没有疼痛	1	6.0
有很轻微疼痛	2	5.4
有轻微疼痛	3	4.2
有中度疼痛	4	3.1
有严重疼痛	5	2.2
有很严重疼痛	6	1.0

◆ 问题 8:联合问题 8 和问题 7 的答案计分:

答案	问题 8 的选项编码	问题 7 的选项编码	问题 8 的计分如下
根本没有影响	1	1	6
		2~6	5
有一点影响	2	1~6	4
有中度影响	3	1~6	3
有较大影响	4	1~6	2
有极大影响	5	1~6	1

将问题 7 和问题 8 的得分相加,得到 BP 实际得分,再按下列公式,计算出 BP 得分。得分越高,健康状况越好。

$$BP=(\text{实际得分}-2)\times 100/10$$

(4) 一般健康状况(general health,GH):测评个体对自身健康状况及其发展趋势的评价。由问题 1 以及问题 10 中的 4 个条目组成,计分方法如下:

◆ 问题 1:

答案	选项编码	选项计分
非常好	1	5.0
很好	2	4.4
好	3	3.4
一般	4	2.0
差	5	1.0

◆ 问题 10 中的条目 10.1 和 10.3:

答案	选项编码	选项计分
绝对正确	1	1
大部分正确	2	2
不能肯定	3	3
大部分错误	4	4
绝对错误	5	5

◆ 问题 10 中的条目 10.2 和 10.4：

答案	选项编码	选项计分
绝对正确	1	5
大部分正确	2	4
不能肯定	3	3
大部分错误	4	2
绝对错误	5	1

将问题 1 和问题 10 的 4 个条目得分相加，得到 GH 实际得分，再按下列公式，计算出 GH 得分。得分越高，健康状况越好。

$$GH=(\text{实际得分}-5)\times 100/20$$

(5) 精力(vitality，VT)：测评个体对自身精力和疲劳程度的主观感受。由问题 9 中的 9.1、9.5、9.7、9.9 这 4 个条目组成，计分方法如下：

◆ 问题 9 中的 9.1 和 9.5：

答案	选项编码	选项计分
所有的时间	1	6
大部分时间	2	5
比较多时间	3	4
一部分时间	4	3
小部分时间	5	2
没有此感觉	6	1

◆ 问题 9 中的 9.7 和 9.9：

答案	选项编码	选项计分
所有的时间	1	1
大部分时间	2	2
比较多时间	3	3
一部分时间	4	4
小部分时间	5	5
没有此感觉	6	6

将问题 9 中的 9.1、9.5、9.7、9.9 这 4 个条目得分相加，得到 VI 实际得分，再按下列公式，计算出 VI 得分。得分越高，健康状况越好。

VI=(实际得分-4)×100/20

(6) 社会功能(social functioning,SF):测评生理和心理问题对社会活动的数量和质量所造成的影响。由问题6和问题9中的条目9.10组成,计分方法如下:

◆ 问题6:

答案	问题8的选项编码	则问题8的计分如下
根本没有影响	1	5
很少有影响	2	4
有中度影响	3	3
有较大影响	4	2
有极大影响	5	1

◆ 问题9中的9.10:

答案	选项编码	选项计分
所有的时间	1	1
大部分时间	2	2
比较多时间	3	3
一部分时间	4	3
小部分时间	5	4
没有此感觉	6	5

将问题6和问题9中的条目9.10得分相加,得到SF实际得分,再按下列公式,计算出SF得分。得分越高,健康状况越好。

SF=(实际得分-2)×100/8

(7) 情感职能(role-emotional,RE):测评由于情感问题所造成的职能限制,即问题5中的3个条目。每个条目中,"有"计1分,"没有"计2分。将3个条目得分相加,得到RE的实际得分,再按下列公式,计算出RE得分。得分越高,健康状况越好。

RE=(实际得分-3)×100/3

(8) 精神健康(mental health,MH):由问题9中的9.2、9.3、9.4、9.6、9.8这5个条目组成,计分方法如下:

◆ 问题 9 中的 9.2、9.3、9.6：

答案	选项编码	选项计分
所有的时间	1	1
大部分时间	2	2
比较多时间	3	3
一部分时间	4	4
小部分时间	5	5
没有此感觉	6	6

◆ 问题 9 中的 9.4 和 9.8：

答案	选项编码	选项计分
所有的时间	1	6
大部分时间	2	5
比较多时间	3	4
一部分时间	4	3
小部分时间	5	2
没有此感觉	6	1

将问题 9 中的 9.2、9.3、9.4、9.6、9.8 这 5 个条目得分相加，得到 MH 的实际得分，再按下列公式，计算出 MH 得分。得分越高，健康状况越好。

$$MH=(实际得分-5)\times 100/25$$

2. 健康变化(reported health transition，HT)　用于评价过去一年内健康状况的总体变化情况，即问题 2。

（三）使用方法及注意事项

1. 以自评方式完成测评　在告知指导语后，可让被试者自己填写，或由工作人员逐条念给被试者，根据被试者的口头回答代为填写。

2. 注意量表的测评时间　该量表各个问题测评的时间范围有所不同，大多数问题测评的是最近一个月的情况。因此，在测评时，应遵照每个问题的指导语，向被试者强调出该问题所测评的时间范围；同时，避免在一个月内进行 2 次或多次测评。

3. 注意量表的计分方法　该量表每个条目及每个方面的计分方法各不相同，并非各条目编码或计分的简单相加，应认真遵照计分说明，分别计算 8 个方面的得分。

第八节　匹兹堡睡眠质量指数量表

一、量表简介

匹兹堡睡眠质量指数量表(Pittsburgh sleep quality index,PSQI)由美国匹兹堡大学医学中心精神科睡眠和生物节律研究中心睡眠专家 Buysse DJ 等人于 1993 年编制,将睡眠的质和量结合在一起,评价睡眠障碍病人、精神障碍病人以及一般人群的睡眠质量。我国刘贤臣等于 1996 年将量表译成中文,并进行了信效度检测,表明 PSQI 有较好的内部一致性、重测信度和效度,且 PSQI 与多导睡眠脑电图的测评结果相关性较高。该量表大部分条目为自评,有 5 个条目需由同住一室的人进行评定,通常 5~10 分钟可完成。

二、量表内容

匹茨堡睡眠质量指数量表(PSQI)用于评定个体最近一个月的睡眠质量。由 9 个自评的问题和 5 个他评条目组成(表 2-12),包括 7 个因子,即主观睡眠质量、入睡时间、睡眠时间、睡眠效率、睡眠紊乱、使用催眠药物、日间功能紊乱。每个因子按 0~3 计分,0 分指没有困难,3 分指非常困难,各因子的计分方法见表 2-13。将 7 个因子得分相加,得到睡眠质量总分,范围为 0~21 分,得分越高,表明睡眠质量越差。总分 >7 分,表明存在睡眠问题。

表 2-12　匹兹堡睡眠质量指数量表(PSQI)

指导语:下面一些问题是关于您最近一个月的睡眠状况,请选择或填写最符合您实际情况的答案。

1. 最近一个月,您晚上上床睡觉通常是________点?				
2. 最近一个月,您从上床到入睡通常需要________分钟?				
3. 最近一个月,您通常早上________点起床?				
4. 最近一个月,您每夜通常实际睡眠________小时(不等于卧床时间)?				
5. 最近一个月,您是否因为以下问题而睡眠不好(**在适合您的选项上数字上打"√"**)				
5a. 30 分钟内不能入睡:	①无;	② <1 次 / 周;	③ 1~2 次 / 周;	④≥3 次 / 周
5b. 夜间易醒或早醒:	①无;	② <1 次 / 周;	③ 1~2 次 / 周;	④≥3 次 / 周
5c. 夜间上厕所:	①无;	② <1 次 / 周;	③ 1~2 次 / 周;	④≥3 次 / 周
5d. 呼吸不畅:	①无;	② <1 次 / 周;	③ 1~2 次 / 周;	④≥3 次 / 周
5e. 咳嗽或鼾声高:	①无;	② <1 次 / 周;	③ 1~2 次 / 周;	④≥3 次 / 周
5f. 感觉冷:	①无;	② <1 次 / 周;	③ 1~2 次 / 周;	④≥3 次 / 周
5g. 感觉热:	①无;	② <1 次 / 周;	③ 1~2 次 / 周;	④≥3 次 / 周

续表

5h. 做噩梦：	①无；	② <1 次 / 周；	③ 1~2 次 / 周；	④≥3 次 / 周
5i. 疼痛不适：	①无；	② <1 次 / 周；	③ 1~2 次 / 周；	④≥3 次 / 周
5j. 其他影响睡眠的事情：	①无；	② <1 次 / 周；	③ 1~2 次 / 周；	④≥3 次 / 周

（如有，请说明____）

6. 最近一个月，总体来说，您认为自己的睡眠质量：①很好；②尚好；③较差；④很差

7. 最近一个月，您用药物催眠的情况：①无；② <1 次 / 周；③ 1~2 次 / 周；④≥3 次 / 周

8. 最近一个月，您在开车、吃饭或参加社会活动时，有无难以保持清醒状态的情况？
①无；② <1 次 / 周；③ 1~2 次 / 周；④≥3 次 / 周

9. 最近一个月，您在积极完成事情上是否有困难？
①没有困难；②有一点困难；③比较困难；④非常困难

10. 您是否与人同睡一床或有室友？
①与人同床；②与人同住一室，但不同床；③有同伴在另外房间；④无

如果你是与人同睡一床或一室，请询问同伴关于您最近一个月来的下列情况：

10a. 您睡觉时，有无大鼾声？
①无；② <1 次 / 周；③ 1~2 晚 / 周；④≥3 晚 / 周

10b. 您睡觉时，呼吸之间有无长时间停顿？
①无；② <1 次 / 周；③ 1~2 晚 / 周；④≥3 晚 / 周

10c. 您睡觉时，腿是否有抽动或痉挛？
①无；② <1 次 / 周；③ 1~2 晚 / 周；④≥3 晚 / 周

10d. 您睡觉时，是否出现不能辨认方向或混乱状态？
①无；② <1 次 / 周；③ 1~2 晚 / 周；④≥3 晚 / 周

10e. 您睡觉时，是否有其他睡觉不安宁的情况，请描述____________
①无；② <1 次 / 周；③ 1~2 晚 / 周；④≥3 晚 / 周

表 2-13　匹兹堡睡眠质量指数各因子的计分方法

因子名称	计分方法
因子 1：主观睡眠质量（subjective sleep quality）	根据条目 6 的应答计分："很好"计 0 分，"尚好"计 1 分，"较差"计 2 分，"很差"计 3 分
因子 2：入睡时间（sleep latency）	（1）条目 2 的应答为"≤15 分"计 0 分，"16~30 分"计 1 分，"31~60 分"计 2 分，">60 分"计 3 分 （2）条目 5a 的应答为"无"计 0 分，<1 次 / 周"计 1 分，"1~2 次 / 周"计 2 分，"≥3 次 / 周"计 3 分 （3）累加条目 2 和 5a 的计分，若累加分为"0"计 0 分，"1~2"计 1 分，"3~4"计 2 分，"5~6"计 3 分，即为该因子分
因子 3：睡眠时间（sleep duration）	根据条目 4 的应答计分：">7 小时"计 0 分，"6~7 小时"计 1 分，"5~6 小时"计 2 分，"<5 小时"计 3 分

续表

因子名称	计分方法
因子 4:睡眠效率（habitual sleep efficiency）	(1) 床上时间 = 起床时间（条目 3）—上床时间（条目 1） (2) 睡眠效率 = 实际睡眠时间（条目 4）/ 床上时间 ×100% (3) 睡眠效率 >85% 计 0 分，“75%~84%” 计 1 分，“65%~74%” 计 2 分，“<65%” 计 3 分
因子 5:睡眠紊乱（sleep disturbance）	(1) 条目 5b~5j 的应答为“无”计 0 分,“<1 次 / 周”计 1 分,“1~2 次 / 周”计 2 分，“≥3 次 / 周”计 3 分 (2) 将 5b~5j 的计分相加,若累加分为“0”计 0 分,“1~9”计 1 分,“10~18”计 2 分，“19~27”计 3 分,即为该因子分
因子 6:使用催眠药物（used sleep medication）	根据条目 7 的应答计分:“无”计 0 分,“<1 次 / 周”计 1 分,“1~2 次 / 周”计 2 分，“≥3 次 / 周”计 3 分
因子 7:日间功能紊乱（daytime dysfunction）	(1) 条目 8 的应答为“无”计 0 分，“<1 次 / 周”计 1 分，“1~2 次 / 周”计 2 分，“≥3 次 / 周”计 3 分 (2) 条目 9 的应答为“没有困难”计 0 分,“有一点困难”计 1 分,“比较困难”计 2 分，“非常困难”计 3 分 (3) 将条目 8 和 9 的计分相加,若累加分为“0” 则计 0 分,“1~2”计 1 分，“3~4”计 2 分，“5~6”计 3 分,即为该因子分

三、使用方法及注意事项

1. 以自评和他评方式完成测评　在告知指导语后,对于前 9 个问题,可让被试者自己填写,或由工作人员逐条念给被试者,根据被试者的口头回答代为填写。对于第 10 题中的各个条目,需由与被试者同住一室的人进行他评。如果被试者独居一室,第 10 题中的各个条目可不进行评定。

2. 注意量表的测评时间　该量表测评的是最近一个月的睡眠情况,因此,在测评时,应强调是“最近一个月”的睡眠情况;同时,避免在一个月内进行 2 次或多次测评。

3. 注意量表的计分方法　该量表 7 个因子的计分方法不同于其他量表,并非各个条目得分的简单相加,各因子的计分方法各不相同,应遵照表 2-12 的说明计算因子分。

第九节　应对方式评估量表

一、简易应对方式问卷

（一）量表简介

关于应对方式，国外发展了很多评估工具，由于文化背景的差异，国外的量表并不完全适合于我国人群。因此，解亚宁等人在国外应对方式量表的基础上，结合我国人群的特点，编制了简易应对方式问卷(simplified coping style questionnaire)。该量表为自评量表，分为积极应对和消极应对 2 个维度。量表的重测相关系数为 0.89，Cronbach α 系数为 0.90，积极应对和消极应对的 Cronbach α 系数分别为 0.89 和 0.78。

（二）量表内容

简易应对方式问卷包括 20 个条目(表 2-14)，分为积极应对(条目 1~12)和消极应对(条目 13~20)2 个维度。每个条目采用 4 级计分，分别赋值为 0~3 分，“0”不采用，“1”偶尔采用，“2”有时采用，“3”经常采用。分别计算积极应对维度分和消极应对维度分。维度分的计算方法为：该维度所含条目的得分相加，除以该维度所包含的条目数。应用该量表对城市不同年龄、性别、文化和职业的人群共 846 人进行测评，测得积极应对维度为(1.78 ± 0.52)分，消极应对维度为(1.59 ± 0.66)分，可将其作为量表的常模分。

表 2-14　简易应对方式问卷

指导语：以下列出的是人们在生活中经受到挫折打击，或遇到困难时可能采取的态度和做法。请仔细阅读每一项，在最适合您实际情况的选项数字上打“√”。

项目	不采取	偶尔采取	有时采取	经常采取
1. 通过工作学习或一些其他活动解脱	0	1	2	3
2. 与人交谈，倾诉内心烦恼	0	1	2	3
3. 尽量看到事物好的一面	0	1	2	3
4. 改变自己的想法，重新发现生活中什么重要	0	1	2	3
5. 不把问题看得太严重	0	1	2	3
6. 坚持自己的立场，为自己想得到的斗争	0	1	2	3
7. 找出几种不同的解决问题的方法	0	1	2	3
8. 向亲戚朋友或同学寻求建议	0	1	2	3

续表

项目	不采取	偶尔采取	有时采取	经常采取
9. 改变原来的一些做法或自己的一些问题	0	1	2	3
10. 借鉴他人处理类似困难情景的办法	0	1	2	3
11. 寻求业余爱好,积极参加文体活动	0	1	2	3
12. 尽量克制自己的失望、悔恨、悲伤和愤怒	0	1	2	3
13. 试图休息或休假,暂时把问题(烦恼)抛开	0	1	2	3
14. 通过吸烟、喝酒、服药和吃东西来解除烦恼	0	1	2	3
15. 认为时间会改变现状,唯一要做的便是等待	0	1	2	3
16. 试图忘记整个事情	0	1	2	3
17. 依靠别人解决问题	0	1	2	3
18. 接受现实,因为没有其他办法	0	1	2	3
19. 幻想可能会发生某种奇迹改变现状	0	1	2	3
20. 自己安慰自己	0	1	2	3

(三)使用方法及注意事项

1. 以自评方式完成测评　在告知指导语后,可让被试者自己填写,或由工作人员逐条念给被试者,根据被试者的口头回答代为填写。

2. 量表得分的计算方法　只能分别计算积极应对和消极应对这 2 个维度的得分,不能将 2 个维度得分相加计算总分。

二、医学应对问卷

(一) 量表简介

由于不同的应对策略对疾病的进程及康复有重要影响,因此,为了探讨病人面对疾病这一特定事件时采取的应对策略,Feifel H 等人编制了医学应对问卷(medical coping modes questionnaire,MCMQ),专用于测评各类疾病病人的应对方式,尤其是患有严重或有生命危险的慢性疾病病人。该量表为自评问卷,包括面对、回避、屈服 3 个因子,操作简单,已广泛用于癌症、慢性肝炎、心脑血管病、糖尿病、慢性支气管炎、慢性肾病等病人群体。对 701 例病人进行测评,面对、回避、屈服 3 个因子的 Cronbach α 系数分别为 0.69、0.60 和 0.76;间隔 4 周的重测相关系数分别为 0.66、0.85 和 0.67。

(二) 量表内容

医学应对方式问卷(MCMQ)包括 20 个条目(表 2-15),分为面对、回避、屈服 3 个因子。每个条目采用 1~4 计分,其中有 8 个条目是反向计分(1、4、9、10、

表 2-15　医学应对问卷（MCMQ）

指导语：下面列出一些问题，以了解您的某些想法、感受和行为，这些想法、感受和行为与您目前所患的疾病有关，请在每个问题后适合您实际情况的选项数字上打“√”。

1. 您在多大程度上希望自己参与作出各种治疗决定？	①非常希望；②中等希望；③有点希望；④不希望
2. 您是否经常想与亲戚朋友谈论您的疾病？	①不想；②有时想；③经常想；④总是想
3. 在讨论您的疾病时，您是否经常发现自己却在考虑别的事情？	①从不这样；②有时这样；③经常这样；④总是这样
4. 您是否经常觉得自己要完全恢复健康是没有指望的？	①总是这样；②经常这样；③有时这样；④从不这样
5. 几个月来，您从医生、护士等懂行的人那里得到多少有关疾病的知识？	①极少；②一些；③较多；④很多
6. 您是否经常觉得，因为疾病，自己对今后各方面的事不关心了？	①从不这样；②有时这样；③经常这样；④总是这样
7. 您在多大程度上愿意与亲友谈别的事，因为您没有必要老去考虑疾病？	①极低程度；②一定程度；③相当程度；④很大程度
8. 在多大程度上您的疾病使您以更积极的态度去考虑生活中的一些事？	①极低程度；②一定程度；③相当程度；④很大程度
9. 当想到自己的疾病时，您是否会做些别的事情来分散自己的注意力？	①总是这样；②经常这样；③有时这样；④从不这样
10. 您是否经常向医生询问，对于您的疾病您该如何去做？	①总是这样；②经常这样；③有时这样；④从不这样
11. 当亲戚朋友与您谈起您的疾病时，您是否经常试图转换话题？	①从不这样；②有时这样；③经常这样；④总是这样
12. 近几个月，您从书本、杂志、报纸上了解多少有关您的疾病的信息？	①很多；②较多；③一些；④极少
13. 您是否经常觉得自己要向疾病屈服了？	①总是这样；②经常这样；③有时这样；④从不这样
14. 在多大程度上您想忘掉您的疾病？	①极低程度；②一定程度；③相当程度；④很大程度
15. 关于疾病，您向医生问了多少问题？	①没有；②一些；③较多；④很多
16. 遇到患有同样疾病的人，通常您会与他谈论多少有关疾病的细节？	①极少；②一些；③较多；④很多
17. 您是否经常以看电影、电视等方式来分散自己对疾病的注意？	①从不这样；②有时这样；③经常这样；④总是这样

续表

18. 您是否经常觉得自己对疾病无能为力?	①总是这样;②经常这样;③有时这样;④从不这样
19. 亲朋好友向您询问病情时,您是否经常与他谈论许多细节?	①总是这样;②经常这样;③有时这样;④从不这样
20. 对于您的疾病,您是否经常感到自己只能听天由命?	①从不这样;②有时这样;③经常这样;④总是这样

12、13、18、19)。先将反向计分条目进行分值转换后(1→4,2→3,3→2,4→1),再将各因子所含条目的得分相加,分别计算3个因子的得分。

(1) 面对(confronce):条目1、2、5、10、12、15、16、19。

(2) 回避(avoidance):条目3、7、8、9、11、14、17。

(3) 屈服(resignation):条目4、6、13、18、20。

对650例各类病人(包括癌症病人100例、慢性肝炎和肝硬化病人92例、心脑血管病病人175例、消化性溃疡病人60例、糖尿病病人43例、慢性支气管炎病人64例、慢性肾病病人42例、神经症病人39例、慢性皮肤病病人35例)的测评结果为:面对因子得分为(19.48 ± 3.81)分,回避因子得分为(14.44 ± 2.97),屈服因子得分为(8.81 ± 3.17)分,可将其作为该量表的常模分。

(三) 使用方法及注意事项

1. 注意量表的适用人群　医学应对问卷(MCMQ)专用于各类疾病病人,尤其是患有严重或有生命危险的慢性疾病病人。不宜将该问卷用于测评健康人群,如病人家属、护理人员等。

2. 以自评方式完成测评　在告知指导语后,可让被试者自己填写,或由工作人员逐条念给被试者,根据被试者的口头回答代为填写。

3. 注意反向计分条目的转换　计算各因子分时,注意先将1、4、9、10、12、13、18、19这8个条目的原始评分转换过来(1→4,2→3,3→2,4→1),再将各因子所含条目的得分相加。

4. 注意量表的计分方法　该问卷只能分别计算面对、回避、屈服这3个因子得分,不能将3个因子的得分相加计算总分。

第十节　社会支持评估量表

社会支持指来自社会各方面的包括家庭、亲属、朋友、同事、伙伴、党团、工会等组织所给予个体的精神上和物质上的帮助支援,反映了一个人与社会联系的密切程度和质量。社会支持从性质上分为客观支持和主观支持两类。客观支持指客观存在的、可见的或实际的支持，包括物质上的直接援助和社会网络、团体关系的存在及参与；主观支持是主观体验到的情感上的支持，指个体在社会中被尊重、被支持、被理解的情感体验和（或）满意程度。本书主要介绍最常用的社会支持评定量表和领悟社会支持量表。

一、社会支持评定量表

（一）量表简介

社会支持评定量表（social support rating scale，SSRS）由我国学者肖水源于1986年编制，是在参考国外社会支持评定工具的基础上，结合我国国情设计的，1990年进行了小规模修订。该量表分别从客观支持、主观支持和支持利用度3个维度测评个体获得的社会支持程度。肖水源等人采用社会支持评定量表对128名二年级大学生进行测试，测得量表总分为（34.56±13.73）分，间隔2个月的重测信度系数为0.92；其测定结果与身心健康结果具有中等程度的相关性，表明该量表具有较好的预测效度。

（二）量表内容

社会支持评定量表（SSRS）由10个题目组成（表2-16），包括客观支持（2、6、7）、主观支持（1、3、4、5）、支持利用度（8、9、10）3个维度。量表的计分方法如下：

表2-16 社会支持评定量表

指导语：下面的问题用于反映您在社会中所获得的支持，请按各个问题的具体要求，根据您的实际情况，在相应的选项序号上打“√”。

1. 有多少关系密切，可以得到支持和帮助的朋友？（只选一项）	①一个也没有； ②1~2个； ③3~5个； ④6个或6个以上
2. 近一年来您：(只选一项)	①远离家人，且独居一室； ②住处经常变动，多数时间和陌生人住在一起； ③和同学、同事或朋友住在一起； ④和家人住在一起
3. 您与邻居：(只选一项)	①相互之间从不关心，只是点头之交； ②遇到困难可能稍微关心； ③有些邻居很关心您； ④大多数邻居都很关心您
4. 您与同事：(只选一项)	①相互之间从不关心，只是点头之交； ②遇到困难可能稍微关心； ③有些同事很关心您； ④大多数同事都很关心您

续表

5. 从家庭成员得到的支持和照顾(在无、极少、一般、全力支持4个选项中选择)	A. 夫妻(恋人)	①无;②极少;③一般;④全力支持
	B. 父母	①无;②极少;③一般;④全力支持
	C. 儿女	①无;②极少;③一般;④全力支持
	D. 兄弟姐妹	①无;②极少;③一般;④全力支持
	E. 其他成员(如嫂子)	①无;②极少;③一般;④全力支持
6. 过去,在您遇到急难情况时,曾经得到的经济支持和解决实际问题的帮助的来源有:		(1) 无任何来源; (2) 下列来源:(可选多项) A. 配偶;B. 其他家人;C. 亲戚;E. 同事;F. 工作单位;G. 党团工会等官方或半官方组织;H. 社会团体等非官方组织; I. 其他(请列出______)
7. 过去,在您遇到急难情况时,曾经得到的安慰和关心的来源有:		(1) 无任何来源; (2) 下列来源:(可选多项) A. 配偶;B. 其他家人;C. 朋友 D. 亲戚;E. 同事;F. 工作单位;G. 党团工会等官方或半官方组织;H. 社会团体等非官方组织 I. 其他(请列出______)
8. 您遇到烦恼时的倾诉方式:(只选一项)		①从不向任何人倾诉; ②只向关系极为密切的1~2个人倾诉; ③如果朋友主动询问您会说出来; ④主动倾诉自己的烦恼,以获得支持和理解
9. 您遇到烦恼时的求助方式:(只选一项)		①只靠自己,不接受别人帮助; ②很少请求别人帮助; ③有时请求别人帮助; ④有困难时经常向家人、亲友、组织求援
10. 对于团体(如党团组织、工会、学生会等)组织活动,您:(只选一项)		①从不参加; ②偶尔参加; ③经常参加; ④主动参加并积极活动

◆ 第1~4,8~10题:为单项选择题,每个题目有4个选项,分别计为1、2、3、4分。

◆ 第5题:包含A、B、C、D共4个条目,每个条目从“无支持”到“全力支持”,分别计为1~4分,累计4个条目的总分。

◆ 第 6、7 题：回答“无任何来源”计 0 分，回答“下列来源”者，有几个来源就计几分。

将 10 个题目得分相加，得到社会支持总分；将第 2、6、7 题得分相加，得到客观支持分；将第 1、3、4、5 题得分相加，得到主观支持分；将第 8、9、10 题得分相加，得到支持利用度分。总分越高，表明社会支持程度越高。

（三）使用方法及注意事项

1. 以自评方式完成测评　在告知指导语后，可让被试者自己填写，或由工作人员逐条念给被试者，根据被试者的口头回答代为填写。

2. 量表的计分方法　该问卷每个题目的计分方法不统一，注意严格按照各个题目的计分方法进行计分，最后计算各个因子分和社会支持总分。

二、领悟社会支持量表

（一）量表简介

领悟社会支持量表（perceived social support scale，PSSS）由 Zimet 等人编制，主要测评个体自我理解和自我感受的社会支持。原作者通过因素分析将量表分为家庭支持、朋友支持和其他支持 3 个因子。在 275 例样本中（男 139，女 136），家庭支持、朋友支持、其他支持和全量表的 Cronbach α 系数分别为 0.87、0.85、0.91 和 0.88，重测信度分别为 0.85、0.75、0.72 和 0.85。国内学者姜乾金将其翻译成中文版，因素分析显示可分为家庭内支持和家庭外支持 2 个因子，前者包含原家庭支持的条目，后者则包含原朋友支持和其他人支持的条目。

（二）量表内容

领悟社会支持量表（PSSS）包括 12 个条目（表 2-17），分为家庭内支持（条目 3、4、8、11）和家庭外支持（条目 1、2、5、6、7、9、10、12）2 个因子。每个条目采用 1~7 计分，即极不同意、很不同意、稍不同意、中立、稍同意、很同意、极同意 7 个级别。可分别计算家庭内支持分、家庭外支持分和社会支持总分。

表 2-17　领悟社会支持量表（PSSS）

指导语：在下列 12 个问题中，每个问题后面有 7 个答案。请您根据自己的实际情况在每句后面选择一个最适合您的答案，在相应的选项序号上打“√”。

1. 在我遇到问题时，有些人（领导、亲戚、同事）会出现在我的身旁： ①极不同意；②很不同意；③稍不同意；④中立；⑤稍同意；⑥很同意；⑦极同意
2. 我能与有些人（领导、亲戚、同事）共享快乐与忧伤： ①极不同意；②很不同意；③稍不同意；④中立；⑤稍同意；⑥很同意；⑦极同意
3. 我的家庭能够切实具体的给予我帮助： ①极不同意；②很不同意；③稍不同意；④中立；⑤稍同意；⑥很同意；⑦极同意

续表

4. 在需要时我能够从家庭获得感情上的帮助和支持： ①极不同意；②很不同意；③稍不同意；④中立；⑤稍同意；⑥很同意；⑦极同意
5. 当我有困难时，有些人（领导、亲戚、同事）是安慰我的真正源泉： ①极不同意；②很不同意；③稍不同意；④中立；⑤稍同意；⑥很同意；⑦极同意
6. 我的朋友能真正地帮助我： ①极不同意；②很不同意；③稍不同意；④中立；⑤稍同意；⑥很同意；⑦极同意
7. 在有困难时，我可以依靠我的朋友们： ①极不同意；②很不同意；③稍不同意；④中立；⑤稍同意；⑥很同意；⑦极同意
8. 我能与自己的家庭谈论我的难题： ①极不同意；②很不同意；③稍不同意；④中立；⑤稍同意；⑥很同意；⑦极同意
9. 我的朋友们能与我分享快乐与忧伤： ①极不同意；②很不同意；③稍不同意；④中立；⑤稍同意；⑥很同意；⑦极同意
10. 在我的生活中，有某些人领导、亲戚、同事）关心着我的感情： ①极不同意；②很不同意；③稍不同意；④中立；⑤稍同意；⑥很同意；⑦极同意
11. 我的家庭能心甘情愿协助我做出各种决定： ①极不同意；②很不同意；③稍不同意；④中立；⑤稍同意；⑥很同意；⑦极同意
12. 我能与朋友们讨论自己的难题： ①极不同意；②很不同意；③稍不同意；④中立；⑤稍同意；⑥很同意；⑦极同意

（三）使用方法及注意事项

1. 以自评方式完成测评　在告知指导语后，可让被试者自己填写，或由工作人员逐条念给被试者，根据被试者的口头回答代为填写。

2. 量表的计分方法　可分别计算家庭内支持分、家庭外支持分和社会支持总分。

第十一节　家庭关怀度和亲密度评估量表

一、家庭关怀度指数问卷

（一）量表简介

家庭关怀度指数（family APGAR index，APGAR）由美国西雅图华盛顿大学 Smilkstein 博士编制，是一种以主观方式评价个体对家庭功能满意程度的自评工具。该问卷只包括 5 个问题，操作简单，已被广泛用于筛选存在功能障碍的家庭。

（二）量表内容

家庭关怀度指数（APGAR）由5个问题组成（表2-18）。每个问题按0~2进行3级计分，“几乎很少”计0分，“有时这样”计1分，“经常这样”计2分。将5个问题得分相加，得到总分，范围0~10分，得分越高，提示家庭功能越好。总分7~10分表示家庭功能良好，4~6分表示家庭功能中度障碍，0~3分表示家庭功能严重障碍。这5个问题及其含义如下。

表2-18　家庭关怀度指数问卷（APGAR）

指导语：请仔细阅读下列5个问题，根据您的实际感受，在每个题目后面符合您实际情况的选项数字上打“√”。

问题	几乎很少	有时这样	经常这样
1. 当我遇到问题时，可以从家人得到满意的帮助	0	1	2
2. 我很满意家人与我讨论各种事情以及分担问题的方式	0	1	2
3. 当我希望从事新的活动或发展时，家人都能接受且给予支持	0	1	2
4. 我很满意家人对我的情绪（喜、怒、哀、乐）表示关心和爱护的方式	0	1	2
5. 我很满意家人与我共度时光的方式	0	1	2

1. 适应度（adaptation）　指家庭成员遇到困难或危机时，能否从家庭内、外获得资源帮助其解决问题。

2. 合作度（partnership）　指家庭成员之间互相分担责任、解决问题和做决定的方式。

3. 成长度（growth）　指家庭成员在身心发展上得到其他成员的支持与引导的程度。

4. 情感度（affection）　指家庭成员之间相互关心、爱护的情感程度。

5. 亲密度（resolve）　指家庭成员之间在时间、空间、金钱等方面的共享程度。

二、家庭亲密度和适应性量表

（一）量表简介

家庭亲密度和适应性量表第二版（FACESⅡ-CV）由Olson等人于1982年编制，为自评量表，用家庭亲密度和适应性两个维度来评价家庭功能。①亲密度：即家庭成员之间的情感联系；②适应性：指家庭系统随家庭环境和家庭不同发展阶段出现的问题而相应改变的能力。该量表的中文版由费立鹏等人翻译并修订，研究显示中文版量表具有较好的重测信度和内部一致性信度。

(二)量表内容

家庭亲密度和适应性量表(FACESⅡ-CV)由30个条目组成(表2-19),包括亲密度(cohesion)和适应性(adaptability)2个维度。每个条目采用1~5计分,"不是"=1,"偶尔"=2,"有时"=3,"经常"=4,"总是"=5。其中3、9、19、24、28、29这6个条目为反向计分。分别计算亲密度和适应性两个维度的得分。

表2-19 家庭亲密度与适应性量表中文版(FACESⅡ-CV)

指导语:这里共有30个关于家庭关系和活动的问题。该问卷所指的家庭是指与您共同食宿的小家庭。请您按照您家庭目前的实际情况,在每个条目右侧的选项序号上打"√"。

项目	不是	偶尔	有时	经常	总是
1. 在有难处的时候,家庭成员都会尽最大的努力相互支持	1	2	3	4	5
2. 在我们的家庭中每个成员都可以随便发表自己的意见	1	2	3	4	5
3. 我们家的成员比较愿意与朋友商讨个人问题,而不太愿意与家人商讨	1	2	3	4	5
4. 每个家庭成员都参与做出重大的家庭决策	1	2	3	4	5
5. 所有家庭成员聚集在一起进行活动	1	2	3	4	5
6. 晚辈对长辈的教导可以发表自己的意见	1	2	3	4	5
7. 在家里,有事大家一起做	1	2	3	4	5
8. 家庭成员一起讨论问题,并对问题的解决感到满意	1	2	3	4	5
9. 家庭成员与朋友的关系比家庭成员之间的关系更密切	1	2	3	4	5
10. 在家庭中,我们轮流分担不同的家务	1	2	3	4	5
11. 家庭成员之间都熟悉每个成员的亲密朋友	1	2	3	4	5
12. 家庭状况有变化时,家庭平常的生活规律和家规很容易有相应的改变	1	2	3	4	5
13. 家庭成员自己要作决策时,喜欢与家人一起商量	1	2	3	4	5
14. 当家庭中出现矛盾时,成员间相互谦让取得妥协	1	2	3	4	5
15. 在我们家,娱乐活动都是全家一起去做的	1	2	3	4	5
16. 在解决问题时,孩子们的建议能够被接受	1	2	3	4	5
17. 家庭成员之间的关系是非常密切的	1	2	3	4	5
18. 我们家的家教是合理的	1	2	3	4	5
19. 在家中,每个成员习惯单独活动	1	2	3	4	5
20. 我们家喜欢用新方法去解决遇到的问题	1	2	3	4	5
21. 家庭成员都能按家庭所作的决定去做事	1	2	3	4	5
22. 在我们家,每个成员都分担家庭义务	1	2	3	4	5

续表

项目	不是	偶尔	有时	经常	总是
23. 家庭成员喜欢在一起度过业余时间	1	2	3	4	5
24. 尽管家里有人有这样的想法，家庭的生活规律和家规还是难以改变	1	2	3	4	5
25. 家庭成员都很主动向家里其他人谈自己的心里话	1	2	3	4	5
26. 在家里，家庭成员可以随便提出自己的要求	1	2	3	4	5
27. 在家庭中，每个家庭成员的朋友都会受到极为热情的接待	1	2	3	4	5
28. 当家庭产生矛盾时，家庭成员会把自己的想法藏在心里	1	2	3	4	5
29. 在家里，我们更愿意分开做事，而不太愿意和全家人一起做	1	2	3	4	5
30. 家庭成员可以分享彼此的兴趣和爱好	1	2	3	4	5

1. 亲密度　包括16个条目，即条目1、3、5、7、9、11、13、15、17、19、21、23、25、27、29、30。其中3、9、19、29这4个条目为反向计分。亲密度的计分方法如下：

亲密度得分=36+Q1+Q5+Q7+Q11+Q13+Q15+Q17+Q21+Q23+Q25+Q27+Q30−Q3−Q9−Q19−Q29

2. 适应性　包括14个条目，即条目2、4、6、8、10、12、14、16、18、20、22、24、26、28。其中24、28这2个条目为反向计分。适应性的计分方法如下：

适应性得分=12+Q2+Q4+Q6+Q8+Q10+Q12+Q14+Q16+Q18+Q20+Q22+Q26−Q24−Q28

（三）使用方法及注意事项

1. 以自评方式完成测评　在告知指导语后，可让被试者自己填写，或由工作人员逐条念给被试者，根据被试者的口头回答代为填写。

2. 量表的计分方法　该量表中亲密度和适应性这2个因子分的计算并非各个条目得分的机械相加，应严格按照计分方法，分别计算2个因子分。

第十二节　简易智能状态检查

一、量表简介

认知功能对老年人是否能够独立生活及其生活质量起着重要的影响作

用，因此，评估老年人的认知功能非常重要。其中，用于筛查认知障碍的最常用的评估工具是简易智能状态检查（mini-mental state examination，MMSE）。该量表由 Folstein 于 1975 年编制，测评被试者的记忆力、定向力、注意力、计算力、语言能力等，操作简单，测评者经过简单培训后就可以使用，完成检查需 10 分钟左右，是目前应用最广泛的痴呆筛查量表，有助于发现早期痴呆病人。

二、量表内容

中文版简易智能状态检查（MMSE）共 19 个项目，其中有些项目又分若干小项，共 30 个小项（表 2-20），每个小项回答或操作正确计 1 分，错误或不做计 0 分。总分范围为 0~30 分，得分越低，认知功能越差。根据张明园等人的分界标准：文盲组（未受教育）≤17 分，小学组（教育年限≤6 年）≤20 分，中学初中及以上组（教育年限 >6 年）≤24 分，提示有认知障碍，应进一步请专科医生进行检查。

表 2-20 中文版简易智能状态检查（MMSE）

指导语：现在我要问您一些问题，大多数问题都不太难，请您仔细听清每个问题后进行回答或按照我说的动作去做。现在我们可以开始吗？

项目		记录	正确	错误或不做
1. 今年是哪一年？			1	0
2. 现在是什么季节？			1	0
3. 现在是几月份？			1	0
4. 今天是几号？			1	0
5. 今天是星期几？			1	0
6. 请您告诉我现在我们在哪个城市？			1	0
7. 您住在什么区（县）？			1	0
8. 您住在什么街道（乡）？			1	0
9. 这儿是什么地方？			1	0
10. 我们现在是在几楼？			1	0
11. 现在我要说三样东西的名称，在我讲完之后请您重复说一遍，并记住这三样东西，几分钟后我要再问您。	皮球		1	0
	国旗		1	0
	树木		1	0

续表

项目		记录	正确	错误或不做
12. 请您从100减去7，然后从所得的数再减去7，如此一直计算下去，请把每一个答案都告诉我，直到我说“停”为止。	100–7		1	0
	–7		1	0
	–7		1	0
	–7		1	0
	–7		1	0
	停止！			
13. 现在请您告诉我，刚才我让您记住的三样东西是什么？	皮球		1	0
	国旗		1	0
	树木		1	0
14.（测评员：拿出手表、铅笔） 请问这是什么？	手表		1	0
	铅笔		1	0
15. 现在我要说一句话，请您清楚地重复一遍，这句话是：“四十四只石狮子”。			1	0
16.（测评员：把写着“请闭上您的眼睛”大字的卡片交给被试者，见图2-1） 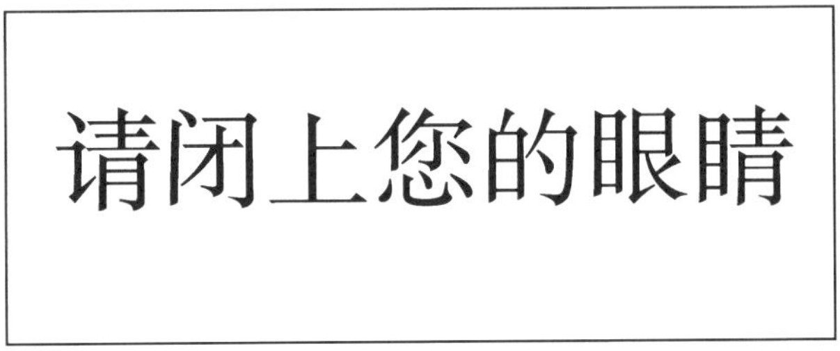 图2-1　“请闭上您的眼睛”测评用卡片 请您按照卡片上所写的去做。			1	0
17.（测评员：给被试者一张空白纸） 请您用右手拿这张纸，再用双手把纸对折，然后把纸放在您的左腿上。	右手拿纸		1	0
	双手对折		1	0
	放在腿上		1	0
18. 请您说一个完整的、有意义的句子。			1	0

续表

项目	记录	正确	错误或不做
19.（测评员：把图 2-2 所示的卡片和一张白纸交给被试者）请您在按照这张图的样子，在纸上把它画出来。 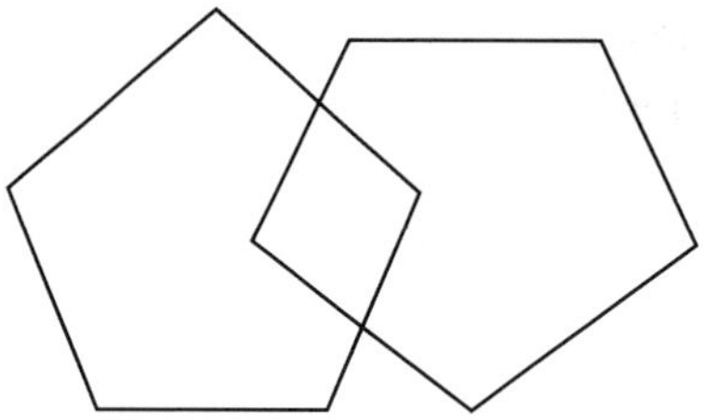 图 2-2　第 19 项画图测验用的卡片		1	0
总分：________			

三、使用方法及注意事项

1. 测评环境　选择安静的环境，测评过程中不要被其他人干扰。房间内不要有日历和时钟，以免在测评定向力时起到提示作用。

2. 注意鼓励被试者　测评过程中不要限定时间。在测评老年人时，应注意鼓励，避免使老年人感到灰心或放弃，但不要给予提示。

3. 各个项目的测评和评分要点

（1）第 1~10 项：直接询问被试者。对于季节，如果处于两季交替时，回答两个都算正确。

（2）第 11 项：测评员在说这三样东西时，每样东西只能说一遍，不要重复，以每样东西 1 秒钟的速度说出。要求被试者重复时，不要求按次序回答，只要正确重复出某样东西的名称，就计 1 分。如果第一遍有错误，先计分，然后再重新说指导语，直到被试者能正确复述，但最多只能“学习”5 次。

（3）第 12 项：“连续减 7”测验在测评计算力的同时，还测评注意力，所以测评员不要重复被试者的答案，也不能让被试者用笔计算。在计分时，如果某个题目错了，但下一个答案是对的，那么只将计算错误的那个题目记为 0 分，后面计算正确的题目应记为 1 分。例如，如果 93–7 回答为 85，则这道题记为 0 分；接下来减 7 回答为 78，那么这道题应记为 1 分。

（4）第 13 项：被试者回忆这三样东西的名称时，不要求按次序回答。只要正确回忆出某样东西的名称，就计 1 分。

（5）第 14 项：如果被试者只是说这个东西是做什么用的，但说不出东西的名称,应记为0分。

(6) 第15项:测评员自己必须咬字清楚,只能说一遍。被试者复述时清楚、准确,才判定为正确。

(7) 第16项:如果被试者不识字,不能完成指令,计0分。

(8) 第17项:测评员要把3个指令全部说完,再让被试者做,不要重复说明,也不要示范。被试者在做的时候,这3个动作次序准确,才判定为正确。

(9) 第18项:句子必须有主语和动词、有意义,才算正确。

(10) 第19项:被试者画出两个五边形,有5个边和5个角,且两个五边形的交叉处形成四边形,才判定为正确。

(王志稳)

参考文献

[1] 汪向东,王希林,马弘. 心理卫生评定量表手册(增订版)[M]. 北京:中国心理卫生杂志社,1999.

[2] 张作记. 行为医学量表手册[M]. 北京:中华医学电子音像出版社,2005.

第三章
护理表格记录

护理记录是护士对住院病人病情观察和实施护理措施的原始文字记载，是护理人员执业思维、行为选择依据，也是医疗事故或者医疗纠纷认定是非、判明责任，甚至医疗技术鉴定或司法鉴定赖以成立的依据，是病历资料的重要组成部分。根据原卫生部《病历书写基本规范》(卫医政发〔2010〕11号)文件和原卫生部《关于在医疗机构推行表格式护理文书的通知》(卫医政发〔2010〕125号)要求，减轻临床护士书写护理记录负担，能有更多时间和精力为病人提供直接护理服务，从而进一步密切护患关系，提高护理质量，北京协和医院始终坚持简化临床护士护理记录书写工作，结合临床专科特点，设计了一系列表格式专科护理记录，并制定了护理表格书写基本规范，同时对不同专科护理表格的书写也提出了具体要求，便于指导和规范护理人员书写护理表格记录，提高护理表格记录的质量。

第一节 护理表格书写基本规范

1. 内容客观、真实、准确、及时、完整，与其他病历资料相互统一，避免矛盾。

2. 使用规范的医学术语，通用的外文缩写和无正式中文译名的症状、体征、疾病名称等可以使用外文。

3. 文字工整、字迹清晰，表达准确，语言流畅，标点正确，无赘述、无错别字。

4. 书写过程中出现错误时，在错误文字上画双横线，保留原记录清楚、可辨识，修改人签名。不得采用刮、粘、涂等方法掩盖原始字迹。

5. 由护士记录护理表格，记录后并签名。实习护士、未取得执业资质的试用期护士书写的护理表格，应经本院取得执业资质的护士审核、修改并签名。具有执业资质的护士签名在前，实习护士或试用期护士签名在后，即为“本院有资质护士/实习护士或试用期护士。

6. 一律用阿拉伯数字书写日期和时间。日期为记录的当日日期。记录时间具体到分钟，并依时间顺序书写，即为实际给药、治疗及护理的时间。

7. 眉栏部分如实填写病人姓名、病室、床号、病案号，每天使用一份新的护理记录表格。在每张记录单的下方有页码编号，根据当天实际填写页数填写。在保留护理记录时，应按照日期和页码顺序完整摆放，不应有丢页或混乱插页的情况。

第二节　成人病人入院评估

一、表格简介

依据 Majory Gordon 功能性健康型态分类标准，结合生理 - 心理 - 社会三方面影响因素，北京协和医院设计了成人病人入院评估单，是护士对新入院病人实施健康评估的实用性工具(表 3-1)。表格式的设计便于护士通过体格检查、观察、交流等方法采集病人健康信息，识别病人护理需求和护理风险，从而为病人提供个性化的护理计划提供重要依据。

表 3-1　成人病人入院评估

<table>
<tr><td colspan="2">病房____　床号____　科别____　病案号____　姓名____　年龄____　性别____　民族____</td></tr>
<tr><td colspan="2">入院日期:____年___月___日　时间:____
入院方式:□门诊　□急诊
□步行　□轮椅　□平车
教育:□文盲　□小学　□中学　□高中
□大专　□大学及以上
职业:____________</td></tr>
<tr><td colspan="2">入院诊断:____________
费用支付:□公费医疗　□保险　□自费
婚姻:□未婚　□已婚　□离婚　□丧偶
家庭:子______人　女______人
联系人姓名:________电话:__________
与病人关系:____________</td></tr>
<tr><td>生命体征</td><td>体温:______℃　脉搏:______次/分　呼吸:______次/分
血压:______mmHg　身高:______cm　体重:______kg</td></tr>
<tr><td>语言表达</td><td>□清晰　□含糊　□失语　□方言　□其他________</td></tr>
<tr><td>意识精神</td><td>□清醒　□嗜睡　□朦胧　□躁动　□昏迷
□平静　□烦躁　□焦虑　□恐惧　□其他________</td></tr>
<tr><td>循环</td><td>□脉搏齐　□脉不齐　□脉过速　□脉过缓　□心脏起搏器　□其他______</td></tr>
</table>

续表

呼吸	□正常　□呼吸困难　□端坐呼吸 □气切　□插管　□吸氧　□呼吸机辅助　□其他________
皮肤完整性	□正常　□潮红　□苍白　□黄疸　□发绀　□皮疹　□其他________ □完整　□压伤　部位:________　面积________公分 □破损 / 外伤　部位:________　面积________公分
饮食	食欲:□正常　□减低　□增加　□其他________ 食物禁忌:□无　□有;种类:________________
过敏史	食物:□无　□有________　药物:□无　□有________　□其他________
视力情况	左眼:□清晰　□近视　□老视　□失明　□其他________ 右眼:□清晰　□近视　□老视　□失明　□其他________
听力情况	左耳:□清晰　□听力下降　□失聪　□其他________ 右耳:□清晰　□听力下降　□失聪　□其他________
活动休息	活动能力:□行动正常　□使用助行器　□残肢　□无法行动　□其他_____ 自我照顾能力:□自理　□部分依赖　□完全依赖 睡眠习惯:________小时 / 天　□正常　□间断入睡　□失眠　□服镇静剂
吸烟饮酒	□不吸　□吸;每日______包;已吸______年　□已戒烟 □不饮　□偶饮　□大量;每日______ml;已喝______年　□已戒酒
排泄	小便:□正常　□失禁　□尿频　□尿潴留　□尿少　□留置导尿管　□其他________ 大便:□正常　□失禁　□腹泻　□便秘　□肠造口 其他:□呕吐　□引流　□其他________
既往史	□无　□有(诊断、年)________________________________ 住院经历:□无　□有;原因________________地点:□本院　□外院 手术经历:□无　□有;原因________________地点:□本院　□外院 长期用药:□无　□有;主要用药________________________________
家族史	□无　□高血压　□心脏病　□糖尿病　□肿瘤　□精神病　□其他______

入院护理指导

□自我介绍　□环境介绍　□住院须知 / 病室规定介绍　□呼叫器使用

□床单位使用　□跌倒宣教　□作息制度　□订餐制度　□贵重物品保管

□探视陪伴制度　□医生查房时间

此次入院原因:

____

____

____

资料来源:□病人　□亲属　□朋友　□其他________

执行护士:________日期 / 时间:________

出院小结及护理指导

□出院日期:____年___月___日 时间:______ 出院诊断:__________ 出科方式:□步行 □轮椅 □平车 手术名称:______________ 饮食:□饮食注意事项 活动与休息:□活动与休息方式及注意事项 出院用药:□无 □出院用药指导 复诊:□不需要 □按医生要求复诊
执行护士:____________________ 日期/时间:____________________

二、表格内容

1. 一般资料　包括病房、床号、科别、病案号、姓名、年龄、性别、民族、入院日期及时间、入院方式、入院诊断、教育程度、职业、费用支付情况、婚姻、家庭子女情况等。

2. 体格检查　包括生命体征、意识状况、循环系统、呼吸系统、排泄系统、视力状况、听力状况、活动能力、皮肤完整性。

3. 病人状况　包括饮食、睡眠、自理能力、心理、情绪,本次入院原因,吸烟饮酒史、既往史、用药史、过敏史、家族史等。

4. 健康教育需求及宣教内容　包括入院护理指导、检查、治疗、用药及专科护理指导、出院护理指导等。

三、表格使用方法及注意事项

1. 责任护士负责接收新入院病人,使用医保卡或身份证等有效证件核对病人身份,与病人腕带信息一致。如遇意识不清、语言交流障碍的病人,应与病人家属共同核对病人身份。

2. 护士应在病人入院后24小时内完成评估,如遇意识不清、语言交流障碍或对自身疾病不能叙述清楚的病人,应向日常照顾病人的家属了解情况。

3. 准备好体格检查用物,包括体温计、血压计、手表、测量病人生命体征。必要时携带软尺,测量肿胀肢体或腹围等。测量生命体征时要注意让病人休息平静半小时左右再进行测量,防止因为活动等因素造成测量数值不准确。如遇隔离病人,该用物应放置在病人床旁,供病人专人专用,使用后统一进行消毒处理。

4. 对病人意识状态评估。分为清醒、嗜睡、朦胧、躁动和昏迷。嗜睡是一种病理性倦怠,病人呈持续睡眠状态,可被唤醒,并能正确回答问题和做出各种反应,但当刺激去除后很快又进入再次睡眠。朦胧、躁动是较嗜睡更深的一种意识障碍。昏迷是觉醒状态与意识内容以及躯体运动均完全丧失的一种极严重的意识障碍。

5. 病人情绪反应可分为平静、烦躁、焦虑、恐惧等。烦躁是病人心中烦闷不安，急躁易怒，甚则手足动作及行为举止躁动不宁的表现。焦虑是由紧张、焦急、忧虑、担心和恐惧等感受交织而成的一种复杂的情绪反应，内心极度不安的期待状态，伴有大祸临头的恐惧感。表现为惶惶不安、坐立不安、精神紧张。恐惧是指人或动物面对现实的或想象中的危险、自己厌恶的事物等产生的处于惊慌与紧急的状态，伴随恐惧而来的是心率改变、血压升高、盗汗、颤抖等生理上的应急反应，有时甚至发生心脏骤停、休克等更强烈的生理反应。

6. 循环系统评估主要是病人脉搏频率和频次的评估。脉搏跳动有规则，即为脉搏齐，没有规则，即为脉不齐。每分钟脉搏大于 100 次为脉过速，每分钟脉搏小于 60 次为脉过缓。如安装起搏器病人应特别注明。

7. 呼吸系统评估主要对病人呼吸情况和呼吸方式进行评估。呼吸节律均匀、深浅适度即为正常呼吸。如病人感到空气不足，呼吸费力，护理频率、节律和深度均出现异常为呼吸困难；如病人为了减轻呼吸困难被迫采取端坐位或半卧位为端坐呼吸。如有气管切开、气管插管、使用有创呼吸机或无创呼吸器，鼻导管吸氧、面罩吸氧等情形，需特别注明。

8. 接诊病人后，应仔细查看病人周身皮肤是否完整，特别是枕后、耳后、腋下、骶尾部、脚踝、足跟、会阴部褶皱等部位。判断皮肤颜色，区分潮红、苍白、黄疸还是发绀。如果皮肤有压疮或破损，需测量皮损面积，注明部位，多个部位或多个破损应逐一对应填写清楚。如有压疮风险，应继续填写单独的“压疮评估单”。

9. 饮食方面主要了解病人此次患病之前与之后食欲的变化，对于慢性病病人，了解此次住院前后食欲的变化和食物有无禁忌。

10. 对于过敏史，医生和护士都会评估。特别是药物过敏的询问，为避免病人回答不一致，护士评估后要与医生进行沟通，必要时与病人近亲家属核实，确保药物过敏信息的准确性，加强用药安全防范。

11. 视力和听力评估，以病人或家属回答为依据，对于眼科、耳鼻喉科等病人，可以借助工具，如视力表进行评估。当病人视力异常时，应警惕病人跌倒坠床风险。

12. 排泄评估包括了大小便、呕吐及引流情况。小便异常中有失禁、尿频、尿潴留等。当膀胱顺应性和尿道壁张力出现问题，尿液失去控制不由自主地流出即为尿失禁。膀胱内积有大量尿液而不能排出时即发生尿潴留。少尿即为 24 小时尿量少于 400ml。大便异常中有失禁、腹泻、便秘。腹泻是指排便次数增加，粪便稀薄并带有黏液、脓血或未消化的食物。便秘是排便次数减少，粪便量少且干燥，并伴有排便困难。引流可包括脑室引流、胸腔引流、腹腔引流、伤口引流等。

13. 通过对病人观察了解病人的活动能力，是否使用助行器，是否有残肢。无法行动的病人分为两种，一种情况是病人不能自行活动，如脑卒中偏瘫病人，另一种是限制活动，如心肌梗死病人，责任护士在评估时应加以区分，对于限制活动的病人应做好健康宣教。

14. 对病人睡眠习惯的评估是近期病人在家时的睡眠情况，每日大概连续睡眠时间，是否有间断入睡或失眠情况。是否有服用镇静剂等辅助睡眠。睡眠质量也影响病人疾病的康复进程。

15. 多种疾病与吸烟饮酒有相关性，评估病人入院前的吸烟饮酒习惯有助于了解病人是否存在疾病危险因素，如病人已经戒烟戒酒，也需询问病人以往吸烟饮酒时间和数量，对于仍在吸烟饮酒的病人，应做好戒烟戒酒的健康宣教。应向病人特别强调为保障病室安全，不允许在医院内吸烟。

16. 既往史应了解病人有无住院经历，包括本院住院经历和在外院的住院经历，只写住院主要原因。手术经历指做过的手术名称，并说明在本院还是在外院进行的手术。长期用药是指慢性病病人的主要的长期口服用药种类，了解病人长期用药情况，可以帮助责任护士了解病人存在哪些慢性疾病，疾病控制情况如何，病人服药依从性和正确性如何，以及本次入院是否存在用药配伍禁忌，用药中是否有引发病人跌倒坠床、出血等高危因素，如镇静剂可以引发病人跌倒，阿司匹林可以造成出血等。有时候病人遗忘既往病史，责任护士可以通过病人长期服用的药物种类，判断病人有哪些既往病史，如用药中有二甲双胍，就可以判断病人还患有糖尿病。

17. 家族史是询问病人的父母或兄弟姐妹患有疾病情况。

18. 入院护理指导是指病人在入院时告知病人的与住院相关的信息，环境介绍中包括医生办公室、护士站、配膳室、杂物室、卫生间等。告诉病人如何使用床旁呼叫器及卫生间呼叫器，病房作息时间、医生查房时间、治疗时间、探视时间、如何订餐、如何办理陪伴等，并叮嘱病人保管好自己的贵重物品。提示病人预防跌倒，如备有跌倒宣传材料可及时发给病人，方便其阅读。对有陪伴的病人，以上信息同样告知陪伴者。

19. 此次入院原因应重点写这次病人有哪些主要不适，哪些主要症状和异常检查，住院目的是解决什么问题，字数在100~200字左右。应使用医学术语正确书写。

20. 在病人出院前应完成出院小结及护理指导，评估病人出科方式，填写手术名称。根据病人疾病特点和自身情况，个性化指导病人出院后的饮食注意事项、可以采取的活动和休息方式，以及活动中需注意的问题，出院后如何用药，药物主要作用及副作用。提醒病人按照医生要求定期到门诊复诊等。

21. 在进行评估时，注意使用恰当的沟通技巧，如评估之前做好自我介绍，热情大方，取得病人和家属配合。其次使用适宜的语言，病人能够理解，避免或减少使用医学术语，特别是对于文化程度较低的病人。

22. 保护病人隐私，如关好病房门、如非单间病房，可请其他家属回避，检查身体隐私部位时需拉好窗帘或使用屏风。与家属沟通，是否有向病人保密的疾病信息。同时，对于病人提出的自身疾病保密的信息，不应向他人泄露。

23. 评估单项目填写完整、正确，无漏项。评估内容要与客观实际情况相符。

第三节　日常生活能力评定量表

一、量表简介

日常生活能力（activties of daily living，ADL）是指人们在每日生活中，为了照料自己的衣、食 、住、行，保持个人卫生整洁和进行独立活动所必需的一系列的基本能力。根据 2011 年原卫生部《关于修订住院病案首页的通知》（卫医政发〔2011〕84 号）的要求，结合管理需要，北京市卫生局在住院病案首页上增加了“日常生活能力评定量表（ADL）得分”。ADL 提出至今已出现了大量的评定方法。其中，Barthel 指数评定（the Barthel index of ADL）由美国 Florence Mahoney 和 Dorothy Barthel 设计并应用于临床，因其评定简单，可信度高，灵敏度也高，可用于预测治疗效果、住院时间和预后，在临床广泛应用（表 3-2）。ADL 的评定对确定病人能否独立及独力的程度、判定预后、制定和修订护理计划、评定护理效果有重要意义。ADL 得分高低也反映出需要临床付出的护理照顾的工作量大小与护理风险的高低，为医疗行政管理部门提供医院管理、临床研究等重要数据。该量表使用于所有住院病人。

表 3-2　日常生活能力评定 Barthel 指数量表

姓名　　　性别 □男　□女　　科室　　　床号　　　入院日期　　　病历号

评定时间：□入院　□转入　□手术前　□手术后 3 天　□出院前

根据病人的实际情况，在每个项目对应的得分上划“√”。

	项目	完全独立	需部分帮助	需极大帮助	完全依赖
1.	进食	□ 10	□ 5	□ 0	□ -
2.	洗澡	□ 5	□ 0	□ -	□ -
3.	修饰	□ 5	□ 0	□ -	□ -
4.	穿衣	□ 10	□ 5	□ 0	□ -
5.	控制大便	□ 10	□ 5	□ 0	□ -

续表

	项目	完全独立	需部分帮助	需极大帮助	完全依赖
6.	控制小便	□ 10	□ 5	□ 0	□ -
7.	如厕	□ 10	□ 5	□ 0	□ -
8.	床椅转移	□ 15	□ 10	□ 5	□ 0
9.	平地行走	□ 15	□ 10	□ 5	□ 0
10.	上下楼梯	□ 10	□ 5	□ 0	□ -
总分					
分级					
				护士签名	

分级标准

1. 总分：各项得分相加。
2. 分级：

0= 生活自理：100 分，日常生活活动能力良好，不需他人帮助；

1= 轻度功能障碍：61~99 分，能独立完成部分日常活动，但需一定帮助；

2= 中度功能障碍：41~60 分，需要极大帮助才能完成日常生活活动；

3= 重度功能障碍：≤40 分，大部分日常生活活动不能完成或完全需人照料。

二、量表内容

1. 病人一般信息，包括病人姓名、性别、科室、床号、病案号、入院日期、评定时间。

2. ADL 评估项目和评估分值。依据“日常生活能力评定 Barthel 指数量表”，评估项目有进食、洗澡、修饰、穿衣、控制大便、控制小便、如厕、床椅转移、平地行走、上下楼梯等 10 项 . 评估分值分为完全独立、需部分帮助、需极大帮助和完全依赖。不同项目设定不同分值(0~10 分)。

3. 分级标准

(1) 0 级 = 生活自理：100 分，日常生活活动能力良好，不需他人帮助；

(2) 1 级 = 轻度功能障碍：61~99 分，能独立完成部分日常活动，但需一定帮助；

(3) 2 级 = 中度功能障碍：41~60 分，需要极大帮助才能完成日常生活活动；

(4) 3 级 = 重度功能障碍：≤40 分，大部分日常生活活动不能完成或完全需人照料。

4. 评定护士签名。

三、量表使用方法及注意事项

1. 如实填写量表的眉栏部分内容。

2. DAL 评分是应用量表对病人生活能力进行评价后获得的分数。分两次评定，内科病人入院、出院时测评；外科择期手术病人手术前1天、术后第3天测评；急诊手术病人术前及术后第3天测评并填写得分；中间有转科的病人每个病区均做测评。选择正确的评定时间，并在项目前划“√”。

3. 评定前应与病人交谈，让病人明确评定的目的，以取得病人的理解与合作。评定前还须对病人的基本情况有所了解，如肌力、关节活动范围、平衡能力等，还应考虑到病人生活的社会环境、反应性、依赖性等。

4. 大部分项目可通过直接观察法获得。让病人在实际环境中进行，观察病人完成实际生活中的动作情况，以评定其能力。有些不便完成或不易完成的动作，可以通过询问病人本人或家属的方式取得结果。如病人的大小便控制、个人卫生管理等。

5. 进行第二次评定时应尽量在同一条件或环境下进行。

6. 日常生活能力评定 Barthel 指数量表评分细则

(1) 进食：指用合适的餐具将食物由容器送到口中，包括用筷子、勺子或叉子取食物、对碗/碟的把持、咀嚼、吞咽等过程。

10分：可独立进食(在合理的时间内独立进食准备好的食物)

5分：需部分帮助(前述某个步骤需要一定帮助)

0分：需极大帮助或完全依赖他人

(2) 洗澡：

5分：准备好洗澡水后，可自己独立完成

0分：在洗澡过程中需他人帮助

(3) 修饰：包括洗脸、刷牙、梳头、刮脸等。

5分：可自己独立完成

0分：需他人帮助

(4) 穿衣：包括穿/脱衣服、系扣子、拉拉链、穿/脱鞋袜、系鞋带等。

10分：可独立完成

5分：需部分帮助(能自己穿或脱，但需他人帮助整理，如系扣子、拉拉链、系鞋带等)

0分：需极大帮助或完全依赖他人

(5) 大便控制

10分：可控制大便

5分：偶尔失控

0分：完全失控

(6) 小便控制

10分：可控制小便

5分：偶尔失控

0分:完全失控

(7) 如厕:包括擦净、整理衣裤、冲水等过程。

10分:可独立完成

5分:需部分帮助(需他人搀扶、需他人帮忙冲水或整理衣裤等)

0分:需极大帮助或完全依赖他人

(8) 床椅转移

15分:可独立完成

10分:需部分帮助(需他人搀扶或使用拐杖)

5分:需极大帮助(较大程度上依赖他人搀扶和帮助)

0分:完全依赖他人

(9) 平地行走

15分:可独立在平地上行走45m

10分:需部分帮助(需他人搀扶,或使用拐杖、助行器等辅助用具)

5分:需极大帮助(行走时较大程度上依赖他人搀扶,或坐在轮椅上自行在平地上移动)

0分:完全依赖他人

(10) 上下楼梯

10分:可独立上下楼梯

5分:需部分帮助(需扶楼梯、他人搀扶,或使用拐杖等)

0分:需极大帮助或完全依赖他人

7. 计算评定总分,填写在“总分”一栏内,并按照病案首页要求的时间点填写测评结果。

8. 依据分级标准,评定病人的日常生活能力,将所属级别填写在“分级”一栏内。在分析评定结果时应考虑有关的影响因素,如病人的生活习惯、文化素养、职业、社会环境、评定时的心理状态和合作程度等。

9. 填写完成后由测评护士及时签字。

10. 应用病人日常生活能力评定结果,制订病人个性化的护理计划,提供专业照顾,促进病人康复。

第四节 危重症病人护理记录

一、表格简介

结合临床危重症病人护理常规,北京协和医院设计了危重症病人护理记录单(表3-3)。为突出护理记录重点,又不遗漏病情观察内容,采取了数字与描述相结合的表格式记录方式。适用记录对象是医生开具病危及病重医嘱的病人、抢救病人、各种复杂或新开展的大手术病人。危重症病人护理记录是责任护士对急危重、大手术后病人病情变化及治疗、抢救处理等经过的原始文字记录,是重要的法律文书,客观反映了病人疾病发生发展与诊疗护理过程,能够协助医生观察诊疗效果,调整治疗方案,同时也是护士交接班的重要依据。

二、表格内容

1. 病人一般资料　包括病人姓名、病案号、床号、病室。

2. 监测与病情记录　包括生命体征、出入量、病情记录。

3. 其他　包括记录日期、时间、记录人和页码。

三、表格使用注意事项

(一)出入量记录

将出入量种类及数值记录在相应内容栏内。

1. 入量　包括每餐进食种类及其含水量,饮水量(包括各种饮料),输液及输血量,同时注明液体或血液制品的名称、单位、浓度、剂量、用法。输液和输血记录应与医嘱时间和内容相一致。

2. 出量　包括尿量、呕吐量、汗液、各种引流量、大便量等。出量需用量杯计量,如尿液在尿垫上或汗液在衣物上,可用称重方式评估具体尿量或汗液量。在病情栏内,记录其颜色、性质等。如有腹泻,应记录大便次数,如100/2,“100”为大便量,“2”为大便次数。呕吐也需记录次数,同样表示为200/1。对于病人留置引流管,将引流名称填写在“胃液”后边的空格内,如盆腔引流、胸腔引流等。引流名称应与开具的医嘱名称相一致。护理表格记录的尿量、引流量、呕吐和腹泻的数值和记录方式应与体温单相一致。

白班值班护士应在下班之前(全院统一为下午5点)计算白班的出入量,在项目栏内注明“日间小结”,在实入量栏内填写入量,在出量栏内根据实际情况分别填写小便、大便、胃液或其他引流液量。夜班值班护士在早晨7点总结24小时的出入量,并在总量一行内如实填写出入量。日间小结和总量的所有数字均用下划双红线标识。

(二)生命体征记录

准确记录生命体征,其中体温、脉搏、呼吸、血压至少每日监测4次。病情出现变化时随时记录。如病人监测血氧饱和度,可将“血氧饱和度”添加在“血压”后的空格内,记录频率同其他生命体征。

表 3-3　危重症病人护理记录单

姓名　　　　病室　　　　床号　　　　年　月　日　　　　病案号

时间	项目	入量		出量					大便	病情记录						签字
		备用量	实入量	尿	呕吐	胃液				体温	脉搏	呼吸	血压			
	总量															

第　页

（三）病情记录

在观察和评估的基础上，将病人的主观和客观信息用语言描述的方式记录下来，包括病人意识状态、精神状况、采取的体位、全身皮肤状况、使用的仪器设定模式及参数、静脉输液通路、鼻饲管、引流管、尿管等各种管路及引流液性质、并发症预防措施、压疮、跌倒、坠床、意外事件等安全风险、采取的护理措施及效果等，病情记录应突出专科特点。具体内容如下：

1. 病人主诉，即病人的不适、感觉和看法等；记录时要注意病人主诉和客观记录内容要相一致，不能矛盾。如记录病人主诉食欲差，但在病人入量栏内表现出病人进食很好；病人主诉夜间失眠，但在夜班的病情记录中描述病人安静入睡。

2. 护士观察到的病人症状、阳性体征和其他临床表现（如：皮肤潮红、大汗、面色苍白）、心理及行为的改变以及重要的异常实验室检查等。这部分属于客观资料，不能带有护士个人主观判断和结论，防止主观臆断造成资料真实性的偏差。护理记录的客观信息应与护理评估结果相一致，如皮肤压疮风险评估中病人有压疮风险，应采取局部减压护理措施，在护理记录中要体现出什么时间给予的减压措施，如何实施的等。如压疮评估中有 4 处受压部位，在护理记录中给予实施保护措施的至少是该 4 个部位，勿遗漏。病情观察记录要保持连续性，因 1 个住院病人在住院期间可能接受了多名护士的护理，同样护理记录也由不同护士记录，但是记录内容要前后连贯，前边的问题，在后边的记录中应有后续的观察和说明记录，保障护理记录信息的完整。

3. 治疗、护理措施及实施后的效果记录　如：对于预防压疮的护理措施中记录的是翻身，右侧卧位，皮肤完好无破损；雾化吸入后咳出痰液约 30ml，较稀薄。治疗或护理措施应与相应的医嘱相一致，如医嘱“胃肠减压”，护理记录中应记录胃肠减压引流情况及引流量。医嘱为“间断吸氧”，护理记录中应反映出给予病人间断吸氧时间及效果。如医嘱“测腹围”每日 2 次，应有每日 2 次的腹围测量结果记录。记录内容应该保持医护一致性，即为责任护士记录情况与主管医生病程记录病人的情况相一致，而不是存在矛盾的内容。

4. 手术记录　包括病人返回病室时间，要与手术交接记录的时间衔接。手术麻醉方式、实际手术名称要与手术麻醉单内容一致。病人返回病房后的神志情况、生命体征、伤口出血情况、管路及引流情况、皮肤状况及疼痛处理等。如因特殊原因未按照计划进行手术，特别是有的病人到手术室后又返回病房，应在护理记录上说明原因，并描述病人的反应及状态。

5. 专科护理记录　记录专科护理措施和效果，需符合专科护理常规要求。切记不能记成流水账，如糖尿病病人，每天记录监测血糖结果，缺少对病人护理过程的观察描述，不能清楚地反映病人有什么症状和护理问题，失去了护理记录作为病历中重要信息载体的作用。

6. 特殊用药　记录用药名称、剂量、给药速度、时间、途径。用药后效果的观察记录及用药后有无出现副作用的观察记录等。

7. 抢救记录　详细描述病情变化经过，准确记录抢救起止时间及抢救过程。护士在争分夺秒实施抢救措施时，没有时间记录，应保留使用后的药品安瓿，并养成列清单的方法，记录时间、用药和病人生命体征监测数据等重要信息，在抢救结束后6小时内据实补记时，能够提供准确信息，防止遗忘或混淆。补记时注意补记内容符合事件时间发展顺序和逻辑关系，如不应出现在"尸体料理"后继续记录的情况。对于用药和治疗的补记内容应与医生补开医嘱的时间和内容相一致。

8. 记录频次　日间(7Am~7Pm)至少每2小时记录一次病情记录，夜间(7Pm~7Am)至少每4小时记录一次病情记录，病情变化随时记录。

第五节　ICU护理记录

一、表格简介

ICU主要收治危重病病人，多为因各种原因导致一个或多个器官与系统功能障碍危及生命或具有潜在高危因素的病人。ICU的护士均应是受过专门培训、掌握重症医学基础知识和基本操作技术，并应具备独立工作能力。以保证入住ICU的危重病病人能得到更好的监护，更有效的救治。ICU应用先进的诊断、监护和治疗设备与技术，对病情进行连续、动态的定性和定量观察，并通过有效的干预措施，为重症病人提供规范的、高质量的生命支持，改善生存质量。重症病人的生命支持技术水平直接反映医院的综合救治能力，体现医院整体医疗实力，是现代化医院的重要标志。北京协和医院于20世纪80年代成立ICU病房，经过多年的临床护理工作经验总结，设计并使用了"ICU护理记录单"(表3-4，表3-5)，它能够全面反映病人的身体状况、用药情况及仪器设备使用，乃至重要化验情况，具有很好的使用价值和权威性。

二、表格内容

1. 病人一般资料　姓名、性别、年龄、病床号、诊断、体重、记录日期、病案号。

2. 病情记录　包括SpO_2、体温、心率、血压、CVP、PERF及Glasgow评分。呼吸支持模式、用药、摄入量、排出量。护理操作内容记录、重点化验检查结果

表 3-4　ICU 护理记录（正面）

姓名　　性别　　年龄　　病床号　　诊断　　体重（估）　　年　月　日　　病案号

内容 \ 时间				06	07	08	09	10	11	12	13	14	15	16	17	18	19	20	21	22	23	24	01	02	03	04	05		T	P	N
SpO_2	Tx	HR.	BP×																												
98		180	180																												
97	40	170	170																												
96		160	160																												
95	39	150	150																												
94		140	140																												
93	38	130	130																												
92		120	120																												
91	37	110	110																												
90		100	100																												
89	36	90	90																												
88		80	80																												
87	35	70	70																												
86		60	60																												
CVP/PERF																															
Glasgow 评分																															
呼吸支持	呼吸型式																														
	VT																														
	FiO_2																														
	f																														
	PS																														
	PEEP																														
泵入药																															

续表

内容 \ 时间		06	07	08	09	10	11	12	13	14	15	16	17	18	19	20	21	22	23	24	01	02	03	04	05
泵入药																									
摄入量	口服/鼻饲																								
	小计/余液																								
排出量	尿量																								
	小计																								
每小时平衡																									
注射用药																									

T P N				
24 小时出入量平衡总结				
	名称 \ 毫升 \ 时间	日间	夜间	合计
摄入量				
	总结:日 / 夜 /24H			
排出量				
	总结:日 / 夜 /24H			
平衡	日 / 夜 /24H			

MR-N15

表 3-5 ICU 护理记录（反面）

时间 内容	06	07	08	09	10	11	12	13	14	15	16	17	18	19	20	21	22	23	24	01	02	03	04	05
吸痰																								
痰液性状																								
翻身 左 / 右	/	/	/	/	/	/	/	/	/	/	/	/	/	/	/	/	/	/	/	/	/	/	/	/
平卧位																								
床档保护																								
双手保护性约束																								
双下肢保护性约束																								
药氧雾化 药物 / 蒸馏水	/	/	/	/	/	/	/	/	/	/	/	/	/	/	/	/	/	/	/	/	/	/	/	/
超声雾化 药物 / 蒸馏水	/	/	/	/	/	/	/	/	/	/	/	/	/	/	/	/	/	/	/	/	/	/	/	/
瞳孔（mm）左 / 右	/	/	/	/	/	/	/	/	/	/	/	/	/	/	/	/	/	/	/	/	/	/	/	/
光反射 左 / 右	/	/	/	/	/	/	/	/	/	/	/	/	/	/	/	/	/	/	/	/	/	/	/	/
酒精擦浴																								
冰袋 腋下左 / 右	/	/	/	/	/	/	/	/	/	/	/	/	/	/	/	/	/	/	/	/	/	/	/	/
冰袋 腹股沟左 / 右	/	/	/	/	/	/	/	/	/	/	/	/	/	/	/	/	/	/	/	/	/	/	/	/
头部降温 / 冰毯	/	/	/	/	/	/	/	/	/	/	/	/	/	/	/	/	/	/	/	/	/	/	/	/
振动呼吸排痰治疗																								
防褥疮气垫																								
冲洗胃管 / 肠管																								
床头抬高 30°																								
倾倒冷凝水																								

续表

日间____________

镇静 ○有 ○无 ○麻醉未醒 Ramsay **评分**________ Glasgow E 1 2 3 4 V 1 2 3 4 5 T M 1 2 3 4 5 6 瞳孔左___mm 光反射左___ 右___mm 右___	HR___次 / 分 Spo_2___% NBp__________mmHg ABp__________mmHg Rf__次 / 分 CVP__mmHg ______________ **外周静脉置管**________ ______________	**人工气道** ○无 ○经鼻气管插管 ○经口气管插管 ○气管切开 ○______________ 气管插管距门齿 / 鼻外缘___cm 气囊压力___cmH_2O **吸氧** ○无 ○接呼吸机辅助呼吸 ○接 T 管 ○接人工鼻 ○储氧面罩 ○鼻塞 ○双鼻导管 ○面罩 ○无创通气 **吸氧流量**___L/ 分
动脉置管__________ **中心静脉**__________ 穿刺点距后固定点距离___cm PICC__________ 穿刺点距○后固定点 / ○零点距离___cm ○S-G 导管 /○PICCO 导管___ 穿刺点距后固定点距离___cm ______________ 穿刺点距后固定点距离___cm	**尿管** ○夹闭 ○接袋 ○颜色 ○置管日期 **胃管** 置入___cm ○接袋 ○夹闭 ○肠内营养 ○接负压鼓 ○肠内营养泵入___ml/hr ○置管日期 **空肠营养管置入**___cm ○接袋 ○夹闭 ○肠内营养___ml/hr ○置管日期 **其他**：引流 1________ (描述)引流 2________ 引流 3________	**皮肤** ○完好 ○不完好(描述情况及措施) ______________ ______________ ______________ ______________ ______________ ______________ ______________ ______________

夜间____________

镇静 ○有 ○无 ○麻醉未醒 Ramsay **评分**________ Glasgow E 1 2 3 4 V 1 2 3 4 5 T M 1 2 3 4 5 6 瞳孔左___mm 光反射左___ 右___mm 右___	HR___次 / 分 Spo_2___% NBp__________mmHg ABp__________mmHg Rf__次 / 分 CVP__mmHg ______________ **外周静脉置管**________ ______________	**人工气道** ○无 ○经鼻气管插管 ○经口气管插管 ○气管切开 ○______________ 气管插管距门齿 / 鼻外缘___cm 气囊压力___cmH_2O **吸氧** ○无 ○接呼吸机辅助呼吸 ○接 T 管 ○接人工鼻 ○储氧面罩 ○鼻塞 ○双鼻导管 ○面罩 ○无创通气 **吸氧流量**___L/ 分
动脉置管__________ **中心静脉**__________ 穿刺点距后固定点距离___cm PICC__________ 穿刺点距○后固定点 / ○零点距离___cm ○S-G 导管 /○PICCO 导管___ 穿刺点距后固定点距离___cm ______________ 穿刺点距后固定点距离___cm	**尿管** ○夹闭 ○接袋 ○颜色 ○置管日期 **胃管** 置入___cm ○接袋 ○夹闭 ○肠内营养 ○接负压鼓 ○肠内营养泵入___ml/hr ○置管日期 **空肠营养管置入**___cm ○接袋 ○夹闭 ○肠内营养___ml/hr ○置管日期 **其他**：引流 1________ (描述)引流 2________ 引流 3________	**皮肤** ○完好 ○不完好(描述情况及措施) ______________ ______________ ______________ ______________ ______________ ______________ ______________ ______________

签字________

记录、交接班记录。

3. 记录护士签名。

三、表格使用方法及注意事项

1. 病人一般资料记录　护理人员认真填写所有项目后应仔细检查,并与前一日记录进行核对。部分 ICU 的病人入院时病情较重不能测量准确体重,此时可由 2 名医护人员对病人的体重进行估计,并记录在一般资料中。

2. 病情记录　由于 ICU 病人病情危重且复杂,需要记录的内容非常多,因此,在最初应用该表格时,应首先熟悉表格的全部内容及记录所需的英文缩写。该记录单中将一些不常用的英文缩写列入表格的左上角,护士可参照记录。

3. ICU 护理记录中 SpO_2、体温、心率、血压等内容需要用曲线方式进行记录,记录护士应认真观察或测量病人的各项数据后准确画出图形及曲线,以便动态判断病人病情变化及决定下一步处理措施。

4. 危重病病人出入量记录时,不但要做到准确,而且要注意病人出入量的平衡,需按病人病情变化的要求,分别进行每小时、每 12 小时和每 24 小时出入量总结。

5. 加强监护病房的护理记录频次应按护理记录表格上规定时段进行,由于表格内容较多,填写时护士应更加认真仔细,字迹清楚规范。

第六节　MICU 护理记录

一、表格简介

MICU(内科加强监护病房)主要收治危重病病人,多因各种原因导致一个或多个器官与系统功能障碍危及生命或具有潜在高危因素的病人。MICU 应用先进的诊断、监护和治疗设备与技术,对病情进行连续、动态的定性和定量观察,并通过有效的干预措施,为重症病人提供规范的、高质量的生命支持,因此,MICU 护士均应接受过专门培训、掌握重症医学基础知识和基本操作技术、并应具备独立的工作能力。护理记录是反映病人治疗与病情的最基础资料,对于重症病人来说就显得更为重要,北京协和医院“MICU 护理记录单”是通过临床护理工作经验总结而来,并经过了多年的临床应用及护理专家的不断修订,具有能够反映病人全面情况及较强的应用价值的临床护理记录单(表 3-6、表 3-7)。

表 3-6 MICU 护理记录(正面)

姓名

性别_____ 年龄_____ 床位号_____ 体重_____ 日期____年___月___日 MICU 第___天 病案号

ABP		PAP	
S	▽黑	S	√红
N	×黑	N	×红
D	△黑	D	∧红
SpO_2	•黑	心率	•红
CO	•蓝	体温	×蓝
PAWP	∧蓝	ICP	•蓝
CVP	∨蓝		

痰液描述
稀薄 =Loose 血性 =Bloody
粘稠 =Thick 少量 =Scanty
白色 =White 中量 =Moderate
黄色 =Yellow 大量 =Copious
绿色 =Green

鼻导管吸氧 =NC
人工鼻 =NME
文丘里面罩 =Venturi
储氧面罩 =NRB
气管插管 =ETT
气管切开 =Trach
颈内静脉 =LJV
股静脉 =FV
锁骨下静脉 =SCV
胸腔闭式引流 =CD
左(侧卧)=Left
右(侧卧)=Right
平卧 =Supine
俯卧 =Prone

英文可采用单字母缩写(下划线标出),未标记下划线者需写英文全称

SpO_2	通用	07:00	08:00	09:00	10:00	11:00	12:00	13:00	14:00	15:00	16:00	17:00	18:00	19:00	20:00	21:00	22:00	23:00	24:00	01:00	02:00	03:00	04:00	05:00	06:00	通用	SpO_2
100	210																									210	100
99	190																									190	99
98	170																									170	98
97	150																									150	97
96	130																									130	96
95	120																									120	95
94	110																									110	94
93	100																									100	93
92	90																									90	92
91	80																									80	91
90	70																									70	90
89	60																									60	89
88	50																									50	88
86	45																									45	86
84	40																									40	84
82	35																									35	82
80	30																									30	80
70	25																									25	70
60	20																									20	60
50	15																									15	50
40	10																									10	40
30	5																									5	30
20	0																									0	20
		07:00	08:00	09:00	10:00	11:00	12:00	13:00	14:00	15:00	16:00	17:00	18:00	19:00	20:00	21:00	22:00	23:00	24:00	01:00	02:00	03:00	04:00	05:00	06:00		

TPN

化验检查(5Am)
血常规、肝功、肾功
凝血 I、心肌酶、血气

特殊要求
SBP
MAP
HR
SpO_2
尿量

续表

药物治疗	胰岛素(U/h)/																								
	DA/Dobu(ug/kg/min)																								
	EPI/NE(ug/kg/min)																								
	吗啡 / 力月西(mg/h)																								
机械通气	模式 /FiO_2(%)																								
	$ETCO_2$																								
	minVent actual																								
	VT set/actual																								
	RR set/actual																								
	PiP/Pplat(VC 模式)																								
	PC/PS																								
	PEEP/RM																								
	IPAP/EPAP																								
	核对其他设置 / 气囊压																								
	痰液性状																								
	吸痰(经气道 / 口鼻)																								
	气道灌洗 / 超声雾化																								

MR-N10

导管管理		
导管	位置	置入日
CVC		
CVC		
CVC		
PAC		
PiCCO		
动脉		
动脉		
IABP		
CVVH		
CVVH		
PICC		
外周		
外周		
外周		
胃管		
尿管		
人工气道		
型号		
深度		
置入日期		

表 3-7 MICU 护理记录(反面)

		07:00	08:00	09:00	10:00	11:00	12:00	13:00	14:00	15:00	16:00	17:00	18:00	19:00	20:00	21:00	22:00	23:00	24:00	01:00	02:00	03:00	04:00	05:00	06:00	总结
入量	棕色腔																									
	蓝色腔																									
	白色腔																									
	其他																									
	$NaHCO_3$																									
	ACD-A/CaGLu																									
	每小时 / 总计																									
出量	尿量																									
	胃液																									
	超滤																									
	大便																									
	每小时 / 总计																									

续表

		07:00	08:00	09:00	10:00	11:00	12:00	13:00	14:00	15:00	16:00	17:00	18:00	19:00	20:00	21:00	22:00	23:00	24:00	01:00	02:00	03:00	04:00	05:00	06:00
护理记录	GCS/PASS																								
	瞳孔直径 / 光反射（L）																								
	瞳孔直径 / 光反射（R）																								
	体位 / 床头抬高																								
	物理降温 / 排痰机																								
	冲洗胃管 / 膀胱冲洗																								
	口护 / 气管插管位置																								
	会阴冲洗 / 皮肤护理																								
	抗凝冲洗																								
	抗凝冲洗																								
	床旁操作																								
	TMP																								
化验检查	**PH**																								
	$PaCO_2$																								
	PaO_2																								
	ABE/HCO_3																								
	Na/K																								
	Lac/BG																								

DVT 预防	抗凝冲洗
TED 弹力袜□	通畅 +
抗血栓泵 □	无回血 -
抗凝药物 □	未评估○
瞳孔描述	
光反应灵敏 +	
光反应消失 -	
光反应微弱 Sluggish	
睁眼不能 C	
红细胞悬液 RBC 1U~130ml	
血浆 FFP 1 袋 ~100/200ml	
血小板 plt 1 袋 ~200ml	
物理降温方法	
冰袋 =Ice bag	
酒精擦浴 =Alcohol	
降温毯 =Blanket	
皮肤护理	
①清洁手脚	⑤固定胃管
②全身擦浴	⑥洗头
③床上更单	⑦剪指甲
④更换电极贴	⑧理发
左侧卧 =Left	平卧 =Supine
右侧卧 =Right	俯卧 =Prone

白班接班	核对生命体征□	CVC1	胃管深度	引流 1	引流 3		
	呼吸机设置 □	穿刺点	状态	性状	性状		
	核对病人神志□		尿管	量	量		
	皮肤	CVC2	尿液	引流 2			
		穿刺点	动脉	性状			签名
			气囊压	量			

夜班接班	核对生命体征□	CVC1	胃管深度	引流 1	引流 3		
	呼吸机设置 □	穿刺点	状态	性状	性状		
	核对病人神志□		尿管	量	量		
	皮肤	CVC2	尿液	引流 2			
		穿刺点	动脉	性状			签名
			气囊压	量			

二、表格内容

1. 病人一般资料　姓名、性别、年龄、床位号、体重、记录日期、入住 MICU 的天数、病案号。

2. 病情记录　该护理记录单病情记录分为两部分。第一，病人病情记录内容有 ABP、SpO_2、CO、PAWP、CVP、PAP、心率、体温、ICP；痰液性状描述、吸氧、气管插管、颈内静脉、胸腔闭式引流等治疗情况；以及药物治疗情况及通气情况。第二，包括出入量、护理操作内容记录、重点化验检查结果记录、交接班记录。

3. 记录护士签名。

三、表格使用方法及注意事项

1. 病人一般资料记录　护理人员认真填写所有项目后应仔细检查，必要时要与前一日记录进行核对，以保证资料的准确性。

2. 病情记录　由于 MICU 病人病情危重且复杂，需要记录的内容非常多，因此，在最初应用该表格时，应首先熟悉表格的全部内容及记录所需的英文缩写，该记录单中将一些不常用的英文缩写列入表格的左上角，护士可参照记录。

3. MICU 护理记录的第一部分需要用曲线方式进行记录，记录护士应认真观察和测量病人的各项数据后准确画出图形及曲线，以便动态判断病人病情变化及决定下一步处理措施。

4. 记录出入量时，不但要做到准确，而且要注意病人出入量的平衡，需按病人病情变化的要求，分别进行每小时、每 12 小时和每 24 小时出入量总结。

5. 加强监护病房的护理记录频次应按护理记录表格上规定时段进行，由于表格内容较多，填写时护士应更加认真仔细，字迹清楚规范。

第七节　NICU 护理记录

一、表格简介

NICU（新生儿重症监护病房）主要收治重症新生儿及早产儿。北京协和医院 NICU 成立于 20 世纪 80 年代，经过近四十年的临床护理工作实践，北京协和医院设计并使用了“NICU 护理记录”（表 3-8~ 表 3-10），由于重症新生儿

表 3-8 NICU 护理记录 1

姓名　　　　性别　　　　床号　　　　日龄　　　　年　　月　　日　　　　病案号

白 8-8	腕条清晰完整 是□ 否□	四肢活动自如 是□ 否□	皮肤完整 是□ 否□	皮肤异常描述
	置胃管时间：	置胃管长度： cm		
	外周静穿时间：	外周静脉穿刺部位：	输液通畅 是□ 否□	异常描述
	脐静脉置管：	第 天	置管长度： cm	异常描述：
	PICC 置管：	管尖位置(5-7 肋间) 是□ 否□	管尖异位位置	(此栏置管第一日填写)
	置管第 天	置管长度： cm	外留长度： cm	臂围(左 / 右)： cm/ cm
		更换接头 是□ 否□	冲洗导管 是□ 否□	更换敷料 是□ 否□
	拔管时间：	拔管原因：	(拔管时填写)	签字 /
夜 8-8	腕条清晰完整 是□ 否□	四肢活动自如 是□ 否□	皮肤完整 是□ 否□	皮肤异常描述
	置胃管时间：	置胃管长度： cm		
	外周静穿时间：	外周静脉穿刺部位：	输液通畅 是□ 否□	异常描述
	脐静脉置管：	第 天	置管长度： cm	异常描述：
	PICC 置管：	管尖位置(5-7 肋间) 是□ 否□	管尖异位位置	(此栏置管第一日填写)
	置管第 天	置管长度： cm	外留长度： cm	臂围(左 / 右)： cm/ cm
		更换接头 是□ 否□	冲洗导管 是□ 否□	更换敷料 是□ 否□
				签字 /

时间	呼吸机模式	呼吸机条件	固定牢固		外留 cm	插管吸痰			口鼻吸痰			入 PS	其它	签字
			是	否		量	色	质	量	色	质	mg		

MR-N20

表 3-9 NICU 护理记录 2

姓名　　　　性别　　　　床号　　　　日龄　　天　　　　体重　　克　　　　　年　　月　　日　　　　　病案号

时间	生命体征									呼吸暂停		输液畅			重新静脉穿刺	氧气吸入	空氧混合条件	雾化吸入	呼吸治疗	监护电极位置	卧位	病情记录	签字
	体温 ℃	脉搏 次/分	呼吸 次/分	血压 mmHg	血氧饱和度%	反应	肌张力	皮肤	呼吸	脉搏 次/分	血氧饱和度%	脐静脉	PICC	外周静脉									

MR-N21　注:反应:0= 弱、1= 正常、2= 易激惹;肌张力:0= 低下、1= 正常、2= 增高;皮肤:0= 苍白、1= 红润、2= 黄染、3= 花斑、4= 青紫;呼吸:0= 呻吟、1= 不均匀、2= 急促;监护电极位置:1= 左上肢、2= 右上肢、3= 左下肢、4= 右下肢;卧位(床头抬高 30-45 度):1= 左侧卧位、2= 右侧卧位、3= 平卧、4= 俯卧位;基础护理:1= 抚触、2= 油浴、3= 酒精涂脐、4= 百多邦涂穿刺处、5= 托百士点眼、6= 更换皮温探头位置、7= 制霉菌素甘油涂口、8= 口腔护理、9=H202 涂脐、10= 喜疗妥涂 PICC

表 3-10　NICU 护理记录 3

姓名　　　　　　病室　　　　　　床号　　　　　　年　月　日　　　　　　病案号

时间	药物名称	备用量ml	实入量ml	禁食	放置胃管				胃内残余奶量 ml				经口喂养	乳品种类	医嘱奶量ml	母乳添加剂	实际奶量ml	呕吐		大便				尿量ml	静脉采血量ml	引流量ml	其他	签名
					确认位置	抽胃液	鼻饲	非营养吸吮	半消化奶	咖啡色	墨绿色	其他						量ml	性状	胎便	黄软便	过渡便	蓝光便					
总入量：　ml　　大便　次　　总出量：　ml																												

MR-N22　　备注：A= 母乳　　B= 早产奶　　C= 足月奶　　D= 纽泰特

及早产儿需观察的内容较多,此护理记录单分为三大部分,每位进入 NICU 病房的新生儿均需应用此护理记录单。

二、表格内容

第一部分:主要用于交接班情况及呼吸机使用情况的记录

1. 病人一般资料　包括病人姓名、性别、床号、日龄、记录日期及病案号。

2. 交接班记录内容　患儿腕条清晰完整程度、各种管路置管时间、留置天数、是否已拔管及拔管天数等、四肢活动情况、皮肤情况、外周静脉穿刺部位等。

3. 应用呼吸机的患儿还应包括呼吸机模式、呼吸机条件、固定情况、管路外留长度、吸痰情况,以及患儿相关情况记录。

4. 记录护士签字。

第二部分:

1. 病人一般资料　包括病人姓名、性别、床号、日龄、体重、记录日期及病案号。

2. 患儿病情记录　内容有体温、脉搏、呼吸、血压、血氧饱和度、患儿反应、肌张力、呼吸情况、静脉通路情况、氧气吸入情况、呼吸治疗、心电监护、卧位;

3. 病情及护理记录。

4. 记录护士签名。

第三部分:

1. 病人一般资料　包括病人姓名、性别、床号、记录日期及病案号。

2. 患儿用药情况记录　内容有药物名称、备用量、实入量、禁食、放置胃管情况、胃内残余奶量、是否经口喂养、乳品种类、医嘱奶量、母乳添加量、实际奶量、呕吐情况、大便情况、尿量、静脉采血量、各类引流量。

3. 其他情况记录。

4. 记录护士签名。

三、表格使用方法及注意事项

1. 严格遵守护理表格记录规范进行 NICU 护理记录单的记录。

2. 为详细及全面地描述患儿的病情及治疗情况,凡是入住 NICU 病房的患儿均需使用 NICU 护理记录单的三个部分。

3. NICU 护理记录单的第一部分内容记录是交接班是患儿的各种情况和呼吸机使用情况。记录时要求接班护士应首先查看患儿的情况、治疗和各种仪器的显示记录,取得全面信息后填写在护理记录单内,并与上一班接班情况进行核对比较,发现异常及时处理。

4. NICU 护理记录单的第二部分内容记录需进行患儿情况的描述,在记录单的下方有该表格使用说明,护理人员参照说明,按照患儿的具体情况如实填写其对应的数字。特殊的情况在表格中未涉及的内容需文字说明。

5. NICU 护理记录单的第三部分内容主要为用药及患儿出入量的记录。根据新生儿用药量少的特点,其用药记录要严格按实际入量进行精确记录。

第八节　危重症病人转科交接记录

一、表格简介

因诊断与救治需要,临床常见危重症病人在急诊、重症监护室和普通病房之间转科。危重症病人转科存在很大安全隐患,一方面,由于危重症病人自身疾病复杂,身体一般状况差,意识、呼吸、循环等重要系统功能不稳定,辅助治疗种类繁多,如使用呼吸机、安置起搏器等;身体插管多,如静脉通路、动脉通路、气管插管、各种引流管等;使用药物复杂,如急救药物,维持血压、呼吸、心率等,镇静药物、激素等高危药物。另一方面。在危重症病人转科过程中涉及人员多,环节多。为保障病人转科安全,避免发生疏忽和遗漏,在临床实践的基础上,北京协和医院设计了表格“危重症病人转科交接记录单”(表 3-11),全院统一了转科交接内容和交接流程,简化了转科交接记录,减少护士书写时间,在保障安全转科的同时提高了工作效率。该表格适用于所有需要转科的危重症病人。

二、表格内容

1. 病人一般资料　包括病人姓名、性别、年龄、病案号、转出科室,转入科室、转科日期和时间。

2. 病情评估　包括意识状态、皮肤情况,留置管路情况、有无隔离要求,在原科室发生过哪些不良事件。

3. 急救措施及物品　包括是否使用简易呼吸器、氧气瓶、监护仪、血氧仪、注射泵、便携式吸痰器、便携式呼吸机、约束带等,病人所携带物品包括病历、影像资料、药物、血液及血制品等。

4. 护士交接签字记录。

表 3-11　危重症病人转科交接记录单

姓名　　　　性别 □男 □女　　　　年龄　　　　年　　月　　日　　　病案号

转出科室：　　　　　　　　　　　　　　转入科室：

意识状态：□清醒　　　　□昏迷　　　　□其他

留置管路：□外周静脉　　□中心静脉（单腔、双腔、三腔）　　□ PICC

　　　　　□气管切开　　□气管插管　深度____cm　　　□胃管　深度____cm

　　　　　□胸引　　　　□腹引　　□尿管　　□造瘘　　□其他

皮肤情况：□完整　　　　□异常

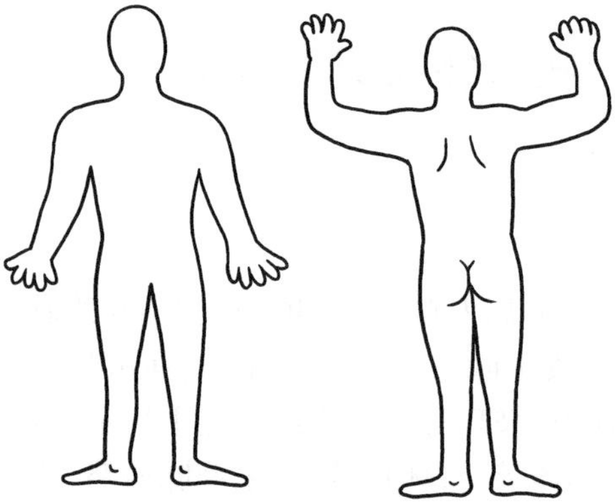

（正面）　　　　（反面）

备注（皮损大小、深度及特殊部位）：

携带物品：□老病历____本　　□运行病历____本　　（□长嘱____页、□临嘱____页）

　　　　　□影像资料　　　□药物　　　　　□血液

　　　　　□监护仪　　　　□氧气瓶　　　　□指氧仪　　□被服

　　　　　□简易呼吸器　　□注射泵____个　□约束带____个

　　　　　□便携式吸痰器　□便携式呼吸机　□其他

不良事件：□有　□无　项目：□压疮　□跌倒 / 坠床　□管路滑脱

　　　　　□输血 / 输液反应　其他________

隔离：　　□有　□无　内容：________________________________

其他：____

转出科室护士签字：　　　　　　　　　　转入科室护士签字：

三、表格使用方法及注意事项

1. 护士接到医生开具转科医嘱后，向病人或家属说明转科事宜，做好解释，如遇病人或家属不理解和不配合，应与主治医生一起向病人或家属做好沟通，避免发生矛盾冲突。取得病人和家属同意后，填写转科交接记录单。

2. 护士到病人床旁评估病人，不能凭印象填写转科交接记录单。判断病人意识状态，分别属于清醒、昏迷还是其他情况。从上到下逐一梳理病人身体上的插管，是否有外周静脉，是否有中心静脉，包括锁骨下深静脉、颈内深静脉、股静脉等，中心静脉是单腔、双腔还是三腔，是否有外周穿刺中心静脉置管（PICC），是否行气管切开，如有气管插管，包括经口腔气管插管和经气管切开插管，注明插管深度。是否有引流，包括脑室引流、硬膜上（下）引流、蛛网膜下腔引流、胃管引流、胸腔引流、心包引流、腹腔引流、胰腺引流、胆肠引流、盆腔引流，会阴部引流、骶尾引流、瘤腔引流、皮瓣引流等。是否插有尿管，是否有造瘘口，包括胃造瘘、空肠造瘘、结肠造瘘、回肠造瘘、膀胱造瘘等。

3. 危重症病人皮肤交接是重要内容。仔细检查病人全身皮肤情况，特别是受压部位、褶皱部位、使用约束带等部位的皮肤，检查皮肤是否水肿、发红、发白、水疱、破溃、皮疹、皮损等。如皮肤出现异常，在小人图形的相应位置上标注，并在备注中详细说明，描述皮肤现状，大小和深度。

4. 病人在原病房住院期间是否发生不良事件，包括有无皮肤压疮、跌倒坠床、管路滑脱、输血输液反应的情况，如有发生案例，应在相应位置划“√”。同时，查看已经发生的不良事件是否主动上报给护理部，目前病人是否继续进行皮肤压疮评估、跌倒坠床评估，评估表是否评估准确、填写完整。责任护士是否发现病人有发生意外事件的风险，如自杀、走失、沟通障碍、烫伤等安全隐患，需在其他一栏中标注清晰，并向转入科室责任护士做特殊说明。

5. 隔离病人需要严格交接。在表单上标注隔离，注明隔离种类，如常见接触隔离、空气隔离、飞沫隔离、血液隔离、保护性隔离等。

6. 危重症病人转科途中应根据需要备齐急救措施，包括简易呼吸器、便携式吸痰器、便携式呼吸机、心电监护仪、血氧监测仪，以便病人发生病情变化时及时给予人工呼吸、吸痰，保持呼吸道通畅，监测生命体征。抢救仪器使用前应蓄电池充电充足，足够时间将病人转运至另一科室。转运重症病人，途中给氧是必备设施。如果病人缺氧严重，应配备氧气筒，因为氧气筒压力大，氧量足。如果病人一般性缺氧，可以使用氧气袋。氧气使用时应注意使用规范，防止发生燃烧、爆炸等危险事故。重症病人转运途中仍不能终止输液治疗，所携带的注射泵或输液泵的蓄电池应充电充足，保证液体的正常输入。通常情况下，重症病人会使用多个注射泵或输液泵，应清点数量，以防丢失。躁动病人如使用约束带，应清点数量，做好交接。

7. 重症病人病历资料较多，如有老病历，应清点共有几本老病历，病历资料是否齐全。对于运行病历，应打印好长期医嘱单和临时医嘱单，为防止医嘱丢失，应清点每种医嘱单的页数并标注清晰。将新老病历、护理记录、护理评估等文字资料放在一起，防止遗漏。通常情况下病人影像资料自我保存，护士应帮助病人整理好所有的X线片、磁共振、CT或者PET等影像资料，携带至转入科室，同时与主治医生沟通，检查是否有的资料在医生手里。

8. 药品和血制品等也是转科时的重点交接物品。主班护士在病人转科前应及时办理退药,尽力减少转科带药,因为病人转至新科室后,医生重新开具医嘱,原医嘱全部停用,为保证用药安全,减少药物浪费,降低医疗费用损失,退药是一项重要的工作。如还有不能办理退药的药品,应清点数量,在交接单上标注清楚。血液及血制品领出后不能退回,清点数量后妥善保存,与医嘱一并交接给转入科室的护士。

9. 危重症病人转科交接时,转出科室责任护士应认真评估病人,在转科交接单上正确填写信息,并陪同病人到转入科室,与转入科室责任护士当面交接病人,根据转科交接单内容,逐一查看病人的实际情况,特别是皮肤、管路、伤口等容易隐藏真实情况,一旦疏忽给病人造成严重不良后果。病人转科交接妥善后,转出和转入科室的责任护士在交接单上同时签字并记录时间。

第九节　神经内科护理记录

一、表格简介

神经内科系统疾病多指神经系统由于感染、血管病变、肿瘤、外伤、中毒、免疫障碍等因素引起的疾病。其临床特点是病人常出现昏迷、意识障碍、瘫痪、抽搐、吞咽困难、呼吸障碍等症状,因此神经内科病房的病人病情较重、变化快,易出现并发症,病死率高。护理人员在观察和护理神经内科病人时应充分了解其疾病特点,随时注意观察病人的病情变化,卧床病人应注意防止各类并发症的发生,同时注重病人的心理护理,增加病人的心理承受能力,为今后的生活做好准备。“神经内科病人护理记录单”(表 3-12)是根据上述要求及疾病特点由北京协和医院设计完成,并经过了北京协和医院护理人员多年临床应用和不断修改,具有内容全面、实用性强、记录简便的特点。

二、表格内容

1. 病人一般资料　姓名、病室名称、床号、诊断、入院天数、记录日期、病案号。

2. 病情记录　内容有入出量;生命体征,包括体温、脉搏、呼吸、血压、血氧饱和度;意识状态、瞳孔情况、语言能力、肢体功能情况、全身皮肤完整性;应用的治疗和护理措施,如吸氧及吸氧方式、呼吸机使用、心电监护、留置胃管及尿管。

3. 记录护士签名。

表 3-12 神经内科病人护理记录单

姓名　　　病室　　　床号　　　诊断　　　入院第　　天　　　年　　月　　日　　　病案号

时间	入量（ml）			出量（ml）		大便	生命体征					意识	瞳孔				言语	肢体	皮肤	其他治疗	病情记录	
													左		右							
	项目	备用量	实入量	尿量			体温 ℃	脉搏 次/分	呼吸 次/分	血压 mmHg	血氧饱和度 %	1 神清 2 嗜睡 3 昏迷	大小	光反应	大小	光反应	1 清楚 2 含糊 3 失语	1 偏瘫 2 截瘫 3 四肢瘫	1 完整 2 压红 3 破溃	1 鼻导管吸氧 2 面罩吸氧 3 呼吸机 4 心电监护 5 留置胃管 6 留置尿管	备注	签字
	总量																					

MR-N40　　　　第　　页

三、表格使用方法及注意事项

1. 一般资料记录　护理人员应认真填写病人一般资料中的所有项目，完成后应仔细检查，必要时应与前一日记录进行核对。

2. 病情记录　出入量记录的准确性与神经内科病人的治疗及疾病恢复有着非常密切的关系，需要认真、仔细、准确地完成。入量记录内容包括药物名称、剂量及毫升数。备用量是指记录时尚未输入病人体内的液体量，而实入量是指记录时已经实际输入病人体内的液体量。出量记录内容主要有尿量、呕吐量，但在一些特殊情况下，如病人出汗较多时应记录估计的出汗量。一般情况下，记录大便次数，当病人出现腹泻时，应记录准确数值。有呕吐及腹泻的病人在记录量的同时应观察呕吐物及大便的性质与颜色并记录在病情记录一栏中。

3. 生命体征及意识记录　生命体征及意识的观察对于判断神经内科病人的病情进展及治疗效果有着非常重要的意义，护理人员应按照病人的病情及护理级别认真进行测量和记录，呼吸麻痹的病人除了观察呼吸频率外，还需注意观察和记录呼吸的节律和深浅度。

4. 皮肤及肢体活动情况记录　神经内科住院病人多会有肢体活动障碍等症状，自理能力差，易出现意外和压疮。护理人员在护理观察中应特别需要定时给病人翻身，同时观察其皮肤情况，并认真记录。对于有出现皮损的病人应详细记录出现皮肤问题的部位、面积、破损深度及护理措施。

5. 其他治疗情况记录　其他治疗中应重点记录病人当日所应用的治疗和护理措施，对留置胃管或(和)尿管要认真观察和记录引流液的性质、颜色和量。

6. 病情记录　病人病情记录内容要结合药物的应用、病人本身的疾病和心理特点，重点突出进行记录，特别是有病情变化时应详细记录出现病情变化的时间、症状及处理措施。

第十节　内科化疗病人护理记录

一、表格简介

化学治疗是当今抗肿瘤治疗的重要手段之一。由于疾病本身和治疗不良反应的特殊性，病人在心理、生理等方面都承受着巨大的压力，全面的护理评估及准确的护理记录是做好初次化疗病人护理重要内容，因此护理工作在病人初次化疗中起着非常重要的作用。

内科化疗病人护理记录是在危重症病人护理记录的基础上，结合化疗病人特点进行修订而来，能够充分反映初次化疗病人的心理、生理状态，并能有针对性地指导临床护理工作（表 3-13）。适用记录对象为内科系统住院化疗病人。本表格在大量临床护理工作经验的基础上完成，并特别考虑到护理人员工作量，可行性及准确性。

二、表格内容

1. 病人一般资料　姓名、病室、床号、病案号。

2. 监测与观察记录　出入量、生命体征、静脉通路，穿刺部位局部情况、病人教育及其他病情变化记录。

3. 其他　包括记录日期、时间、记录人和页码。

三、表格使用方法及注意事项

1. 出入量记录要准确，特别是应用化疗药物时，注明使用时间、在项目一栏内记录药物名称、剂量，必要时注明滴速。在备用量一栏内记录药物使用之前的总量，当该药物输入完毕后，在实入量一栏内记录实际输入的总量。出量包括了尿量、呕吐量，如有腹泻、大汗等明显失水情况，可在出量一栏的空格处填写相应项目，并在纵列填写出量数值。有些化疗药物如顺铂对尿量的观察非常严格，当病人应用这些药物时，护士应严格记录出量。

白班值班护士应在下班之前（全院统一为下午 5 点）计算白班的出入量，在项目栏内注明“日间小结”，在实入量栏内填写入量，在出量栏内根据实际情况分别填写小便、大便、胃液或其他引流液量。夜班值班护士在早晨 7 点总结 24 小时的出入量，并在总量一行内如实填写出入量。日间小结和总量的所有数字均用下划双红线标识。

2. 化疗病人生命体征监测重点是脉搏和血压，每 2 小时监测一次。如脉搏或血压波动不稳定，需缩短监测的间隔时间，直至平稳。如有呼吸、体温等其他生命体征变化，可在空格处添加项目并记录监测数值。如项目过多，可在病情记录栏内记录变化数值和处理措施。

3. 长期化疗病人为保护血管通路，通常情况下使用输液港、PICC 或外周静脉进行输液。根据病人使用的静脉通路种类，在相应选项上划“√”。如还有其他选项，可在静脉通路的空格处添加。在交接班时，应在病情记录一栏内描述静脉通路使用情况，如通畅与否，固定是否稳妥等，当非交接班时出现堵管或脱管危险等情况，应随时记录。

4. 局部情况是指静脉通路的局部状况，每 2 小时观察记录一次。液体输

表 3-13 内科化疗病人护理记录

姓名　　病室　　床号　　年　月　日　　病案号

时间	入量（ml）			出量（ml）			生命体征			静脉通路				局部情况				病人教育			病情记录	签名
	项目	备用量	实入量	尿量	呕吐量		脉搏	血压		输液港	PICC	外周静脉		通畅	无外渗	皮肤完整		病人安全	药物治疗	化疗相关		
	总　量																					

第　　页

注顺畅即为通畅，在空格内划“√”，发生堵塞时划“×”，并在病情记录栏内注明原因和处理措施，如使用肝素盐水疏通管路，或由静脉治疗专科护士会诊处理，或因堵塞严重而拔除管路。穿刺点周围有无外渗，可通过观察穿刺点敷料情况判断。无外渗可在空格内划“√”。穿刺点周围皮肤观察要点是有无红、肿、热、痛及是否完整等，目的是及早发现有无静脉炎的发生，化疗药外渗对皮肤伤害较大，应保证静脉输液通畅，避免发生皮肤损伤。

5. 病人教育是指对化疗病人的健康宣教，包括安全、药物治疗和化疗相关内容。安全教育是告知病人避免跌倒坠床、对于个别有自杀倾向病人应告知陪护提高防范病人自杀意识，并做好门窗紧闭、杜绝锐器物品出现等措施。药物治疗是要告知病人使用的药物主要作用及副作用。如遇病情保密病人，可婉转解释药物作用，重点告知病人药物副作用，及早发现及早调整药物治疗方案，保障安全用药。

6. 其他病情变化记录在病情记录一栏内，包括病人意识状态、精神状况、心理状况等。病情记录重点是病情观察、护理措施和实施措施后的效果，体现护理连贯性和专业性。

第十一节 外科护理记录

一、表格简介

外科护理记录单的应用对象是外科的住院病人。由于外科疾病覆盖面较广，此记录单正是涵盖了普通的外科手术前后病人的观察记录内容，其基本能够反映外科手术前后病人的病情观察及护理措施的记录要求（表 3-14、表 3-15）。

二、表格内容

1. 病人一般资料　包括病人姓名、病室名称、床号、手术日期、手术名称、记录日期、病案号。

2. 监测与观察记录　包括出入量记录，入量有备用量和实入量，出量有尿量、引流量及大便。生命体征情况的记录，包括体温、脉搏、呼吸、血压及血氧饱和度。病情及专科部分，包括心电监护，吸氧、病人体位及翻身情况记录。皮肤及伤口敷料情况。专科情况记录，肢体感觉活动、末梢血液循环情况。

3. 病情及护理记录。

4. 最后是记录护士签名。

表 3-14　外科护理记录(正面)

姓名　　　　病室　　　　床号　　　　手术日期　　　　手术名称　　　　年　　月　　日　　　　病案号

时间	入量(ml)			出量(ml)						生命体征						氧疗		皮肤		伤口敷料		备注				签名
	项目	备用量	实入量	尿量	引流				大便	体温 ℃	脉搏 次/分	呼吸 次/分	血压 mmHg	血氧饱和度 %	心电监测	鼻导管	面罩	正常	异常	清洁	渗血渗液					
	总量																									

MR-N50　　注:在相应项目空格内填写数值或打“√”

第　　页

表 3-15　外科护理记录(反面)

时　间	病　情　记　录	签　名

三、表格使用注意事项

1. 严格遵守护理表格记录规范进行骨科护理记录的书写。

2. 出入量及生命体征的记录,应详细准确记录,记录时间应具体,记录频次要根据病人病情变化而定。由于不同部位的外科手术病人会相应的有不同的引流,此记录单考虑到外科病人的此项特点,表格设计了专门记录引流项目,对病人不同的引流管可分别记录。护理中应妥善各种引流管以确保通畅,观察引流液的性质、颜色、量,发现问题及时通知医生给予处理;记录每日引流量。

3. 外科手术后的病人均需密切观察生命体征。护理人员应根据病人病情定期测量生命体征并按要求记录在护理记录单上。

第十二节 神经外科护理记录

一、表格简介

神经外科护理记录单的应用对象是因神经系统疾病需住院手术的病人。神经外科常见疾病包括颅内肿瘤、颅脑损伤、脑血管病、椎管内肿瘤、癫痫、脑积水等。由于神经外科病人症状多较重,护理人员的工作量较大,要求神经外科护理记录单内容全面,使用简便,考虑到使用的实际情况,因此,神经外科护理记录单多采用打钩或填写数字的方式进行记录。此护理记录单经北京协和医院神经外科的多年临床应用并不断修正,具有使用简洁,能够全面记录病人病情变化及处理措施的特点(表 3-16)。

二、表格内容

1. 病人一般资料　包括病人姓名、病室名称、床号、日期、诊断、手术名称、病案号。

2. 监测与观察记录　生命体征情况的记录,包括体温、脉搏、呼吸、血压及血氧饱和度。瞳孔情况、意识状态、体位、肢体活动情况、皮肤、伤口敷料、头部情况,氧疗及引流情况,出入量记录。

3. 病情及护理记录。

4. 记录护士签名。

三、表格使用方法及注意事项

1. 严格遵守护理表格书写规范进行神经外科护理记录单的书写。

表 3-16　神经外科护理记录

姓名　　　　病室　　　　床号　　　　年　　月　　日　　　　诊断　　　　手术名称　　　　病案号

时间	生命体征					瞳孔				意识					体位		肢体活动					皮肤情况			伤口敷料		头部情况			氧疗				引流				入量（ml）		出量（ml）		病情记录	签字
	体温 ℃	脉搏 次/分	呼吸 次/分	血压 mmHg	SaO_2 %	左		右		1 麻醉未醒	2 清醒	3 嗜睡	4 浅昏迷	5 深昏迷	1 去枕平卧	2 头高位	1 左上肢无力	2 右上肢无力	3 左下肢无力	4 右下肢无力	5 全身无力	1 正常	2 压红	3 破溃	1 清洁	2 渗血渗液	1 头部肿胀	2 眼睑水肿	3 熊猫眼	1 无	2 鼻导管	3 面罩	4 呼吸机	1 留置尿管	2	1	2	项目	实入量	尿量			
						大小 mm	反应	大小 mm	反应																																		
																																											总量				1 2 3 4 5 6 7 8	

MR-N16　　　　第　　页

2. 记录病人生命体征、瞳孔及意识情况时，除常规记录外，应根据病人的病情进行重点观察和记录。如感染和颅脑损伤的病人应重点观察体温的变化及降温措施后体温的记录；脑出血和颅内肿瘤的病人要特别注意意识和瞳孔的变化。在记录病人瞳孔情况时，瞳孔大小的记录需参照本记录单右下方的比对表进行，其余项目按记录单的要求选择相适应的数学填写即可。

3. 该记录单所涉及的观察项目全面，临床护理人员在填写表格前应按照表格所列项目观察病人的病情，并认真如实记录。对病人出现的未列入表格观察项目的病情变化应记录在病情记录栏中。

4. 出入量记录也是神经外科病人护理重要内容之一，按照护理常规要求，应详细准确记录，记录时间应具体到分钟，记录频次要根据病人病情变化而定。特别需要强调的是出量记录，尿量、引流量等需用量杯准确测量后填写在护理记录单的相应部位。

第十三节　心外科护理记录

一、表格简介

心脏为人体最重要的器官之一，心脏手术后病人病情变化快，非常易出现多系统并发症，这就要求护理人员严密观察病人的病情变化，认真记录病人的每一项指标。由于心外科病人术后症状多，病情重，要求护理记录单内容全面，使用简便，为此，北京协和医院设计了“心外科护理记录单”(表 3-17、表 3-18)，其已经多年临床应用并不断修正，能够全面记录病人病情变化及处理措施的特点。

二、表格内容

1. 病人一般资料　包括病人姓名、年龄、病室名称、床号、体重、麻醉方式、日期、手术名称、手术后天数、病案号。

2. 监测与观察记录　输入量、排出量、用药情况、生命体征情况记录，包括体温、脉搏、呼吸、血压及血氧饱和度。皮肤及伤口敷料情况，病情记录及护士签字。

3. 术后情况记录内容，包括呼吸机使用情况、血气分析及生化检查结果记录。

4. 特殊治疗内容记录，护士签名。

表 3-17　心血管外科护理记录(正面)

姓名　　年龄　　病室　　床号　　体重　　kg　　麻醉方式　　年　月　日　　手术名称　　术后　　天　　病案号

时间	输入量									排出量										用药			生命体征									皮肤		敷料		病情记录	签字
	1	2	3	4	5	全血/血浆		每时	总量	总量	每时	尿量	累计尿量	心包	累计心包	胸液	累计胸液			血管活性药 μg/kg/min	强心利尿	其他药物	体温/末梢	心率/心律	呼吸/分	血压 mmHg	CVP mmHg	SaO_2 %	神志	瞳孔 反射	等大	正常	异常	清洁	渗血渗液		

MR-N17　1.______　2.______　3.______　4.______　5.______

第　　页

表 3-18 心血管外科护理记录（反面）

年　　月　　日

时间	呼吸						动脉血气分析									生化检查								特殊治疗	签字
	插管深度	Mode	$FiO_2\%$	PEEP cmH_2O	VT/VE	呼吸频率	pH	PCO_2 mmHg	PO_2 mmHg	SaO_2 %	BE	K^+	Na^+	Cl^-	Glu	K^+	Na^+	Cl^-	Ca^{2+}	Glu	BUN-CR	Hb	WBC		

三、表格使用方法及注意事项

1. 严格遵守护理表格书写规范进行心外科护理记录单的书写。

2. 心脏术后出入量记录是病人护理的重要内容。按照护理常规要求,应详细、准确、及时记录病人的输入量和排出量,记录时间应具体到分钟,记录频次要根据病人病情变化而定。特别需要强调的是尿量、引流量等需用量杯准确测量后填写在护理记录单的相应部位。每小时尿量可直接反映肾功能和间接反映心脏功能,因此,心脏术后应每小时监测尿量,并观察尿的颜色。术后出血是心脏手术后常见的并发症,术后密切观察记录引流管每小时出血量、出血总量、出血形式、血流动力学情况。每隔15~30分钟挤压心包、纵隔、胸腔引流管,保持通畅。

3. 记录病人生命体征、瞳孔及意识情况时,除常规记录外,应根据病人的病情进行重点观察和记录。

4. 该记录单所涉及的观察项目全面,临床护理人员在填写表格前应按照表格所列项目观察病人的病情,并认真如实记录。对病人出现的未列入表格观察项目的病情变化应记录在病情记录栏中。

5. 重点化验检查的记录:心脏术后病人,应严格控制液体入量,避免增加前负荷,并发肺水肿。补液速度要根据中心静脉压或左房压(8~15mmHg)、尿量调整。术后24小时内每4小时查肾功能全项1次,对各类检查值应认真查看,并仔细记录。

第十四节 骨科护理记录

一、表格简介

骨科护理记录单的应用对象是骨科的住院病人。骨骼是人体一种密实的结缔组织,它主要的功能是运动、支持和保护身体。当由于骨骼的损伤或疾病进行手术时,也就意味着病人的运动、支持和保护身体的功能部分或全部丧失,此时病人更需要护理人员精心的护理和温暖的关怀。骨科护士应充分了解住院病人的心理和疾病特点,仔细观察病情变化,在做好每一项护理措施的同时,认真完成护理记录的书写工作。此护理记录表格是大量临床工作经验的总结,其涵盖了骨科病人手术前后等有可能出现的病理情况及临床护士应观察的重点内容,其更具有较强的实用性,能够充分反映骨科住院病人的心理、生理状态,并能有针对性地指导临床护理工作(表3-19、表3-20)。

表 3-19 骨科护理记录(正面)

姓名　　病室　　床号　　年　月　日　　病案号

时间	入量(ml)			出量(ml)				生命体征					心电监测	吸氧	体位	翻身	皮肤		伤口敷料		感觉活动、末梢血液循环								
	项目	备用量	实入量	尿量	引流		大便	体温℃	脉搏次/分	呼吸次/分	血压mmHg	血氧饱和度%					正常	异常	清洁	渗血渗液	左上肢		右上肢		左下肢		右下肢		签名
					正常	异常															正常	异常	正常	异常	正常	异常	正常	异常	
总量																													

MR-N51　　第　页

表 3-20　骨科护理记录(反面)

时　间	病 情 及 护 理 记 录	签　名

二、表格内容

1. 病人一般资料　包括病人姓名、病室名称、床号、手术名称、记录日期、病案号。

2. 监测与观察记录　包括出入量记录,入量有备用量和实入量,出量有尿量、引流量及大便情况。生命体征情况的记录,包括体温、脉搏、呼吸、血压及血氧饱和度。病情及专科部分,包括心电监护、吸氧、病人体位及翻身情况记录。皮肤及伤口敷料情况。专科情况记录,肢体感觉活动、末梢血液循环情况。

3. 病情及护理记录。

4. 最后是记录护士签名。

三、表格使用方法及注意事项

1. 严格遵守护理表格记录规范进行骨科护理记录的书写。

2. 出入量及生命体征的记录,应详细准确记录,记录时间应具体,记录频次要根据病人病情变化而定。

3. 骨科病人术后采用正确的体位对其恢复是非常关键的,因此护理人员应根据病人病情采用正确体位并如实记录为其翻身及病人伤口敷料及皮肤情况。

4. 观察患肢血液循环及神经功能　手术后包扎过紧和手术创伤所致的肿胀均对肢体形成压迫,能引起血液循环、神经功能障碍。因此,手术后必须严密观察患肢血液循环状况,肿胀情况,感觉运动情况,以便及时发现早期缺血症状并及时处理。观察患肢有无皮肤苍白或青紫,肢端有无疼痛或麻木,肢端动脉搏动有无减弱或消失,趾端运动有无障碍,如发现异常及时处理。膝关节置换术后需注意观察绷带是否束缚过紧,并及时通知医生处理。

第十五节　整形外科护理记录

一、表格简介

随着人们生活水平的不断提高及寿命的延长,同时又有很好的麻醉方法、精良的手术器械和各种抗感染的药物,整形外科在近几年得到突飞猛进的发展,接受整形手术的病人越来越多。整形外科手术的治疗包括修复与再造两个内容，范围是皮肤、肌肉及骨骼等创伤、疾病、先天性或后天性组织或器官的缺陷与畸形。整形手术护理不同于普通外科手术，护理人员除了做好手术前后护理外，还应关注病人的心理状态，及时疏导不良情绪。根据整形外科手术病人的特点及多年的护理经验，北京协和医院护理部设计了“整形外科护理记录单”，此记录单适用于整形病房的住院病人（表 3-21、表 3-22）。

二、表格内容

1. 病人一般资料　姓名、病室名称、床号、手术名称、记录日期、病案号。

2. 病情记录内容　入量记录，包括备用量和实入量；出量记录，包括尿量及引流量。生命体征情况记录，包括体温、脉搏、呼吸、血压及氧饱和度、心电监测。吸氧情况、皮肤及伤口敷料情况。

3. 专科情况、记录护士签名。

4. 病情及护理记录。

三、表格使用方法及注意事项

1. 病人一般资料记录　护理人员认真填写所有项目，并仔细检查，必要时与前一日记录内容进行核对。

2. 病情记录内容　出入量内容的记录需要护理人员认真准确完成，入量记录中应包括药物名称、剂量及时间以及病人所进食的所有食物和饮品。出量在记录中应注意准确测量引流量，并观察引流液的性质与气味，将所观察到的内容如实地记录在护理单中。由于麻醉的影响，术后病人会出现生命体征不稳定的情况，护理人员应按常规要求定时测量体温、脉搏、呼吸、血压和血氧饱和度，并准确地记录在护理记录单上，同时应进行动态的观察，综合判断病人的基本情况。

3. 局部伤口情况的观察与记录是整形外科手术护理的重点之一，也是护理记录的重点。皮肤、敷料相关内容记录需参照护理记录单最下面的备注说明，如实记录，描述的部分可记录在“病情及护理记录”栏内。

4. 病情及护理记录内主要记录前面没有涉及的观察内容，如病人随时发生的病情变化，病人的心理状态及必要的护理措施等内容。

表 3-21　整形外科护理记录（正面）

姓名　　　　　病室　　　　　床号　　　　　手术名称　　　　　年　　月　　日　　　　　病案号

时间	入量（ml）			出量（ml）						生命体征						氧疗		皮肤		敷料		专科情况				签名
	项目	备用量	实入量	尿量	引流					体温 ℃	脉搏 次 / 分	呼吸 次 / 分	血压 mmHg	血氧饱和度 %	心电监测	鼻导管	面罩	正常	异常	清洁	渗血					
	总量																									

MR-N52　注：引流描述：①通畅②负压值______③淡红色血性④暗红色血性⑤淡黄色⑥见描述　A 毛细血管充盈时间：①不明显②2-3s ③1-2s ④<1s ⑤见描述　B 颜色：①同健侧②苍白③紫色④紫黑⑤暗红⑥红润⑦见描述　C 皮肤温度：①> 健侧②同健侧③< 健侧④见描述　D 张力：①略高②高③正常④略低⑤低⑥见描述

第　　页

表 3-22　整形外科护理记录(反面)

时　间	病 情 及 护 理 记 录	签　名

第十六节 妇科手术病人护理记录

一、表格简介

手术在妇科疾病的治疗中占据重要的地位。妇科手术主要涉及两部分,即腹部手术和阴道手术。随着医学技术的发展,腹腔镜手术在妇科应用越来越广泛,特别是近些年部分妇科恶性肿瘤病人也可通过腹腔镜手术治疗,并取得满意的治疗效果。基于妇科手术的特点,北京协和医院护理部设计了"妇科手术病人护理记录单",该记录单已在妇科病房应用多年,并经过多次修订,具有使用方便、能够全面反映妇科手术病人的情况,实用性强的等特点(表 3-23、表 3-24)。

二、表格内容

1. 病人一般资料　姓名、病室名称、床号、麻醉方式、手术日期、手术名称、记录日期、病案号。

2. 病情记录内容　生命体征,包括体温、脉搏、呼吸、血压、血氧饱和度。意识状态、病人体位、伤口疼痛情况及伤口敷料情况。各类管路情况记录,包括尿管是否通畅,尿液性质记录,引流管的分类、通畅情况及引流液的性质;胃管通畅情况及引流液的性质;阴道分泌物量与性质记录;静脉通路情况记录,包括静脉通路的类别,是否通畅及穿刺部分情况记录。

3. 出入量及病情记录。

4. 记录护士签名。

三、表格使用方法及注意事项

1. 病人一般资料记录　护理人员认真填写所有项目,并仔细检查,必要时要与前一日记录内容进行核对。

2. 生命体征的观察对于妇科术后病人来说是非常重要的,由于麻醉的影响术后病人会出现生命体征不稳定的情况,护理人员按护理常规要求定时测量体温、脉搏、呼吸、血压和血氧饱和度,并准确记录在护理记录单上,同时应进行动态的观察,综合判断病人的基本情况。

3. 在本记录单中病人神态、体位、伤口疼痛及敷料是用阿拉伯数字表示的,护理人员只需按病人实际情况记录相应数字即可。

4. 妇科手术病人常规留置尿管,恶性肿瘤术后一般会有腹腔或阴道引流

表 3-23 妇科手术病人护理记录(正面)

姓名　　病室　　床号　　麻醉方式　　手术日期　　手术名称　　年　月　日　　病案号

时间	生命体征					神态	体位	伤口疼痛	伤口敷料	尿管		引流管			胃管		阴道分泌物		静脉通路		签名
	体温 ℃	脉搏次/分	呼吸次/分	血压 mmHg	血氧饱和度 %					畅	色	分类	畅	色	畅	色	色	量	分类	状态	
						1 清醒 2 入睡 3 昏迷	1 去枕平卧 2 平卧 3 侧卧 4 半坐卧位	1 无 2 轻 3 中 4 重 5 止痛泵 6 止痛药	1 干净 2 渗血 3 渗液	1 是 2 否	1 清亮 2 血尿 3 浑浊 4 絮状沉淀 5 ____	1 阴引 2 腹引 3 ____ 4 ____ 5 ____ 6 ____	1 是 2 否	1 血性 2 血水样 3 淡黄色 4 浑浊 5 ____ 6 ____	1 是 2 否	1 无色 2 淡绿色 3 墨绿色 4 咖啡色 5 血性 6 ____	1 血性 2 血水样 3 咖啡色 4 ____ 5 ____ 6 ____	1 无 2 少 3 多	1 外周 2 PICC 3 锁骨下静脉 4 颈内静脉 5 ____	1 畅通 2 不畅 3 外渗 4 肿胀 5 ____ 6 ____	

MR-N60

表 3-24　妇科手术病人护理记录（反面）

时间	入量									出量																病情记录	签名
	项目	备用量				实用量				尿量				呕吐量													
	总量																										

管,护理人员应认真记录各引流管的状态及引流液的性状,并按记录单上标注的阿拉伯数字记录。

5. 病情记录中注意记录的是病人观察、治疗的重点内容及病人突然的病情变化,如病人的自理能力、心理状态及健康教育情况。

第十七节　产科护理记录

一、表格简介

女性孕育和生产新生命的过程虽然是我们人类一个生理过程,但是整个过程又充满不确定因素,对孕产妇的身体和心理都是一个挑战。作为产科的护士不仅应全面了解孕产妇的身心状况,还应全面记录,以提供更专业、更全面的护理。北京协和医院在大量的临床护理基础上,设计了“产科护理记录单”,该记录单不仅能够反映孕产妇的身体情况,还关注了其心理状态,特别是把健康教育列入其中,使之成为护理工作中的重要内容(表3-25)。

二、表格内容

1. 病人一般资料　姓名、年龄、病室名称、床号、病案号、预产期、身高、入院体重、孕前体重、入院日期及时间、费用支付方式、入院方式。

2. 入院评估内容　受教育程度、精神状态、语言表达能力、生命体征、分娩相关知识的了解情况、排泄情况、自理能力、睡眠情况、饮食状况、既往病史、家族史、过敏史、产科检查情况、此次入院的原因和是否完成入院宣教及宣教内容的记录。

3. 分娩情况记录内容　分娩日期及时间、新生儿体重、妊娠并发症、分娩方式、胎盘是否完整有无手取胎盘等情况、有无会阴侧切及会阴撕裂、分娩中出血量、有无产后刮宫。

4. 新生儿情况记录内容　新生儿性别、阿氏评分、有无胎儿窘迫。

5. 记录护士签名。

6. 产后健康教育及出院指导内容。

7. 产妇出院小结。

三、表格使用方法及注意事项

1. 病人一般资料记录　护理人员仔细填写所有项目后应仔细检查。

2. 孕妇入院后,护理入院应尽快进行入院评估,并在与孕妇交谈和接触

表 3-25　产科护理记录

姓名　　　　病案号

病室： 预产期：	床号： 孕/产次（G/P）：	年龄： 身高：	孕前体重： 入院体重：	
入院日期	年　月　日　时间：	入院方式	□门诊　□急诊	
费用支付	□公费医疗　□自费　□保险		□步行　□轮椅　□平车	
教育程度	□文盲　□小学　□初中　□高中　□大专以上	生命体征	体温　℃	呼吸　次/分
精神状态	□平静　□焦虑　□恐惧　□其他		脉搏　次/分	血压　mmHg
语言表达	□清晰　□含糊　□失语　□方言　□其他	分娩知识	□完全了解　□部分了解　□不了解	
排　泄	小便：□正常　□失禁　□尿频　□尿潴留　□尿少　□保留导尿管　□其他			
	大便：□正常　□失禁　□腹泻　□便秘　□其他			
自理能力	进食：□自理　□部分依赖　□完全依赖			
	穿衣：□自理　□部分依赖　□完全依赖			
	沐浴：□自理　□部分依赖　□完全依赖			
	如厕：□自理　□部分依赖　□完全依赖			
	床上活动：□自理　□部分依赖　□完全依赖			
睡眠习惯	小时/天			
	□正常　□间断入睡　□失眠　□服用镇静剂			
饮　食	食欲：□正常　□减低　□增加　□其他	禁忌：□无　□有；种类：		

续表

既往病史	□无　□有(诊断、年)		
	住院经历:□无　□有;原因:		地点:□本院　□外院
	手术经历:□无　□有;名称:		地点:□本院　□外院
	长期用药:□无　□有;主要用药:		
家　族　史	□无　□高血压　□心脏病　□糖尿病　□肿瘤　□精神疾病　□其他		
过　敏　史	食物:□无　□有;种类:	药物:□无　□有;种类:	□其他
产科检查	子宫底:	先露:□固定　□半固定　□浮	宫缩:□无　□不规律　□规律
	胎位:□头位　□臀位	胎膜:□破　□未破	宫口:□未开　□已开
	胎心:　次/分	羊水性质:□正常　□不正常	骨盆:□正常　□不正常
住院原因			
入院指导	□自我介绍　□环境介绍　□住院须知/病室规定介绍　□跌倒宣教 □作息制度　□订餐制度　□探视陪伴制度　□医生查房时间 □床单位使用　□呼叫器使用　□消防安全　□贵重物品保管　责任护士:		
分娩记录	分娩日期:　年　月　日 分娩时间:	婴儿体重:　克	妊娠并发症:
	分娩方式:□阴道分娩　□剖宫产	会阴侧切:□有　□无	胎盘:□完整　□不完整
	分娩中出血:　ml	会阴撕裂:□有　□无	手取胎盘:□有　□无
	阿氏评分:	宫颈撕裂:□有　□无	产后刮宫:□有　□无
	婴儿性别:□男　□女	胎儿窘迫:□有　□无	责任护士:

续表

	预期目标	指导人	评估人
产后健康教育及出院指导	产后第一天		
	1. 能描述纯母乳喂养的概念、时间及母婴同室的意义		
	2. 能解释按需哺乳的概念		
	3. 能描述母乳不足的原因		
	4. 能描述乳房肿胀、乳头疼痛的原因		
	5. 能示范哺乳时正确的婴儿含接姿势及母婴的体位		
	6. 能描述新生儿安全护理的相关知识		
	产后第二天		
	1. 能描述挤奶的目的并示范手工挤奶的方法		
	2. 能解释新生儿黄疸的原因、消退时间及处理方法		
	3. 能示范描述婴儿沐浴的程序及注意事项		
	4. 能示范或描述新生儿脐带护理、臀部护理的方法		
	5. 能描述卡介苗及乙肝疫苗接种后的注意事项		
	产后第三天(出院指导)		
	1. 能描述恶露的三个阶段、性质、量及持续时间		
	2. 能示范产后功能锻炼的三种技巧		
	3. 出院后哺乳或新生儿护理中遇到困难时,如何寻求帮助		

续表

产后健康教育及出院指导	4. 能描述会阴伤口的护理方法			
	5. 能描述休养室的温湿度，以及个人卫生的重要性			
	6. 能描述产后饮食的重要性及膳食的种类			
	7. 能描述产后复查的时间及目的			
	8. 能描述产后避孕的方法			
	9. 新生儿佝偻病的预防			
产妇出院小结	出院日期	年 月 日		
	出院诊断			
	伤口情况	□Ⅰ期愈合 □Ⅱ期愈合 □Ⅲ期愈合		
		□拆线 □未拆线 □不用拆线		
	子宫高度			
	恶露情况	质 □血性 □浆液 □白色		
		量 □多 □中等 □少		
	乳房情况	乳量 □多 □少		
		乳胀 □有 □无		
	会阴情况	□不肿 □水肿		
	活动能力	□自理 □部分自理 □不能自理		
	出院方式	□步行 □轮椅 □平车	责任护士：	

中了解其身体和心理状态，并如实认真记录于产科护理记录单中。

3. 产科护理记录单中需填写孕妇对分娩相关知识的了解情况，对此内容的评估护理入院应根据孕妇学校所宣教的内容对孕妇进行评价，如该孕妇相关知识掌握不足或有偏差，此时护理入院要及时给予补充和纠正，并记录于护理记录单上。

4. 分娩情况内容记录时，护理入院除了准确记录相关情况外，还应注意观察产妇产后出血情况的观察，特别是产后 2 小时应密切观察宫底高度及阴道出血量。

5. 产后健康教育及出院指导内容记录。此记录单非常详细地列出了产后三天内每天应进行的健康指导内容，应严格按此要求为产妇进行指导，指导后责任护士要认真签字，以示完成该项工作。

6. 产妇出院医嘱开具后，责任护士应及时为产妇进行出院指导和出院小结，按产科护理记录单内容进行并记录。

第十八节　手术病人交接记录

一、表格简介

手术病人交接是指病人术前从病房、重症监护室或急诊到手术室；术后从手术室到麻醉恢复室、病房、重症监护室或急诊的转运交接。这一过程涉及多个科室，相关医务人员有护士、医生、麻醉师及外勤人员，环节多，风险大。为使各环节中的相关医务人员衔接紧密、交接正确、减少人为疏漏，保障病人手术安全，特制定手术病人交接记录，并采取表格勾选记录方式，减少护士书写时间，提高工作效率。该表格适用于所有手术病人（表 3-26）。

二、表格内容

1. 病人一般资料　包括病人姓名、性别、年龄、科室、床号、病案号、术前诊断及手术日期。

2. 术前交接内容　包括病人意识状态，术前留置导管情况，是否术前禁食，有无术前应召药物，是否做好术野皮肤准备，是否摘除首饰、发卡及义齿，全身皮肤是否完好，是否有药物过敏，手术中所需病历、影像资料、药物、血液及导尿包等一次性无菌物品是否备齐。

3. 术后交接内容　包括病人实际接受的手术名称、麻醉方式，生命体征、意识状态、是否使用镇痛泵、皮肤情况、术后安置哪些管路，如剖宫产病人，新

表 3-26　手术病人交接记录单

姓名　　　　性别　　　　年龄　　　　科室　　　　床号　　　　病案号

	术前诊断　　　　　　　　手术日期
术前	意识状态:□清醒　□昏迷　□其他________ 术前留置:□外周静脉　□中心静脉　□胃管　□尿管　□造瘘　□其他_______ 术前禁食:□已禁食　□无须禁食　　术前应召:□无　□已执行 备皮:□已备　□无须备皮 皮肤情况:□完整　□异常　部位____________　面积____________cm^2 首饰、发卡:□已摘除　□无法摘除　　义齿:□已摘除　□固定 携带物品:□病历　□影像资料　□药物　□导尿包　□血液　□其他________ 药物过敏史:□无　□有 其他:________________________________
	接病人时间:　　　病房(急诊)护士签字:　　　手术室人员签字:　　　/
术后	手术名称:________________________________ 麻醉方式:□全麻　□椎管内麻醉　□神经阻滞　□局麻 生命体征:心率____次/分　　血压____/____mmHg 意识:□清醒　□半清醒　□未清醒 镇痛泵:　□无　□有　　皮肤情况:□完整　□异常　部位________ 术后管路:□外周静脉　□中心静脉　□动脉　□气管插管　□胃管　□尿管 □引流管____根 携带物品:□病历　□影像资料　□药物　□导尿包　□血液　□其他________ 新生儿去向:□病房　□ NICU　□转院　□死亡　□其他　医生签字:________ 其他:________________________________ 若回恢复室请填写: 心率____次/分　血压____/____mmHg　血氧饱和度____% 意识:□清醒　□半清醒　□未清醒
	回病室时间:　　　手术室人员签字:　　　/　　　病房护士签字:

生儿的最终去向,病人离开手术室时是否携带病历、影像资料、药品、血液及其他未使用完的物品等。如术后回麻醉恢复室,离开之前填写病人生命体征、血氧饱和度和判断意识状态。

4. 其他　科室护士与手术室护士的交接签字及交接时间记录。

三、表格使用方法及注意事项

1. 病房护士在手术当天评估病人,判断病人意识状态是清醒、昏迷还是嗜睡等其他状态。检查病人,是否留置外周静脉或中心静脉、股静脉等,是否有胃管、尿管、造瘘管或其他管路。术野皮肤是否按照要求备皮,皮肤是否完整,警惕受压部位皮肤有无发红或破溃发生,如有压疮,应标记清晰,并做好记录。以上项目在手术室护士接病人之前完成，逐一勾选。如有项目未完成，应注明原因，与手术室护士沟通，必要时请示手术医生。

2. 病房护士询问病人术前是否已经禁食。检查病人的首饰、发卡及义齿等是否已经取下。询问病人有无药物过敏，当病人所答与医生病程记录、麻醉师的术前访视记录不一致时，应与医生和麻醉师沟通，确保准确无误。

3. 病房护士提前遵医嘱备好术中带药，将药物单独妥善放置，无丢失或打破，标注病人姓名、科室及床号，防止取错药物。准备好病历及影像资料，病人独立保管的影像资料，需向病人说明，并在用后及时返还。如评估病人术中出血量较大，医嘱开术中备血，应及时向血库送配血单，提前备好血液，并告知手术室护士。病房护士将手术用物放入手术病人专用物品袋，确保物品不丢失和不破损。对照交接单逐一核对携带用物并划“√”。

4. 如由外勤人员负责接手术病人，外勤人员到达病房后，与病房护士共同前往病人床旁，核对病人身份，避免因同名同姓造成手术病人错误。危重症病人应有医生陪同转运手术病人。手术室护士与外勤人员当面交接，逐项核对，正确无误后双方在手术病人交接记录单上签字。

5. 对于急诊手术病人，在医生确定手术后，急诊或病房护士依据手术病人交接记录单逐项评估病人并准备手术用物，填写手术病人交接单。对于昏迷需要紧急手术病人，医生下达手术医嘱后，护士与陪同人员核对病人身份，由医务人员护送病人进入手术室，双方核对无误后签字。

6. 病人手术完毕离开手术室之前，巡回护士填写实际手术名称和采用的麻醉方式。记录病人离开手术间之前的生命体征，评估病人意识状态、使用镇痛泵情况、留置管路等情况。查看病人皮肤，特别是手术时间大于 3 小时或体外循环的手术病人，皮肤是否有发红、皮疹、破损等压疮或烫伤。检查导管种类，各种导管是否通畅，固定是否妥善，有无脱出，引流液性质和量是否正常等。伤口是否包扎完好，敷料有无渗血，术中出血量等，如有特殊情况，应详细记录在“其他”一栏内。备齐带回病房的物品和药物，特殊情况需重点说明。

7. 如是剖宫产手术，需注明新生儿去向，如：病房、NICU 或转院。死亡新生儿应按照特殊医疗废弃物处理规定进行尸体交接处理。新生儿去向由儿科医生填写并签字。

8. 如病人术后需进入麻醉恢复室，则由手术医生、麻醉师将病人送入麻醉恢复室。当病人指证符合出麻醉恢复室，由麻醉恢复室护士填写病人生命体征、意识状态，由手术医生、麻醉师护送病人返回病房。

9. 病房、重症监护室或急诊护士与手术室人员在病人交接中如有疑问需当时询问交班人员，当时解决。如出现交接错误，应有交班方负责。

第十九节　手术病人术前术后护理访视记录

一、表格简介

根据2005年原卫生部《医院管理评价指南(试行)》(卫医发〔2005〕104号)中对围术期病人术前访视和术后支持服务提出的明确要求,并结合临床实际,北京协和医院设计了“手术病人术前术后护理访视记录”。该护理表格适用记录对象为所有手术病人(表3-27)。护理访视是手术室整体护理工作的重要组

表3-27　手术病人术前术后护理访视记录

姓名　　性别 □男 □女　　年龄　　科室　　床号　　手术日期　　病案号

诊断:	手术名称:	麻醉方式:

术前访视日期:
查阅病历:□肝功　□澳抗　□既往史　□手术史　□过敏史
观察病人:身体状态:□健康　□一般　□虚弱
　　　　体　　型:□胖　□正常　□瘦
　　　　心理状态:□乐观　□平静　□紧张
　　　　肢体运动障碍:□有　□无
　　　　血　　管:□充盈　□较硬　□摸不到
术前宣教:1. 自我介绍
　　　　2. 术前需精神放松、密切配合
　　　　3. 术前注意事项:禁食水、勿化妆、取掉饰物、义齿等
　　　　4. 介绍手术室环境、条件
　　　　5. 麻醉体位的配合方法及重要性
　　　　6. 安心休息、迎接手术
特殊问题及注意事项:
访视者:

术后访视日期:　　术后第(　　)天
精神:□好　□欠佳　□萎靡
体温:□正常　□较高　□高热
疼痛:□有　□无
皮肤灼伤:□有　□无
伤口愈合:□良好　□较差
病人及家属对手术室工作评价:□很好　□一般　□较差
病人及家属对访视所持态度:　□欢迎　□不欢迎
特殊意见:
回访者:

成部分。手术治疗存在较高风险，为尽量避免手术错误和隐患发生，由手术护士在术前和术后对病人进行面对面沟通交流，一方面，手术室护士掌握了病人的基本情况、评估与分析手术安全隐患，为次日手术准备做好预案；另一方面，病人获知了与手术相关的注意事项说明，对手术中的配合、缓解紧张焦虑心情和手术后并发症预防都有了针对性的指导，为保障手术安全和促进术后康复起到了积极作用。

二、表格内容

1. 病人一般资料　包括病人姓名、性别、年龄、病案号、病室、床号、手术日期、诊断、手术名称、麻醉方式。

2. 术前访视内容　包括术前访视日期、术前准备及感染指标检测结果；病人一般情况，如皮肤、活动度、血管条件、心理状态等；术前宣教指导内容，评估病人其他特殊问题及手术注意事项、访视者。

3. 术后访视内容　包括术后访视日期、术后天数、病人术后身体和伤口状况、病人和家属对手术室工作的评价、回访者。

三、表格使用方法及注意事项

1. 术前一日下午由手术室巡回护士根据手术通知单的安排，填写次日手术病人访视表，到病房对次日拟手术的病人进行术前访视。巡回护士如因手术未完成或其他特殊原因不能访视时，由同台的器械护士代替，并于当日向巡回护士转告访视具体情况。

2. 按照手术前访视内容逐项完成。

(1) 查阅病历信息。查阅病人肝功能和澳抗化验结果，使用“+”、“-”表示阴性或阳性。查阅病程记录，查看既往病史、手术史和过敏史。其中过敏史应再次与病人核实获得准确信息。

(2) 评估病人身体状况，在健康、一般和虚弱等三项进行勾选。评估病人体型，判断属于胖、正常还是偏瘦。通过与病人交谈，评估病人心理状况，属于乐观、平静、紧张哪种类型。检查病人肢体运动情况，查看有无运动障碍。评估上肢血管条件，充盈良好，还是血管偏硬，或者根本摸不到，为术前建立静脉通路做好准备。

(3) 对病人进行健康宣教，包括手术护士自我介绍，术前注意事项，如禁食水，勿化妆，取掉饰物、义齿、角膜接触镜等；手术房间环境介绍；手术及麻醉体位的配合方法及重要性；通过与病人交流，回答病人疑问，帮助病人放松紧张情绪，安心休息迎接手术。

(4) 手术访视过程中发现可能影响次日手术的问题时，要在“特殊问题和注意事项”一栏内说明，并及时与手术医生联系，未能解决者要通知手术室护士长协调解决。同时，在术日早交班时，要报告访视发现的病人特殊情况。

3. 在术后2~3天内由巡回护士或器械护士对术后病人进行回访。如病人体弱不能回答，可访视病人家属。按照术后访视内容逐项完成。评估病人术后精神状况，分为好、欠佳和萎靡。询问病人是否存在疼痛症状。查阅体温监测记录，病人当日体温属于正常、较高还是高热状况。查看病人伤口周围皮肤有无破损或灼伤，伤口愈合情况，良好还是较差。

4. 术后回访时征求病人和家属对手术室护理工作的意见和建议，包括对手术室整体工作的评价，很好、一般还是较差。病人和家属对手术访视所持有的态度，欢迎还是不欢迎。在适宜的选项前划“√”。如病人或家属提出具体意见和建议，应详细记录在“特殊意见”一栏内。病人和家属的意见对改进手术室整体护理工作和手术访视工作有很大帮助，促进手术室护士为病人提供更为优质的护理服务。

5. 访视者和回访者在访视结束、填写完成访视记录后及时签名。

第二十节　经皮肺活检术护理记录

一、表格简介

经皮肺活检术是在CT引导下，采取活检切割枪对肺内实质性病灶取材并进行病理检查的一种微创技术，它克服了以往针吸细胞学检查的阳性率低、组织来源不明确等缺点，提高了活检阳性率，对于依靠临床、影像学和纤维支气管镜等方法不能定性的肺部病变，减少了不必要的探查手术，确定肺癌组织学类型，指导临床制定恰当的治疗方案提供可靠依据。由于该手术创伤小、确诊率高的优点，在临床被广泛应用。经皮肺活检术后主要并发症是气胸和肺出血。正确护理与病情观察十分重要。在借鉴危重症病人护理表格书写方法的基础上，结合肺活检术后护理常规，北京协和医院设计了表格式的经皮肺活检术后护理记录单，既突出专科护理要点，又节省护士书写时间(表3-28)。该护理表格适用记录对象为经皮肺活检术后病人。

二、表格内容

1. 病人一般资料　包括病人姓名、病案号、床号、病室。

2. 监测与观察记录　包括生命体征、术后常见并发症的症状和体征观

表 3-28 经皮肺活检术护理记录

姓名　　　　病室　　　　床号　　　　穿刺日期　　年　　月　　日　　　　病案号

日期	时间	生命体征					症状及体征					病情记录	签名
		体温℃	脉搏次 / 分	呼吸次 / 分	血压 mmHg	血氧饱和度 %	憋气	胸痛	皮下气肿	局部出血	气胸		

第　　页

察、病情记录等。

3. 其他　包括穿刺日期、表格记录日期、时间、记录人和页码。

三、表格使用方法及注意事项

1. 监测生命体征，包括体温、脉搏、呼吸、血压和血氧饱和度。术后每半小时测量血压、脉搏、呼吸和血氧饱和度。连续4小时，若生命体征平稳，可延长间隔监测时间至1小时，连续8小时记录生命体征平稳，可延长间隔监测时间至2~4小时。如发生生命体征变化，应根据情况缩短监测间隔。每6小时监测体温，如体温升高，可缩短监测间隔时间。生命体征监测结果记录实际数值，不用写单位。

2. 观察病人有无术后出血。出血可能是病灶出血、针道出血和咯血。如穿刺点局部出血时，在表格“局部出血”空格处划“√”，在病情观察处记录详细出血情况及处理措施，如嘱病人卧床休息，减少活动；咳嗽可造成胸腹腔振动而导致肺脏及伤口处出血，应避免剧烈咳嗽，如有咳嗽，需使用止咳药治疗时需记录用药过程。有些病人表现为痰中带血或咯血，也应在局部出血空格处标注。对于小量咯血病人，给予止血药物治疗，如大量咯血病人，应立即通知医生，取头低脚高位，头偏向一侧，预防误吸，建立静脉通路，准备好抢救物品。护士要将病人出血表现、抢救过程记录在护理表格的“病情记录”栏内。

3. 气胸是经皮肺活检术后主要并发症之一，可能与病例选择、穿刺部位选择和穿刺针留于肺内时间较长有关。询问病人有无胸痛、憋气、胸闷、憋气、气促等症状，警惕有无继发性气胸的发生。如发生气胸，应在表格“气胸”空格内划“√”，应给予病人高流量吸氧、限制活动、卧床休息，如气体量较大，不能自行吸收，可行胸腔闭式引流术。做好胸腔闭式引流的护理，观察引流管水柱波动及瓶内液面上下变化，做好引流管护理，妥善固定，防止脱出，无菌技术操作，避免引流管引发的感染。对于气胸的处理和胸腔闭式引流情况记录在表格的“病情记录”栏内。

4. 皮下气肿是胸部皮下组织有气体积存，用手按压皮下气肿的皮肤，可引起气体在皮下组织内移动，可出现捻发感或握雪感。听诊器按压皮下气肿部位时，可听到类似捻动头发的声音。当病人发生皮下气肿时，在“皮下气肿”空格内划“√”，给予病人舒适体位，评估病人心理状况，部分病人表现出焦虑、紧张情绪，应将病人状况和处理措施记录在“病情记录”栏内。一般情况下，皮下气肿在3~5天可自行吸收。如气肿加重应及时报告医生给予恰当处理。

5. 部分病人可能出现胸痛、憋气症状，评估病人疼痛程度，并记录疼痛持续时间、严重时需报告医生并使用止疼药。憋气时可通过调节卧位、吸氧等措施缓解症状。

6. 病人其他的主诉和不适、症状应记录在“病情记录”栏内，并记录详细的处理过程以及采取措施的效果评价。

第二十一节　经皮肾穿刺活检术后护理记录

一、表格简介

经皮肾穿刺活检是肾脏疾病诊断治疗过程的一项重要检查，用于了解各种原发性或继发性肾脏疾病的肾脏损害的形态学和免疫学改变，对探讨临床与病理类型之间的关系、指导治疗、修正诊断、判断预后有重要意义。经皮肾穿刺活检术后疼痛、排尿困难、血尿、肾周围血肿等并发症，正确护理与病情观察十分重要。在借鉴“危重症病人护理记录”表单设计的基础上，结合肾穿刺术后护理常规，由北京协和医院设计了“经皮肾穿刺活检术后护理记录”，既突出专科护理要点，又节省护士书写时间(表 3-29、表 3-30)。本表单适用记录对象为经皮肾穿刺活检术后病人。

二、表格内容

1. 病人一般资料　包括病人姓名、病案号、床号、病室。

2. 监测与观察记录　包括入量、出量、尿液颜色性质、生命体征、病人主诉、处理措施、病情记录。

3. 其他　包括术后返回病房时间、去除腹带时间、记录日期、时间和记录人。

三、表格使用方法及注意事项

1. 对经皮肾穿刺活检术后病人需记录 24 小时出入量，以评估和观察病人肾脏功能和受损与否，记录方法同“危重症病人护理记录”的要求。每次小便后记录尿量。监测尿量情况。对于急性肾功能衰竭少尿或无尿病人，不应给予病人过多饮水。病人术后 24 小时内不能下床，因此术前应协助病人练习床上解小便。

2. 记录尿液性质，正常情况应为澄清，在空格处划“√”。如观察尿液不是澄清，应在相应空格处划“×”，在病情记录中描述尿液具体性质，并记录处理措施。如有浑浊情况，应及时通知医生，并指导病人多饮水，使得尿液尽快转为澄清。

3. 记录尿液颜色。肾穿刺术后可能的并发症之一是肾脏内出血。肾穿

表 3-29　经皮肾活检术后护理记录（正面）

姓名　　　　病室　　　　床号　　　　返回病房时间：　　　　去除腹带时间：　　年　　月　　日　　　　病案号

时间	入量（ml）			出量（ml）						生命体征					主诉				处理措施			签名
	项目	备用量	实入量	尿液				大便		体温 ℃	脉搏 次/分	呼吸 次/分	血压 mmHg		腹胀	腹痛	腰痛	排尿困难	协助排尿	保留尿管		
				尿量	澄清	尿色																
	总　量																					

表 3-30　经皮肾活检术后护理记录(反面)

时　间	病　情　记　录	签　名

刺术后需绝对卧床 24 小时，前 12 小时还需平卧位，防止出血的发生。术后嘱病人多饮水，以排除血凝块，防止血凝块造成的尿路梗阻。护理记录重点是尿液颜色的变化，若呈现血样或洗肉水样尿液即为肉眼血尿。随着出血量的增多，尿液颜色加重。因此通过肉眼观察尿液颜色判断血尿是逐渐加重或减轻。若有肉眼血尿时，在护理措施上应嘱病人严格绝对卧床，遵医嘱给予止血、碱化尿液治疗。出血量大时应酌情给予输血，防止休克。

4. 术后每半小时测量生命体征，记录在相应空格内。如生命体征平稳，2 小时之后改为每 1 小时测量一次。如血压搏动较大，快速上升或下降，应缩短监测时间，严密观察病情变化，及时报告医生尽早处理，做好记录。

5. 病人肾穿刺术后可能发生疼痛，主要因为肾穿刺造成肾周围软组织损伤引发，表现为腰痛、腹痛或脐周痛。如病人有疼痛症状，应确定疼痛部位，并在表单相应空格处划"√"。多数病人有轻微的同侧腰痛或腰部不适，一般持续 3~7 天。若病人出现肾周剧烈腰痛，应警惕发生肾周围血肿，可给予麻醉性止痛药止痛。个别病人有腹痛、腹胀不适，少数病人还可出现压痛及反跳痛，与绝对卧床的强迫体位、包扎腹带压迫止血、病人术后大量饮水均有关系，应加强对病人解释和心理疏导来辅助缓解不适。当发生以上情况时，应记录在表单背面的"病情记录"栏内。

6. 肾穿刺术后让病人短时间内大量饮水，迫使膀胱在短时间内充盈，以尽早排尿冲洗尿路和观察有无肾脏出血并发症，手术后 2~3 小时是病人排尿高峰，要关注病人有无排尿困难，防止尿潴留。如病人出现排尿困难，在主诉"排尿困难"空格内划"√"，并尽早给予按摩膀胱部位、停流水声、精神放松等方法引导病人排尿。若效果不佳，可遵医嘱给予病人导尿并保留导尿管，用于监测尿液性质和尿量。在表单上划"√"选择处理排尿困难的方式方法，特殊情况记录在病情记录栏内。

7. 观察肾穿刺术后穿刺部位腹带和敷料是否有渗血发生，警惕穿刺点的出血。如有发生，应配合医生及时更换，保持腹带和敷料清洁干净，防止院内感染。嘱病人避免剧烈咳嗽，如有咳嗽，可给予止咳药物，防止因咳嗽引起腹部振动而造成的出血。对于发生的情况记录在病情记录栏内。

第二十二节　造血干细胞移植病人护理记录

一、表格简介

造血干细胞移植术（HCT）是经过从骨髓、外周血或脐静脉采集足够数量的造血干细胞后，经严密行分型和配型，再移植到受体的治疗过程。该技术是治疗血液系统恶性肿瘤及晚期实体肿瘤的有效方法之一。造血干细胞移植术是在病人接受超大剂量放/化疗后进行的治疗，以期达到造血和免疫系统重建目的。术后主要并发症有移植物抗宿主病、肝静脉阻塞综合征、出血性膀胱炎和间质性肺炎等，术后病情观察、生命体征监测、静脉插管护理、皮肤及穿刺伤口护理、预防感染等至关重要，每个环节稍有疏忽或护理不当都可能影响移植术的成功，甚至危及病人生命。在借鉴"危重症病人护理记录"书写方法的基础上，结合造血干细胞移植术后护理常规，由北京协和医院设计了造血干细胞移植术后护理记录单，既突出专科护理要点，又节省护士书写时间（表 3-31、表 3-32）。本表单适用记录对象为造血干细胞移植术后病人。

二、表格内容

1. 病人一般资料　包括病人姓名、病案号、床号、病室、移植术后天数。

2. 监测与观察记录　包括出入量、生命体征、口腔溃疡分级、中心静脉留置管路及穿刺部位伤口的观察、皮肤状态及肛周情况、血象监测、病情记录等。

3. 其他　包括记录日期、时间、记录人和页码。

三、表格使用方法及注意事项

1. 造血干细胞移植病人护理记录的正面主要采用数值记录和划"√"记录形式，护士直接将监测数值填写在相应项目的空格内，将评估结果在相应项目的空格内划"√"。有关病情观察和处理措施及效果记录在表单背面的"病情记录"栏内。

2. 移植后的天数是从干细胞输注第二天作为术后第 1 天，之后以此类推。

3. 监测病人生命体征。移植术后病人给予心电监护，每小时记录脉搏、呼吸、血压、血氧饱和度，每 4 小时测量并记录体温。如生命体征平稳，可延长监测间隔时间；否则应缩短监测时间。监测体温的变化可提示病人有无感染的发生，如病人有咳嗽、发冷、呼吸短促等症状，或体温≥ 38.5℃持续或反复 24 小时以上，血尿痰培养阳性或存在明确感染灶，使用抗生素有效等种种迹象可提示病人存在感染，应及早积极治疗。

4. 出入量监测是评估病人代谢平衡的指标之一，也是评估病人有无肝静脉阻塞综合征发生的指标之一。入量包括两方面内容，一为白水或各种饮料入量，每餐进食种类和含水量，记录清楚进食种类和评估含水量；二为输液及输血量等，需注明液体量、药名、单位、浓度、剂量、用法等。记录输液输血入量时，在起始时间在备用量空格处记录，待输液输血完毕后记录实际入量。

出量包括尿量、大便量、呕吐量及各种引流液量等，如颜色和性质异常，

表 3-31　造血干细胞移植病人护理记录(正面)

姓名　　　　病室　　　　床号　　　　移植后(　　)天　　　　年　　月　　日　　　　病案号

时间	入量(ml)			出量(ml)				生命体征					口腔溃疡分级	中心静脉			穿刺伤口		肛周			其他皮肤		备注	签名
	项目	备用量	实入量	尿量	大便	呕吐	引流	体温℃	脉搏次/分	呼吸次/分	血压mmHg	血氧饱和度%		不通畅	堵管	缝线脱开	红肿	渗血渗液	外痔	淹红	破溃	破溃	红肿		
	总　量																								

WBC______NEUT______PLT______HGB_____

第　　页

表 3-32　造血干细胞移植病人护理记录(反面)

时　间	病　情　记　录	签　名

在病情栏内记录其颜色、性质等。接受大剂量环磷酰胺(CTX)预处理的病人70%发生血性膀胱炎,血尿出现时间可以从CTX输注结束即刻到移植术后3个月。观察尿量和尿色,及时发现血尿的发生,鼓励病人多饮水,每日2000~3000ml,使用碱化尿液的药物,每日遵医嘱大量补液,嘱病人适当下床活动,促进血块排出。同时询问病人有无尿急、尿频、尿痛或排尿烧灼感等症状,判断有无尿路刺激征和泌尿系统感染。

分别在白班和夜班计算出入量平衡情况,并在日间小结和24小时总结数字下划双红线。如发现出入量不平衡,入量大于出量,应分析原因,控制饮水量和液体输入速度;如尿量减少,应及时与医生沟通并使用利尿剂治疗。

5. 移植术后并发症之一肝静脉阻塞综合征常伴有腹水发生,是非正常的隐性出量,监测体重和腹围是及时发现该并发症的有效方法。重度肝静脉阻塞综合征还伴有出血、肝性脑病等症状,观察病人有无恶心、呕吐、呕血、黑便,有无精神行为异常,出现以上情况应及时告知医生处置。将呕吐、大便量记录在相应空格内,具体性质和处理措施记录在“病情记录”栏内。

6. 口腔溃疡分级,参照WHO口腔分级标准对病人口腔溃疡状况进行分级。每天对病人的口腔溃疡情况进行评估和分级,记录在相应空格内。

WHO 口腔分级标准

副作用 \ 级别	0	1级	2级	3级	4级
口腔黏膜炎	无	口腔疼痛,红斑	口腔红斑,溃疡,能吃硬食	口腔溃疡,仅能进流食	不能通过口腔供给营养
NCI-CTC黏膜炎用于HCT	无	无疼痛溃疡红斑或轻微疼痛在损伤缺失处	疼痛红斑水肿,或溃疡,但能吞咽	疼痛红斑,水肿,或溃疡妨碍吞咽,或需水化或胃肠外营养支持	严重溃疡,需要预防插管治疗或导致吸入性肺炎

7. 为保障病人静脉治疗顺利,并保护好外周血管,术前为病人留置中心静脉插管,根据病人情况选择留置深静脉或外周植入PICC。静脉通路是病人的生命线,因此特别列出对中心静脉的观察和护理要点,首先每天评估中心静脉管路是否通畅,每次使用之前仍需评估,如发现不通畅或临床判断堵管,在相应项目处划“√”,应尽早给予正确通管,或请专科护士会诊,判断中心静脉是否需要拔出。为确保中心静脉不脱出,每天评估导管与皮肤固定部位的缝线是否处于良好状态,如有脱线或移动,在相应项目处划“√”,应及时补救并妥善固定,防止中心静脉管路脱出事件的发生。

8. 长时间留置中心静脉导管易发生导管相关性感染,首先应观察穿刺伤口周围皮肤状况，有无红肿热痛等炎性症状，观察有无渗血渗液，如穿刺点周围有渗血或渗液，在相应项目处划“√”，应及时给予换药，保持敷料干净干燥，放置诱发中心静脉插管感染。

9. 移植物抗宿主病在皮肤上首要表现为皮疹，在皮肤评估空格处选择破损或红肿并划“√”记录。在病情观察栏内记录皮疹出现的时间、面积、颜色，有无水疱，有无皮疹融合长大面积破溃等严重情况发生。关注皮肤皱褶处（如腋下、腹股沟、肛周）及外阴部，男性阴囊、阴经和睾丸等部位皮肤情况。通常情况下发现皮肤色素脱失是皮疹前兆反应，应对该部位使用红霉素涂抹。当皮肤褶皱部位皮肤色素脱失后，应将观察重点转移到胸前、手掌。前胸出现潮红、痒感，手掌大小鱼际颜色发暗，也是移植物抗宿主病的皮肤表现。当发生肝静脉阻塞综合征时肝脏受损，全身皮肤、巩膜黄染。观察肛周皮肤是否有淹红、破溃或外痔，在相应空格内划“√”。肛周皮肤处于污染环境，如有异常极会导致感染并发症的发生。全身皮肤和肛周的变化过程应记录在病情记录栏内，处理措施应与医嘱和护理常规相一致，并定期评价措施的实施效果。

10. 为预防移植术后感染，相应的抗感染护理措施应在护理记录中体现，并呈连续性，如给予移植病人全环境的保护性隔离，术前即给予全身体表无菌化护理，包括每日三次用 1∶2000 氯己定溶液浸泡手足，红霉素眼膏外涂外耳道、鼻腔，左氧氟沙星滴眼液滴眼，每晚使用 1∶2000 氯己定溶液坐浴，每日三次 2‰氯己定漱口水漱口等。术前肠道净化措施，术前一周口服肠道抗生素，进食无菌饮食，抑制肠道细菌繁殖，防止内源性感染。

11. 从移植后 +1 天开始监测血象变化，并将当日的监测结果记录在表单的右下方，包括白细胞、中性粒细胞、血红蛋白、血小板数值。在中性粒细胞测不出阶段，中性粒细胞数值不填。

第二十三节　冠状动脉介入治疗术后护理记录

一、表格简介

冠状动脉介入治疗术是指通过利用 X 线透视、X 线造影、超声显像等技术，将特制导丝或器械经人体皮肤、血管到达心脏，获得冠状动脉的影像信息，确定冠状动脉有无病变，并利用心导管技术疏通冠状动脉狭窄甚至闭塞部位，从而改善心肌血流灌注的治疗技术，冠状动脉介入术包括冠状动脉造影、经皮冠状动脉血管内成形术、冠状动脉内支架植入术、冠状动脉内旋切术、冠状动脉内激光成形术等。病人术后护理重点为生命体征监测、预防穿刺部位出血及远端肢体末梢血供情况的观察等。在借鉴“危重症病人护理记录单”书写方法的基础上，结合冠状动脉介入治疗术后护理要点和观察重点，设计了专科护理记录单(表 3-33)。本表单适用记录对象为冠状动脉介入治疗术后病人。

二、表格内容

1. 病人一般资料 包括病人姓名、病案号、床号、病室。

2. 监测与观察记录 包括出入量、生命体征、远端肢体观察、穿刺点周围组织观察、沙袋压迫止血及病情变化记录。

3. 其他 包括记录日期、时间、记录人和页码。

三、表格使用方法及注意事项

1. 冠状动脉介入治疗术后病人需严密观察心脏功能及活动情况，遵医嘱给予病人心电监护。通常情况下连续心电监护 6 小时，监测病人心率、心律、脉搏、呼吸、血压。如病人病情平稳，延长至每 2~3 小时监测生命体征。将监测数值记录在相应空格内。对于经桡动脉穿刺病人，避免在患侧上肢测量血压。监测过程中密切识别有无心律失常发生，特别需警惕室性心律失常的发生，如室速、室颤等危及生命的恶性心律失常。及时报告医生及早处理，将具体病情变化记录在“病情记录”一栏内。

2. 判断病人意识状态，在“意识”一栏内用文字描述。当病人出现意识障碍时，警惕病人发生脑血流灌注不足或栓子脱落等并发症的发生。监测血氧饱和度，术后 6 小时之内遵医嘱给予病人鼻导管吸氧，增加心脏氧供应。如血氧饱和度下降，应加大氧流量，或者改为面罩吸氧。如血氧饱和度下降到 85% 以下，可酌情使用储氧面罩给氧。特殊情况的处理过程应记录在“病情记录”一栏内。

3. 观察术侧远端肢体血运情况。经股动脉行介入术的病人，观察术侧足部血运，经桡动脉途径的病人，观察术侧手部血运。术侧远端肢体血运情况可通过观察肢体皮肤温度、有无苍白、病人是否自我感觉肢体发凉、肿胀。对于行股动脉穿刺病人，术后返回病室后，嘱病人术侧下肢保持伸直位，避免弯曲，每小时检查足背动脉搏动情况，如术侧足背动脉较健侧或是术前明显减弱，甚至消失，应考虑包扎过紧所致；如皮肤变为紫色，应考虑下肢静脉血栓形成，以上两种情况属于急症，应尽快通知医生处理。远端肢体血运情况的观察结果采用记号法标记，具体表示方法为：动脉搏动良好(+)，弱(±)，未触及(−)；肢体肿胀(+)，不肿胀(−)；皮肤温度正常(+)，异常时在病情记录里具体描述。

4. 认真观察并做好穿刺点出血情况记录。冠脉造影术后病人可立即拔出

表 3-33　冠状动脉介入治疗术后护理记录

姓名　　　　病室　　　　床号　　　　年　月　日　　　　病案号

时间	入量(ml)			出量(ml)		生命体征						远端肢体			出血或血肿	沙袋压迫位置	病情记录	签字
	项目	备用量	实入量	尿量		意识	体温	脉搏次/分	呼吸次/分	血压 mmHg	血氧饱和度%	动脉搏动	肿胀	皮温				

动脉鞘管。行冠状动脉介入治疗术后病人，术后停用肝素 4~6 小时后，方可拔出动脉鞘管。因此，在病情记录栏里应详细记录病人拔出动脉鞘管时间。拔出动脉鞘管后，股动脉穿刺点使用弹力绷带加压包扎，并用 1kg 沙袋压迫止血 4~6 小时。桡动脉穿刺点使用压迫器加压 6 小时后撤除。行桡动脉穿刺病人，应嘱病人抬高患肢，高于心脏水平，术侧腕关节制动 24 小时，避免用力握拳，防止穿刺点出血。如病人穿刺点周围有出血或血肿，在相应空格内用（+）表示，在“病情记录”一栏内具体描述。术后记录沙袋压迫位置，在连续 4~6 小时内压迫位置不改变。

5. 为尽快将造影剂从病人体内排出，术后嘱病人多饮水，同时为监测心功能，因此需记录液体出入量。入量包括输液量和病人饮水量。出量主要指尿量。如尿量减少，应分析原因，是入量不足，还是出现肾脏并发症造成尿量减少。计算白班和 24 小时的出入量平衡。如发现出入量失衡，及时与医生沟通并尽早处理。

6. 病情记录中应描述病人术后出现的异常情况。如病人出现心前区疼痛、心悸心慌等不适，警惕发生心肌再梗危险。记录疼痛性质、持续时间和缓解方式。术后用药处理需记录，如为输液药物，在“项目”栏记录，包括药物名称、剂量、浓度、给药时间、给药途径等。如为非液体药物，口服片剂或针剂，记录在“病情记录”栏。及时观察并记录病人用药后症状是否得到缓解。

第二十四节　心脏介入治疗病人交接记录

一、表格简介

心脏介入治疗是通过冠状动脉造影、球囊扩张、支架植入、血管内超声等微创技术治疗冠心病、心肌梗死等心脏疾病的一种治疗方法，由于技术和设备的不断更新，心脏介入治疗目前在临床广泛开展，并逐渐形成了较为成熟的介入治疗团队，包括心脏 ICU（CCU）、普通病房和导管室。病人在接受心脏介入治疗时，可能由普通病房、CCU 或急诊进入导管室。行心脏介入治疗后，依据病情需要，可能转入 CCU；如不需要监护，直接返回普通病房。这个治疗过程涉及多个环节和牵涉多个部门的工作人员。为加强不同部门之间护理工作的有序衔接，保障病人转运与治疗的正确与安全，避免交接错误，在“危重症病人转科交接记录”的基础上。制定了心脏介入治疗病人交接记录（表 3-34）。该表格适用于所有行心脏介入治疗的病人。

表 3-34　心脏介入治疗病人交接记录

姓名　　性别 □男 □女　　年龄　　科室　　床号　　日期　　病案号

介入前	术前诊断　　　　　　　　　　手术日期
	意识状态：□清醒　□昏迷　□其他________ 术前留置：□外周静脉　□中心静脉　□胃管　□尿管　□其他________ 术前禁食：□已禁食　□无须禁食 术前应召：□无　□已执行 术前备皮：□已备　□无须备皮 皮肤情况：□完整　□异常　部位__________　面积__________cm^2 首饰：　□已摘除　□无法摘除 携带物品：□病历　□影像资料　□药物　□其他________ 过敏史：　□无　□有 其他：____
	接病人时间：　　病房护士签字：　　导管室人员签字：　　/
介入后	介入名称：□冠状动脉造影　□球囊扩张　□支架植入　□血管内超声 □肾动脉支架 支架类型：□金属支架　□药物支架 麻醉方式：□全麻　□局麻 意识：　□清醒　□其他　生命体征：心率____次 / 分　血压_____/_____mmHg 注射泵：　□无　□有　皮肤情况：□完整　□异常　部位__________ 术后管路：□外周静脉　□中心静脉　□动脉　□气管插管　□胃管　□尿管 □引流管____根 携带物品：□病历　□影像资料　□药物　□其他________ 是否抗凝：□低分子肝素（克赛 / 速碧林 / 法安明 / 安卓） □ GPⅡb/Ⅲa（艾卡特）至______am/pm APTT 测定______am/pm　拔鞘管时间______am/pm　沙袋压迫至______am/pm 床上活动______am/pm　下床活动时间______am/pm　□其他________ 拔管医生电话：
	回病室时间：　　导管室人员签字：　　/　　病房护士签字：

二、表格内容

1. 病人一般资料　包括病人姓名、性别、年龄、病案号、病室、床号、日期等。

2. 介入治疗前的内容　即进入导管室之前，由所在科室护士评估并填写，包括病人意识状态、留置管路、禁食与术前情况，皮肤情况，药物过敏史、携带导管室所需用物等。

3. 介入治疗后的内容　即离开导管室之前，由导管室护士评估并填写，包括介入术名称、使用支架类型，麻醉方式、病人意识、生命体征、皮肤、管路、抗凝药物使用、凝血功能监测、活动时间、携带回病房的物品、负责拔管医生及电话等。

4. 病房与导管室的交接人签名及交接时间记录。

三、表格使用方法及注意事项

1. 病房护士遵医嘱为准备行心脏介入治疗的病人进行床旁评估，逐一填写交接单的眉栏和“介入前”的内容。准确核对病人腕带信息，防止发生接错病人。依据病历填写术前诊断。如实填写手术日期。

2. 术前评估病人意识状态，判断病人清醒还是昏迷。当病人意识处于清醒和昏迷之间时，在“其他”栏内另行描述。

3. 查看病人全身管路情况，在选项处如实划“√”，选项中没有的管路，在“其他”栏内填写。对于经桡动脉通路手术的病人，如在患侧肢体输液，应尽早拔除，避免影响手术。有中心静脉插管的病人应提醒手术医生。

4. 确认病人做好术前准备。对于需要禁食的手术病人，应在离开病室前确认病人已经禁食，以防止术中麻醉引发误吸。对于拟行经股动脉手术的病人，应给予会阴部及腹股沟部位备皮。检查受压、褶皱等部位皮肤是否完好，如有异常应将位置和面积大小如实记录。询问病人有无药物过敏史，并与医生沟通，核实病人所提供的信息是否真实。术前确保病人摘除随身携带饰物，如不能摘除，应向导管室护士说明。

5. 进入导管室之前应准备好病人病历、X 线片等影像资料、抗凝剂、造影剂等药物。

6. 导管室护士接病人时，与病房护士到病人床旁，依据交接单逐项核对，无误后双方在交接单上签字并注明时间。

7. 介入术后，导管室护士依据手术实际情况在冠状动脉造影、球囊扩张、支架植入、血管内超声或安装肾动脉支架术等手术名称前划“√”，当做多个介入项目时可多选，做到填写齐全勿漏掉。询问医生病人安装的是金属支架还是药物支架，如安装多种支架，亦应全部勾选。正确勾选病人使用的麻醉方式，有助于病房责任护士观察病人病情。

8. 病人离开导管室前，导管室护士评估病人意识状态、测量心率和血压，检查皮肤完整情况，检查管路，特别是与术前相比较增加的管路，如手术采取股动脉通路还是桡动脉通路，对于危重病病人，术中可能安置气管插管、心包引流管等，应在记录单上相应位置标注。

9. 导管室护士要与手术医生沟通，了解手术情况，明确病人术后是否需要抗凝，如需抗凝，选择具体抗凝剂种类，包括低分子肝素钠注射液（克赛）、低分子肝素钙注射液（速碧林）、达肝素钠注射液（法安明）、磺达肝癸钠注射液（安卓)等低分子肝素或替罗非班(艾卡特)。评估术后持续抗凝时间,并在交接单上注明具体时间。

10. 病人离开导管室之前测定APTT的数值和时间,手术医生建议给病人拔除动脉鞘管的时间、沙袋压迫时间、病人可以床上活动时间和下床时间。以上信息由手术医生提前提供给病房护士,并在交接单上分别列清楚,保证术后病人安全和维持最佳治疗效果。

11. 在交接单上注明为病人拔管医生的联系方式,方便病房护士与医生进行沟通。

12. 导管室护士将病人病历、影像资料和未用完的药物移交给病房护士,双方确认后在交接单双签字并记录病人返回病室时间。

第二十五节 放射介入治疗病人交接记录

一、表格简介

放射介入治疗是在影像诊断学、血管造影、经皮穿刺和细胞病理学等新技术基础上发展起来的,一方面以影像诊断学为基础,利用导管等技术,在影像监视下对一些疾病进行非手术治疗;另一方面在影像监视下,利用经皮穿刺、导管等技术,取得组织学、细菌学、生理和生化资料,以明确病变的性质。放射介入治疗在临床专科、放射科等紧密合作下完成的任务,并被越来越广泛地应用在肝脏、胆道、胰腺、子宫、输卵管等部位的介入诊断和治疗。接受放射介入治疗的病人在病房和放射科之间周转,涉及多个环节和多名工作人员。为加强不同科室之间工作的紧密衔接,保障病人安全,避免交接错误,制定了放射介入治疗病人交接记录(表3-35)。该表格适用于所有行放射介入治疗的病人。

二、表格内容

1. 病人一般资料　包括病人姓名、性别、年龄、病案号、病室、床号、行介入治疗日期。

2. 放射介入治疗前,是由病房护士评估并填写的内容,包括病人意识状态、留置管路情况、禁食与否、术前应召用药、皮肤准备、药物过敏史、是否摘除首饰发卡和义齿、所需病历影像资料等。

3. 放射介入治疗后,是由放射介入室护士评估填写的内容,包括放射介入治疗名称、麻醉方式、术后返回病房前意识状态、生命体征、放射介入治疗途

表 3-35　放射科介入治疗病人交接记录单

姓名　　性别 □男 □女　　年龄　　科室　　床号　　日期　　病案号

介入前	术前诊断　　　　　　　　　　介入日期
	意识状态:□清醒　□昏迷　□其他________ 术前留置:□外周静脉　□中心静脉　□胃管　□尿管　□造瘘　□其他________ 术前禁食:□已禁食　□无须禁食 术前应召:□无　□已执行 术前备皮:□已备　□无须备皮 皮肤情况:□完整　□异常　部位________　面积________cm^2 首饰发卡:□已摘除　□无法摘除　义齿:□已摘除　□固定 携带物品:□病历　□影像资料　□药物　□导尿包　□血液 □其他__________ 过敏史:　□无　□有 其他:________________________________
	接病人时间:　　病房(急诊)护士签字:　　介入室人员签字:
介入后	介入治疗名称:____________　麻醉方式:□全麻　□局麻 意识:□清醒　□半清醒　□未清醒　其他: 生命体征:心率:______次/分　血压:______/______mmHg 介入治疗部位:桡动脉:□左□右　股动脉:□左□右　股静脉:□左□右 锁骨下:□左□右　颈静脉:□内□外　其他: 足背动脉:　□有　□弱　□无 穿刺部位:　□加压包扎　□使用血管闭合器　□使用加压止血装置 皮肤情况:　□完整　□异常部位:　面积________cm^2 介入后管路:□外周静脉　□中心静脉　□留置动脉鞘　□气管插管 □胃管　□空肠营养管　□尿管　□引流管　根 携带物品:　□病历　□影像资料　□药物　□血液　□病理标本　□其他 病人去向:　□病房　□急诊　□ICU　□转院　□死亡　□其他 医生签字: 其他:
	回病室时间:　　介入室人员签字:　　病房护士签字:

径、放射介入治疗后患侧足背动脉搏动情况、皮肤情况、放射介入治疗后留置管路、穿刺部位处理方式、携带回病房物品及病人最终去向,包括返回病房、急诊、重症监护室,或者死亡、转院等。

4. 其他　病房护士与放射介入室护士的交接签字及交接时间记录。

三、表格使用方法及注意事项

1. 病房护士接到病人拟行放射介入治疗的医嘱后,填写放射介入治疗病人交接记录单,并到床旁评估病人,判断病人意识状态,如为嗜睡、意识模糊状态，非清醒或昏迷，在其他栏内填写准确。

2. 评估病人术前准备是否已经完成。遵医嘱给予病人术前留置外周静脉通路，如外周留置针困难，应酌情考虑放置中心静脉。当病人已经留置中心静脉，包括锁骨下深静脉、颈内深静脉、股静脉等，评估管路是否通畅和固定良好，以便抢救时能够正常使用。评估是否有胃管、尿管或造瘘口，包括胃造瘘、空肠造瘘、结肠造瘘、回肠造瘘、膀胱造瘘等。在选项后如实划“√”。

3. 确定病人术前已经按照要求禁食，术前有应召用药的病人已经用药，术野皮肤已经备皮，包括除去毛发和清洁。评估全身皮肤是否完好，如有异常，包括压疮、皮疹、损伤等，均应注明部位和面积。确认病人的首饰、发卡及义齿等异物已经取下，防止影响射线照射和治疗。以上项目逐一落实后划“√”，如未落实，应注明原因，必要时要与医生联系。

4. 准备好携带放射介入室的用物。病人病历包括老病历和新病历，方便医生查阅。影像资料包括既往做过的磁共振、CT、PET 等。放射介入术中可能会用到的药物，如造影剂、抗生素、放射介入治疗用药，如抗肿瘤化疗药物。用药医嘱单要随病历一并带入放射介入室。根据病人情况，酌情携带导尿包和血液制品等。如需腹带、沙袋等物品包扎伤口，应同时携带，并填写在“其他”一栏内。

5. 评估病人过敏史。有些造影剂需要术前做皮试，查看病人是否已经接受皮试并在医嘱单上标注了皮试结果。如造影剂皮试阳性，应与放射介入室护士重点交班。仔细询问病人有无食物或药物过敏史，正确勾选“有、无”选项。评估病人是否属于过敏体质，提醒放射介入室护士加强病情观察，谨慎用药，防止过敏意外事件的发生。

6. 放射介入治疗后，由放射介入室护士填写术后病人情况。填写实际进行的放射介入治疗名称，勾选麻醉方式。评估转出前病人意识状态，勾选清醒、半清醒或未清醒。监测并记录病人心率和血压数值。勾选本次放射介入治疗所选择的部位，桡动脉、股动脉、股静脉、锁骨下静脉、颈静脉等，并记录左侧还是右侧。术后给予穿刺部位的处理，勾选是否加压包扎，采取的使用血管闭合器方式还是使用加压止血装置。评估病人术侧足背动脉搏动情况，与对侧足背动脉搏动相比较，有无搏动及搏动强弱情况，通过观察足背动脉搏动情况评估穿刺部位加压包扎力度是否大小适宜。

7. 放射介入治疗术后医生根据病人治疗情况留置管路，如在穿刺部位留置动脉鞘，以用于止血、紧急情况再进行放射介入治疗或进行下一次的治疗方案等需要，是否留置胃管、空肠营养管、尿管等，若有引流管，应填写引流管根数。如治疗过程中遇到抢救进行气管插管，应在交接单上明确标注。术后是否保留的外周静脉通路或中心静脉通路，需记录清晰。

8. 有些行放射介入术的病人需要留取标本做病理检验，应勾选“病理标本”一项。放射介入室护士需妥善处理病人的病理标本，按照标本大小选择标本容器、添加适量防腐剂。填写病理单，每个标本做好编号、病人姓名和病案号、科室等信息，及时送病理科，避免标本丢失。

9. 术后病人携带病历、影像资料、药物、血制品等用物返回病房、急诊或转至重症监护室继续治疗。如发生死亡、转院等意外事件应勾选相应选项，并有医生签字。

10. 病房护士与放射介入室护士共同交接，确认无误后，双方在交接单签字并记录交接病室时间。

（张红梅　刘绍金）

参考文献

[1] 卫生部关于印发《病历书写基本规范》的通知(卫医政发〔2010〕11号). 2010.

[2] 卫生部办公厅关于在医疗机构推行表格式护理文书的通知(卫办医政发〔2010〕125号). 2010.

[3] 卫生部关于印发《医院管理评价指南(试行)》的通知(卫医发〔2005〕104号). 2005.

[4] 吴欣娟，张晓静. 北京协和医院临床护理常规[M]. 北京：人民卫生出版社，2012.

[5] 吴欣娟，郑建萍. 北京协和医院护理工作手册[M]. 北京：中国协和医科大学出版社，2010.

第四章

护理质量管理

本章主要介绍护理管理中最常用的、最实用的几项管理方法和分析技术，如护理质量管理中常用管理和分析工具，包括比较基础的PDCA循环，也有深入且系统的如失效模型和效应分析、根因分析等；在管理工具中包括用于护理计划制定中战略分析的SWOT分析工具，用于过程管理的流程重组等，帮助护理管理者能即学即用，学以致用，使护理管理的质量、效果和效率等大大的得到改善和提高。

第一节 PDCA循环

一、PDCA循环简介

PDCA循环又称戴明循环(Deming cycle)，20世纪20年代美国著名统计学家有"统计质量控制之父"美名的沃特·阿曼德·休哈特，率先提出"计划-执行-检查(plan-do-see)"的概念，后由美国质量管理专家戴明发展成为计划-执行-检查-处理(plan-do-check-action)的PDCA模式，又被称为"戴明环"。PDCA循环是计划、执行、检查、处理四个阶段的循环反复的过程，是一种程序化、标准化、科学化的管理方式，是发现问题和解决问题的过程。作为质量管理的基本方法，广泛应用于医疗和护理领域的各项工作中。

PDCA循环的优点：①适用于日常管理，既适用于个人的管理，也适用于组织或团队管理；②PDCA循环是发现问题、解决问题的过程，会随着一个问题的解决，随之产生新的变化演变出新的问题，也就可以是问题得到不断持续的改进和提高；③适用于项目管理，在护理管理中特别适用于护理专项管理工作的改进，包括护理质量管理、护理人力资源管理等方面；④有助于持续改进和提高，因此也适用于护理服务的改进或护理新技术的研发和应用，如护理服务流程的不断改进，护理服务质量的不断提高。

二、PDCA 循环的主要内容

PDCA 循环是一个质量持续改进模型,包括持续改进与不断提高的 4 个阶段 8 个步骤。①计划阶段:第一步分析质量现状,找出存在的质量问题;第二步分析产生质量问题的原因或影响因素;第三步找出影响质量的主要因素;第四步针对影响质量的主要原因研究对策,制订相应的管理或措施,提出改进计划和行动方案,并预测实际效果。②实施阶段:将预定的质量计划、目标、措施及分工要求等,予以实施,成为 PDCA 循环的第五步。③检查阶段:根据计划要求,对实际执行情况进行检查,将实际效果与预计目标进行比较,寻找和发现计划执行中的问题并进行改进,作为 PDCA 循环的第六步。④处理阶段:对检查结果进行分析、评价和总结,具体分为两个步骤,第七步把结果和经验纳入到有关标准和规范中。巩固已取得的成绩,防止不良结果再次发生。第八步把没有解决的质量问题或新发现的质量问题转入下一个 PDCA 循环,为制订下一轮循环计划提供信息。处理阶段通过总结经验,巩固成绩,工作结果标准化;提出尚未解决的问题,转入下一个循环。原有的问题解决了,又会产生新的问题,问题不断出现又被不断解决,使得 PDCA 循环周而复始地不停运转,使得管理问题得到不断改善和完善。

三、使用方法及注意事项

1. PDCA 循环作为科学的工作程序,是一个有机的整体,缺少任何一个环节都不可能产生预期效果,工作都很难得到改善。PDCA 循环作为科学的管理方法,是用于护理管理的各项工作和环节。对于循环过程的各个循环彼此联系,相互作用。护理质量管理作为医院质量管理的子循环,与医疗、医技、行政、后勤等部门的质量管理的子循环共同构成医院质量管理的大循环。各护理单元或护理服务项目又是医院护理质量体系中的子循环,这些大小循环相互影响,相互作用,整个医院的质量取决于各个子系统、各部门和各个环节的质量,而这些子系统、各个部门和环节又必须围绕医院的总的质量目标协同行动,因此,医院作为大循环是小循环的依据,小循环又是大循环的基础,PDCA 循环将医院各系统、各部门、各项工作有机地组织起来,彼此影响和促进,持续改进和提高。

2. PDCA 循环是一个持续改进型,需要不断改进和完善,阶梯式、螺旋式提高,每次循环的结束,都意味着新的循环的开始,使管理的效果从一个水平上升到另一个水平。

3. 应用 PDCA 循环 4 个阶段 8 个步骤来解决质量问题时,需要收集和整理信息,要采用科学的方法进行数据分析,用数据说话,用事实说话。最常用的排列图、因果图、直方图、分层法、相关图、控制图及统计分析表七种统计方法，以数理统计为理论基础，科学可靠、直观地可以使 PDCA 循环建立在坚实的问题提出和分析的基础上。统计方法与 PDCA 循环关系见表 4-1。

表 4-1　统计方法与 PDCA 循环关系表

阶段	步骤	主要办法
P	1. 分析现状，找出问题	排列图、直方图、控制图
	2. 分析各种影响因素或原因	因果图
	3. 找出主要影响因素	排列图，相关图
	4. 针对主要原因，制订措施计划	回答“5W1H”（why、what、where、when、who、how）
D	5. 执行、实施计划	
C	6. 检查计划执行结果	排列图、直方图、控制图
A	7. 总结成功经验，制定相应标准	制定或修改工作规程，检查规程及有关规章制度
	8. 把未解决或新出现问题转入下一个 PDCA 循环	

第二节　根因分析

一、根因分析简介

根本原因分析（root cause analysis，RCA）是一种回溯性失误分析方法。最早起源于美国，应用在航空安全、核工业等领域，之后广泛应用于各个行业。1997 年开始美国退伍军人事务部的病人安全促进机构开始在医疗界推进、发展根本原因分析法。该方法适用对象为突发的重大事故，长期出现的异常状态的原因分析。使用的目标是降低解决问题的成本；找出问题的根本原因；找到问题解决办法；制定预防措施。最常用的根本原因分析方法是“事件 - 导致事件发生因素分析法”。导致事件发生因素是指有效去除人为错误或设备失效等因素后，可减弱事件严重性或组织事件发生的一系列因素。根本原因则是指一个根本的随机因素，如果这个随机因素得到纠正或被剔除，将能预防类似情况再次发生。根本原因分析法是针对严重伤害事件，经由回溯性调查过程，广泛地收集各种主、客观科学证据，区分出近端与远端原因，以了解造成失误的过程和原因，并进行系统性检讨，研拟改善策略以减少失误的发生，也就是找出造成潜在执行偏差的最基本或有因果关系的程序。

二、根因分析的主要内容

根本原因分析法的基本概念是以系统改善为目的，着眼于整个系统及过程面的探究，而非个人执行上的咎责。RCA 强调找出事件在诊疗程序上的近端原因，再追究组织系统与诊疗流程相关的系统性根本原因。RCA 执行的基本方法包括如下步骤：①组成 RCA 团队。一般由具有与事件相关专业知识并能主导团队运作的人员构成。②问题描述。帮助 RCA 团队在分析问题及制定改善措施时能够清楚地关注重点。③收集相关资料，回执时间序列图、标识导致事件发生因素。④针对每个导致事件发生因素，采用根本原因决策图识别根本原因；针对根本原因制订改进建议和行动计划。⑤对根本原因制定改进建议和改动计划。⑥对根本原因分析结果进行汇总，将报告分发给所有与被分析事件相关的人员或可能分析结果中收益人员。⑦效果评价。判定纠正性行动是否在解决问题方面有效、可行。

三、使用方法及注意事项

1. 国内根本原因分析法常常被用在护理不良事件讨论分析过程中，如根本原因分析法在住院病人压床管理中的应用、在减少输液外慎重的应用、在住院病人压疮管理中的应用、在预防病人跌倒中的应用等。除此，根本原因分析法还多应用在手术室、消毒供应中心、新生儿室以及血液净化中心等重点部门的护理质量管理过程中。

2. 执行 RCA 可以改变传统只针对单一事件解决，治标不治本的缺点；可以协助医院找出作业流程中及系统设计上的风险或缺点，并采取正确的行动。通过执行 RCA 还可以总结案例分析后得到经验和知识，建立完整的数据资料库，作为他人预防医疗不良事件发生的参考，医疗机构运用定性与定量兼具的 RCA 手法，能够理清医疗护理有关问题的症结点。最重要的是，能够持续将此医疗护理不良事件改善方式带入院内医疗安全文化中，提升以系统概念面对问题，着手进行根本原因分析等品质改善工作，以营造一种病人安全环境

3. 根本原因分析法中常常使用鱼骨图、FTA 原因树和 why-why 分析法，鱼骨图和 FTA 原因树对技术知识的要求，分析框架复杂，比较花费时间。Why-why 分析法分析方法简单，不需要复杂的统计学知识，着眼于整个系统和过程，而非个人执行上的咎责被广泛使用。

第三节　品　管　圈

一、品管圈的简介

品管圈（quality control circle，QCC）是由日本石川馨博士于 1962 年所创。

指同一工作现场、工作性质相似的人员自动自发进行品质管理所形成的小组，这些小组作为全面质量管理环节的一环，在自我启发、相互启发的原则下，活用各种统计工具，以全员参与的方式不断进行维护改善自己工作现场的活动。通过轻松愉快的现场管理方式，使护理人员自动自发地参与管理活动，在工作中获得满足感与成就感。

二、品管圈的主要内容

1. 组圈　由工作目标相同、场所相同、性质相同的3~10人组成品管圈，选出圈长。圈长通常由班、组长或部门主管、技术骨干担任。圈名由圈员共同商讨决定，最好选择富有持久性及象征性工作性质和意义的名字。

2. 选定主题　在充分了解、掌握部门工作现场问题的基础上，选定主题。工作现场的问题大致有效率问题、服务问题、品质问题等。选定主题应该慎重，要考虑其共通性，是圈能力可以解决的，可以数据量化，可以收到预期效果并且符合主要目标方针的主题。

3. 拟定活动计划　主题选定后，应拟定活动计划，事先拟定计划表对品管活动能否顺利推行并取得显著成效具有十分重要的作用。计划表可以周为单位来拟定，在实施过程中，如发现实际与计划有出入或停止不前，应立即找出问题所在并及时加以改进。在拟定计划表时应明确各步骤具体负责人看在活动推进过程中，需明确标注实施线，且计划线应在实施线之上。

4. 现况把握与分析　对工作现场进行调查分析，分析需用数据说话，这种数据的客观性、可比性、时限性，通过数据整理，分层分析，找到问题的症结。针对存在的问题进行原因分析，对诸多原因进行鉴别，找到主要原因，为制定策略提供依据。

5. 制定活动目标并解析　设定与主题对应的改善目标，目标要明确，最好用数据表示目标值并说明制定目标值的依据。

6. 检查对策　确定对策，用5W2H做法，具体为做什么(what)；为什么做(why)；谁来做(who)；何地进行(where)；何时(when)；如何做(how)；成本如何(how much)。讨论出的改善计划内容应包括：改善项目主题、发生原因、对策措施、责任人、预定完成时间。

7. 实施对策　拟定具体的实施方法，实施前召集相关人员进行适当培训。实施过程中，负责专项责任的圈员应该负担起交到的责任，并控制过程中正确的做法。小组成员严格按照对策表列出的改进措施计划加以实施。每条对策实施完毕，应再次手机数据，与对策表中锁定的目标进行比较，检查对策是否彻底实施并达到要求。

8. 确认成效　把对策实施后的数据与实施前的现状以及小组置顶的目

标进行比较，计算经济效益，鼓舞士气，增加成就感，调动积极性。

9. 标准化　评价活动效果，优秀或良好者应保持下去，并将实施方案标准化，写成标准操作程序，并经有关部门确定。已经标准化的作业方法，要进行认真培训，并确定遵守，确保活动收获成效。

10. 检讨与改进　据实评价活动开展过程中每个步骤的实施效果，分析其优缺点，总结经验，探讨今后应努力的方向，为下一圈活动的顺利推行提供经验。

三、使用方法及注意事项

1. 品管圈已广泛应用于病房管理、专科护理、健康教育等护理质量管理的层面，实现了护理质量管理以物为中心的传统管理模式向以人为中心的现代管理模式的转化，体现并强调了全员、全过程、全部门质量控制的全面质量管理理念，对促进护理人才队伍发展亦有重要实践意义。

2. 推行以单位为主的品管圈是护理人员作为改善护理工作问题常用策略，通过活动的不断改进，提升医疗护理水平。品管圈方法的应用，提高了全员质量意识，充分调动了基层护理人员的积极性，开发了管理潜能，引导他们在临床工作中以护理质量为核心，以满足病人需求为导向，发现及寻求方法解决工作中的一些实际问题，包括工作流程的改进、相关制度的落实、质量监控的方法、护理程序的应用、护理表格的制作等。通过品质改善活动，提高管理效益和执行力，提高护理质量。

3. 在护理质量管理过程中成功推行品管圈活动的关键是准确把握问题点。来自临床一线工作现场的问题点往往很多，以手术室护理质量管理为例，常见的护理质量相关的问题，手术体位安全摆放、术后标本正确处置等，当圈员从不同角度提出问题后，如何准确把握关键问题，确保品管圈活动能顺利推行并收获实效，受限需要把问题整理分类，从各个角度加以分析，确定上述哪些是将来可能解决的，哪些是当下亟需解决的，哪些是潜在问题；其次是要考虑问题的共通性；同时要兼顾圈能力，对上述问题的把握能定量化，可用数据表示；并且要评估项目实施的预期效果。只有通过这样严谨的流程确定的问题点，才是关键问题点，只有准确把握好关键问题点才能为品管圈活动顺利推行打下坚实基础。

第四节　全面质量管理

一、全面质量管理简介

20 世纪 50 年代末，美国通用电气公司的费根堡姆和质量管理专家朱兰提出了全面质量管理（total quality management，TQM）的概念，认为“全面质量管理是为了能够在最经济的水平上，并考虑到充分满足客户要求的条件下进行服务和提供服务，把医疗机构各部门在研制质量、维持质量和提高质量的活动中构成为一体的一种有效体系”。60年代初，美国一些医疗机构根据行为管理科学的理论，在医疗机构的质量管理中开展了依靠员工“自我控制”的“无缺陷运动”，日本在工业医疗机构中开展质量管理小组活动，使全面质量管理活动迅速发展起来。全面质量管理的基本方法可以概况为一个过程，四个阶段，八个步骤，数理统计方法。全面质量管理是一个组织以质量为中心，以全员参与为基础，目的在于通过让病人满意和本组织所有成员及社会受益而达到长期成功的管理途径。

二、全面质量管理主要内容

全面质量管理注重病人需要，强调参与团队工作，并力争形成一种文化，以促进所有的护理人员设法、持续改进组织所提供服务/服务的质量、工作过程和病人反应时间等，由结构、技术、人员和变革推动者四个要素组成，只有这四个方面全部齐备，才会有全面质量管理这场变革。全面质量管理有三个核心的特征：即全员参加的质量管理、全过程的质量管理和全面的质量管理。

1. 全员参加的质量管理即要求全部护理人员，无论高层管理者还是普通护士，都要参与质量改进活动。参与“改进工作质量管理的核心机制”，是全面质量管理的主要原则之一。

2. 全过程的质量管理必须在护理服务提供的各个环节中都把好质量关。

3. 全面的质量管理是用全面的方法管理全面的质量。全面的方法包括科学的管理方法、数理统计的方法、信息学技术等。全面的质量包括服务质量、工作质量、工程质量和服务质量等。

三、使用方法及注意事项

1. 服务对象第一，并将服务对象第一的概念扩充到组织内部，不将问题留给服务对象。

2. 预防的观点，即在服务流程和各个关节过程中消除质量隐患。

3. 定量分析的观点，只有定量化才能获得质量控制的最佳效果。

全面质量管理能提高服务质量，改善服务流程和各个环节的设计，加速服务流程效率，鼓舞护理人员的士气和增强质量意识，改进服务，提高病人对护理服务的认可度，降低经营质量成本，减少责任事故。因此，全面质量管理的基本原理与其他概念的基本差别在于，强调为了取得真正的经济效益，管理必须始于识别病人的质量要求，终于病人对服务感到满意。全面质量管理是为了实现这一目标而指导人、机器、信息的协调活动。

第五节 失效模型和效应分析

一、失效模型和效应分析简介

失效模式和效应分析(failure mode and effects analysis,FMEA)起源于20世纪60年代中期美国的航天工业公司,现已广泛用于航空、航天、汽车和医疗设备等工业领域。FMEA是一种基于团队的、系统的及前瞻性的分析方法,用于识别一个程序或设计出现故障的方式和原因,并为改善故障提供建议和制定措施,是持续的质量改进过程。FMEA是早期预防实效及错误发生的最有效的方法之一,能全面找出一切可能的失效模式,给出失效模式的风险评估排序,提供改进的有限控制系统,从而引导解决需要优先解决的问题,它汇集了集体的经验和智慧,有效地提高组织的控制能力和水平。"失效模式"是指可能产生某种失效的方式或模式。

失效模式和效应分析的特点:①系统性:是一个全面的、系统的、有组织的活动;②系统性:具有规定格式的程序;③预见性:包括预想、预防、时机的要素;④时间性:时间发生在服务或过程正式定型之前;⑤动态性:随设计、信念的改变及时不断修正;⑥复杂性:系统复杂、工作量大、要求高;⑦协同性:需要系统有关人员、有关专业人士共同合作。

二、失效模型和效应分析主要内容

失效模式和效应分析的基本步骤:①确定要研究的主题;②建立分析团队及基本规则,并收集与评审相关的信息;③识别需要进行分析的流程;④针对需要分析的流程识别失效模式、后果、原因和现在采用的控制方法;⑤通过分析确定问题的相关风险;⑥进行风险排序,提出纠正措施;⑦执行纠正措施,然后再评估风险。

三、使用方法及注意事项

失效模式和效应分析汇集集体的经验和智慧,是早期预防失效及错误发生的最有效的方法之一,常用于护理风险管理中。具体应用范围包括预防技术障碍或设备缺损,提供病人治疗过程中高危险程序的安全性,以及识别病人和医疗护理服务方面存在的潜在危险因素等。目前研究最多的是FMEA在降低给药风险中的应用。运用FMEA能够找到当前给药流程的潜在危险因素并进行改进，从而减少给药过程中的差错。可以运用医疗失效模式及效应分析的理念，组建 FMEA 项目团队，确定并绘制流程图，执行口服给药差错分析，制定控制方案，如规范口服药配药、领药以及发药流程，明确各个流程的目标，建立健全口服给药安全控制方案，最终完成项目报告等步骤对住院病人口服给药流程进行分析，针对不安全因素不断调整制度、措施，使医院口服给药安全系统不断完善并得到持续改进。

第六节　六西格玛

一、六西格玛简介

六西格玛（six sigma，6σ）概念于 1986 年由摩托罗拉公司的比尔·史密斯提出，此概念属于品质管理范畴，西格玛（Σ，σ）是希腊字母，这是统计学里的一个单位，表示与平均值的标准偏差，旨在描述服务过程中降低服务及流程的缺陷次数，防止服务变异，提升品质。六西格玛是在 20 世纪 90 年代中期开始被 GE 从一种全面质量管理方法演变成为一个高度有效的医疗机构流程设计、改善和优化的技术，并提供了一系列同等地适用于设计、服务和服务的新服务开发工具，成为全世界上追求管理卓越性的医疗机构最为重要的战略举措。20 世纪 90 年代发展起来的 6σ（西格玛）管理是在总结了全面质量管理的成功经验，提炼了其中流程管理技巧的精华和最行之有效的方法，成为一种提高医疗机构业绩与竞争力的管理模式。6σ 在以下方面表现出极大优势：

1. 西格玛质量管理在医院业绩改善中的应用。6σ 管理是获得和保持医疗机构在经营上的成功，并将其经营业绩最大化的综合管理体系，是使医疗机构获得快速增长的经营方式。经营业绩的改善包括：

（1）医疗服务市场占有率的增加。

（2）病人回头率的提高。

（3）成本降低。

（4）周期降低。

（5）缺陷率降低。

（6）服务质量和效率的提升。

2. 西格玛管理在护理组织文化建设中的应用。在分析一些成功医疗机构，特别是处于顶层位置的医疗机构文化建设方面的经验时发现，成功的医疗机构在实施质量战略时，比别的医疗机构多走了一步，他们在致力于服务与服务质量改进的同时，肯花大力气去改造与 6σ 质量不相适应的医疗护理组织文化，以使全体医护人员的信念、态度、价值观和期望与6σ质量保持同步，从而创造出良好的医疗护理质量文化。

3. 西格玛管理在质量提升中的应用。6σ模式是一种自上而下的变革方法，由医疗机构最高管理者领导并驱动，由最高管理层提出改进或革新目标、资源和时间要求。6σ模式的改进流程可用于以下三种基本改进计划：①6σ与服务实现过程改进；②6σ业务流程改进；③6σ服务标准设计过程改进。

二、六西格玛主要内容

6σ管理法是一种统计评估法，核心是追求零缺陷服务，防范服务责任风险，降低成本，提高服务率和医疗服务市场占有率，提高病人满意度和忠诚度。6σ管理既着眼于服务、服务质量，又关注过程的改进。“σ”是希腊文的一个字母，在统计学上用来表示标准偏差值，用以描述总体中的个体离均值的偏离程度，测量出的σ表征着诸如单位缺陷、百万缺陷或错误的概率性，σ值越大，缺陷或错误就越少。6σ是一个目标，这个质量水平意味的是所有的过程和结果中，99.99966%是无缺陷的也就是说，做100万件事情，其中只有3.4件是有缺陷的，这几乎趋近到人类能够达到的最为完美的境界。6σ管理关注过程，特别是医疗机构为医疗服务市场和病人提供价值的核心过程。因为过程能力用σ来度量后，σ越大，过程的波动越小，过程以最低的成本损失、最短的时间周期、满足病人要求的能力就越强。6σ帮助医疗机构集中于开发和提供近乎完美服务和服务的一个高度规范化的过程。

三、使用方法及注意事项

1. 推行6σ模式要求医疗机构从上至下都必须改变“我一直都这样做，而且做得很好”的惯性思维。通过实施该模式，医疗机构还可清晰地知道自身的水平、改进提高的额度与目标的距离等。典型的6σ管理模式的解决方案以DMAIC流程为核心，它涵盖了6西格玛管理的策划、组织、人力资源准备与培训、实施过程与评价、相关技术方法的应用、管理信息系统的开发与使用等方面。

2. 为了达到6σ，要先制定标准。在管理中随时跟踪考核操作与标准的偏差，不断改进，最终达到6σ。6σ的流程模式应包括界定、测量、分析、改进、控制几个过程：①界定：确定需要改进的目标及进度，医疗机构高层领导就是确定医疗机构的战略目标，通过目标管理，中层目标可以是提高部门或科室的业务量，执行层的目标可能是提高质量和效率；②测量：以灵活有效的衡量标准测量和权衡现状，通数据分析，了解现有质量水平和存在问题；③分析：利用统计学工具对整个系统进行分析，找到影响质量的少数几个关键因素；④改进：运用项目管理和其他管理工具，针对关键因素确立最佳改进方案；⑤控制：监控新的系统流程,采取措施以维持改进的结果,使得整个流程充分发挥功效。

第七节　SWOT 分析

一、SWOT 分析模型简介

SWOT 分析法,又称态势分析法,20 世纪 80 年代初由美国旧金山大学的管理学教授韦里克提出,经常被用于医疗机构战略制定、竞争对手分析等场合。在现在的战略规划报告里,SWOT 分析已经成为众所周知和必用的分析工具。SWOT 分析包括分析医疗机构的优势(strength)、劣势(weakness)、机会(opportunity)和威胁(threats)。因此,SWOT 分析实际上是对医疗机构内外部条件各方面内容进行综合和概括,进而分析组织的优劣势、面临的机会和威胁的一种方法。通过 SWOT 分析,可以帮助医疗机构把资源和行动聚集在自己的强项和有最多机会的地方。

二、SWOT 分析模型内容

优劣势分析主要是着眼于医疗机构自身的实力及其与竞争对手的比较,而机会和威胁分析将注意力放在外部环境的变化及对医疗机构的可能影响上。在分析时,应把所有的内部因素(即优劣势)集中在一起,然后用外部的力量来对这些因素进行评估。

(一) 机会与威胁分析(OT)

随着经济、社会、科技等诸多方面的迅速发展,特别是世界经济全球化、一体化过程的加快,全球信息网络的建立和医疗消费需求的多样化,医疗机构所处的环境更为开放和动荡。这种变化几乎对所有医疗机构都产生了深刻的影响。环境分析成为一种日益重要的医疗机构的职能。环境发展趋势分为两大类:一类表示环境威胁,另一类表示环境机会。环境威胁指的是环境中一种不利的发展趋势所形成的挑战,如果不采取果断的战略行为,这种不利趋势将导致医院竞争地位受到削弱。环境机会就是对医院行为富有吸引力的领域,在这一领域中,该医院将拥有竞争优势。

(二) 优势与劣势分析(SW)

每个医疗机构都要定期检查自己的优势与劣势,这可通过进行。医疗机构或医疗机构外的咨询机构都可利用“医疗机构经营管理检核表”的方式检查医疗机构的营销、财务、服务和组织能力等,每一方面都要按照强弱进行等级划分。两个医疗机构处在同一医疗服务市场,或者说它们向同一病人群体提供服务时，如果其中一个医疗机构有更高的服务能力或服务潜力，这个医疗机构就比另外一个医疗机构更具有竞争优势。换句话说，竞争优势是一个医疗机构超越其竞争对手的能力，这种能力有助于医疗机构战略目标的实现。竞争优势实际上说明一个医疗机构比其竞争对手有更强的综合优势，但是实际上医疗机构更希望明确在哪一方面具有优势，因为可以扬长避短。

（三）SWOT 分析步骤

1. 确认当前的战略是什么。

2. 确认医疗机构外部环境的变化。

3. 根据医疗机构资源组合情况，确认医疗机构的关键能力和关键限制。

4. 按照通用矩阵或类似的方式打分评价。

5. 把识别出的所有优势分成两组，是与行业中潜在的机会有关，还是与潜在的威胁有关。用同样的办法把劣势分成两组，一组与机会有关，另一组与威胁有关。将结果在 SWOT 分析图上定位或者用 SWOT 分析表，将刚才的优势和劣势按机会和威胁分别填入表格，形成 SWOT 战略方针，见图 4-1、4-2。

内部因素

外部因素	优势	劣势
机会	需要利用的策略	需要改进的策略
威胁	需要监视的策略	需要消除的策略

图 4-1　SWOT 分析矩阵

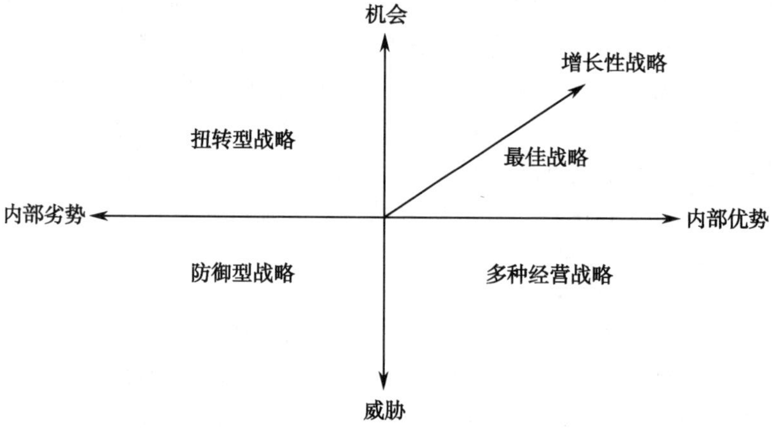

图 4-2　SWOT 分析结果的实施战略

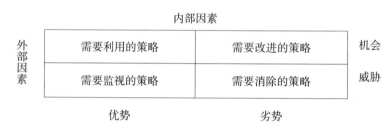

三、使用方法及注意事项

1. 成功应用SWOT分析法时应注意：①进行SWOT分析的时候必须对医院的优势与劣势有客观的认识；②必须区分医院的现状与前景；③必须全面考虑各种情况；④必须与竞争对手进行比较，优于或劣于竞争对手的方面；⑤保持SWOT分析法的简洁化，避免复杂化与过度分析；⑥SWOT分析法因人而异。

2. 由于医疗机构是一个整体，而且竞争性优势来源十分广泛，所以，在做优劣势分析时必须从整个价值链的每个环节上，将医疗机构与竞争对手做详细的对比。如果一个医疗机构在某一方面或几个方面的优势正是该行业医疗机构应具备的关键成功要素，那么，该医疗机构的综合竞争优势就强些。衡量一个医疗机构及其服务是否具有竞争优势，只能站在病人角度上，而不是站在医疗机构的角度上。

3. 与很多其他的战略模型一样，SWOT模型也带有时代的局限性。以前的医疗机构可能比较关注成本、质量，现在的医疗机构可能更强调组织流程。SWOT没有考虑到医疗机构改变现状的主动性，医疗机构是可以通过寻找新的资源来创造医疗机构所需要的优势，从而达到过去无法达成的战略目标。

第八节　流程重组

一、流程重组简介

业务流程重组（business process reengineering，BPR）是20世纪90年代得到迅速发展并被广泛实施的一种新的管理思想，最初于1990年由美国的Michael Hammer提出，在20世纪90年代中期首次引入中国，逐渐被国内医疗机构所熟悉。BPR是对医疗机构的业务流程进行根本性地再思考和彻底性地再设计，从而获得在成本、质量、服务和速度等方面业绩的戏剧性地改善。BPR强调以业务流程为改造对象和中心，以关心病人需求和满意度为目标，对现有的服务流程进行根本的再思考和彻底的再设计，利用先进的服务技术、信息技术以及现代化的管理手段，最大限度地实现技术上功能整合和管理上职能的整合，以打破传统的职能型组织结构，建立全新的过程型组织结构，实现医疗机构在成本、质量、服务效果和效率等方面的巨大改善。

二、流程重组主要内容

流程重组模式是以作业流程为中心，打破金字塔状的组织结构，使医疗机构能适应信息社会的高效率和快节奏，适合医疗机构护理人员参与医疗机构管理、实现医疗机构内部实现有效沟通，具有较强的应变能力和较大的灵活性。由于流程重组过程处于管理学的心脏地位，BPR 强调过程，即如何将医疗机构的各部门、各环节通过过程的重建组成一个有机的整体，使之成为一个具有共同目标的系统，实现资源共享以及各部门之间的高度协调。要成功的实施 BPR 必须做好两方面的工作，一方面重新设计组织结构框架、管理体系、业务流程等硬性因素；另一方面转变领导行为、组织文化、沟通方式等软性因素。

三、使用方法及注意事项

BPR 对医疗机构的改造是全面的、彻底的，大部分的现行体制将被打破、重组。医疗机构只有重视病人、关心流程、运行效率高的医疗机构，才能生存在今后的医疗服务市场中。业务流程是一组为病人创造价值的相关活动，主要特征是协同，而不是按职级顺序。流程式管理强调管理面向业务流程，流程决定机构；管理以流程为中心，将决策点定位于业务流程执行的地方；在业务流程中建立控制程序，压缩管理层次，建立扁平式管理组织，以提高管理效率。作为一种极其前卫的管理思想，业务流程重组具有管理理念更新、管理思想解放和流程模式创新的意义。

（一）伴随着组织职能的简化

BPR 能充分调动医疗机构护理人员的积极性，让那些需要得到流程产出的人员能自己执行流程。过去由于专业化精密分工，容易造成业务流程琐碎冗长，效率低下。BPR 使医疗机构的职能部门数量及级别大大压缩，医疗机构组织不再是“多级管理”，而是呈现“扁平化”趋势。以专业技术组织的职能部门之间的“边界”大大淡化。

（二）合理地利用信息技术

信息技术是业务流程重组的基础和条件。由于信息系统可以快速、方便、实时地共享信息，了解医疗机构各个部门和岗位的数据，在物质上保证进行流程的整合和重组，创造更高的服务效率。

（三）结合团队式管理

在坚持“以人为本”的团队式管理，以流程为中心的医疗机构里，团队是动态结合在一起的，具有多种专业技能，并能完成多项任务的一组人。通常是以服务作业流程为基础组织起来，打破医疗机构内部传统的功能部门、等级界限，面向不再是单一职能，而是综合性任务。从“要我做”变为“我要做”是业务流程重组的最高境界，也是团队式管理的精髓所在。

（四）促成竞争格局

促成以流程为中心，以病人需要为导向，以医疗服务市场为基础的竞争格局。业务流程重组提出的“合工”思想，其要点就在于凭借信息手段，以业务流程重组为突破口，带动组织、人员、医疗机构的重组。实施过程中，医疗机构不应将精力全部集中在细小环节上，而应彻底突破医疗机构内组织部门间的界限，打破传统的思考方式，围绕工作过程组织开展工作，如临床路径的开展，就是重新标化分散在各个功能部门的质量和成本管理整合在一个流程中。

（五）过程和组织的简化

当今医疗服务市场竞争决定了医疗机构必须充分满足病人的需求，坚持以病人为导向。医疗机构必须建立能够快速了解病人需求、获得病人反馈的组织结构，使流程中每一环节的医务人员都能够获取最新的资料，了解自身工作对病人、对整个流程的贡献。改变过去职能林立、各自为政的结构。要通过组织、制度来引导护理人员从病人的角度出发看待自己的工作，以病人的满意为评价标准。一方面，要减少管理的层次，促使组织结构扁平化，减少信息传递的距离和时延，加快对病人意见的反馈速度；另一方面，促进信息的横向交流，信息传递不再需要沿着“金字塔”上下流动，而是应该按照流程的需要在部门之间横向地平行传递。打破传统的职能型组织结构，建立全新的过程型组织结构，从而实现医疗机构经营在成本、质量、服务和速度等方面的巨大改善。

（谢　红）

第五章

护理安全管理

护理安全是指病人在接受护理的全过程中,不发生法律和法定的规章制度允许范围以外的心理、机体结构或功能上的损害、障碍、缺陷或死亡。护理安全管理是为保证病人的身心健康,对各种不安全因素进行有效的控制。是保障病人安全,减少质量缺陷,提高护理水平的关键环节。

护理风险是指在护理过程中那些可能会给病人安全造成威胁,或者可能会给医院带来额外资源消耗的事件。护理风险管理是对现有和潜在的护理风险的识别、评估、评价和处理,有组织、系统地消除或减少护理风险事件的发生及风险对病人和医院的危害及经济损失,以最低成本实现最大安全保障的科学管理方法。护理人员应及时识别护理风险,采取有效措施,降低护理不良事件的发生。以保证护理安全。

护理不良事件是在护理过程中发生,不在计划中、未预计到或通常不希望发生的事件。包括病人在住院期间发生的非预期压疮、跌倒、坠床、烫伤、自杀、走失、管路滑脱、给药缺陷、输液(血)反应等不良事件。健全无惩罚性护理不良事件上报制度,规范使用护理风险评估及不良事件上报表格,从管理的角度分析护理风险及护理不良事件发生的原因、经过,采取有效的改进措施,并跟踪分析改进的效果,在全院开展护理安全警示教育等,能够有效减少护理不良事件的发生。从而达到护理安全的目标。

护理风险及护理不良事件管理的首要工作是做好评估与上报。本章涵盖了护理风险评估及发生护理不良事件后需上报的各项表格。包括:护理风险评估量表(压疮、跌倒);护理风险防范(堵漏)报告单;护理不良事件报告单及追踪评价表(压疮、意外事件、管路滑脱、给药缺陷);输液(血)反应报告单;护理投诉登记表。表格均为北京协和医院护理部设计,并结合临床实践,大部分内容采用打钩、填写数字的简便方法,减少护士与管理者的书写量,同时方便护士与管理者动态观察和追踪评价,提高了工作效率,可以起到及时、全面、连续、动态的评估和观察治疗护理效果,避免工作的盲目性和被动性。

第一节 防范病人压疮记录表

一、表格简介

压疮是由于局部组织长期受压，血液流经皮肤及皮下脂肪时被超过毛细血管压的持续压力所阻断，不能及时供应皮肤和皮下组织所需营养，导致的组织坏死。一旦发生压疮不仅给病人带来痛苦，延长住院时间，如果继发感染还会危及生命。压疮管理的关键是预防，建立压疮护理风险上报制度，使用压疮风险评估量表筛选高危病人并及时上报。尽早实施预防性干预措施。可以有效地降低压疮的发生。

防范病人压疮记录表，用于责任护士对有压疮发生危险的病人在刚住院及住院过程中进行皮肤情况评估（表 5-1）。此表结合 Braden 压疮危险因素评估表，以及多年临床使用效果形成。由北京协和医院护理部和压疮专科小组共同制定。是用来预测、筛查压疮高危人群的有效工具，方便护理人员快速锁定高危人群，具有护士易掌握、易操作的特点。

二、表格内容

1. 病人一般资料　包括病人姓名、年龄、性别、诊断、科室等信息。
2. 日期　包括病人入院日期、转科日期、出院日期。
3. 评估　包括评估内容、评估分值，评估日期，总评分。
4. 预防　包括给予的预防措施，以及预防后的效果。
5. 护士签字。

三、表格使用方法及注意事项

1. 评估新入院病人及在住院期间的病人有压疮发生危险时填写。
2. 病人一般资料填写齐全
3. 评估内容　参考 Braden 压疮危险因素评估表，Braden 评分量表被证实有很好的信度和效度，敏感性和特异性较为平衡，适用于所有病人的压疮危险评估。该表从感觉、潮湿、活动力、移动力、营养、摩擦力和剪切力 6 个方面进行评估。评分范围为 6~23 分，分值越低，发生压疮的危险性越高。15~18 分提示有轻度危险，13~14 分提示有中度危险，10~12 分提示有高度危险，9 分以下提示极度危险。有压疮发生危险的病人应及时采取预防措施。

表 5-1　防范病人压疮记录表

<table>
<tr><td colspan="2">科室</td><td colspan="2">姓名</td><td colspan="2">年龄</td><td colspan="2">性别</td><td colspan="3">诊断</td></tr>
<tr><td colspan="3">入院日期</td><td colspan="3">转入科室</td><td colspan="3">转入日期</td><td colspan="2">出院日期</td></tr>
<tr><td rowspan="2">评估内容</td><td colspan="4">分　值</td><td colspan="6">评估日期</td></tr>
<tr><td>1 分</td><td>2 分</td><td>3 分</td><td>4 分</td><td></td><td></td><td></td><td></td><td></td><td></td></tr>
<tr><td>对压迫的感知能力</td><td>完全丧失</td><td>严重丧失</td><td>轻度丧失</td><td>未受损害</td><td></td><td></td><td></td><td></td><td></td><td></td></tr>
<tr><td>皮肤潮湿度</td><td>持久潮湿</td><td>十分潮湿</td><td>偶尔潮湿</td><td>很少发生</td><td></td><td></td><td></td><td></td><td></td><td></td></tr>
<tr><td>身体活动程度</td><td>卧床不起</td><td>局限椅上</td><td>偶可步行</td><td>经常步行</td><td></td><td></td><td></td><td></td><td></td><td></td></tr>
<tr><td>改变体位能力</td><td>完全受限</td><td>严重受限</td><td>轻度受限</td><td>不受限</td><td></td><td></td><td></td><td></td><td></td><td></td></tr>
<tr><td>营养状态</td><td>差(禁食或补液≥5天或少量流食</td><td>不足(鼻饲或 TPN)</td><td>适当</td><td>良好</td><td></td><td></td><td></td><td></td><td></td><td></td></tr>
<tr><td>摩擦力和剪切力</td><td>有</td><td>潜在危险</td><td>无</td><td></td><td></td><td></td><td></td><td></td><td></td><td></td></tr>
<tr><td colspan="5">总　评　分</td><td></td><td></td><td></td><td></td><td></td><td></td></tr>
<tr><td rowspan="6">预防措施</td><td colspan="4">告知病人及家属可能出现压疮的危险性，讲解注意事项</td><td></td><td></td><td></td><td></td><td></td><td></td></tr>
<tr><td colspan="4">定时翻身更换体位、减轻皮肤受压、避免摩擦</td><td></td><td></td><td></td><td></td><td></td><td></td></tr>
<tr><td colspan="4">使用①气垫；②聚合脂垫；③软枕；④保护膜等工具</td><td></td><td></td><td></td><td></td><td></td><td></td></tr>
<tr><td colspan="4">保持皮肤及床单位清洁、干燥</td><td></td><td></td><td></td><td></td><td></td><td></td></tr>
<tr><td colspan="4">指导及协助病人移位时，避免牵拉及摩擦皮肤</td><td></td><td></td><td></td><td></td><td></td><td></td></tr>
<tr><td colspan="4">指导病人及家属合理膳食，增强营养</td><td></td><td></td><td></td><td></td><td></td><td></td></tr>
<tr><td rowspan="3">预防效果</td><td colspan="4">皮肤无异常</td><td></td><td></td><td></td><td></td><td></td><td></td></tr>
<tr><td colspan="4">皮肤局部出现红肿热痛</td><td></td><td></td><td></td><td></td><td></td><td></td></tr>
<tr><td colspan="4">皮肤出现水疱、破溃</td><td></td><td></td><td></td><td></td><td></td><td></td></tr>
<tr><td colspan="5">护士签字</td><td></td><td></td><td></td><td></td><td></td><td></td></tr>
</table>

Braden 压疮危险因素评估表

项目 \ 评分	1分	2分	3分	4分
1. 感觉	完全丧失	严重丧失	轻度丧失	未受损害
对压迫的感知能力	对疼痛刺激没有反应(没有呻吟、退缩或紧握)或者绝大部分机体无法感知到疼痛刺激	对疼痛刺激有反应,只能通过呻吟或烦躁的方式表达不适。或者1/2以上的机体无法感知疼痛刺激或不适	对言语指令有反应,但不是所有时间都能用语言表达其不适,或一到两个肢体无法感知疼痛刺激或不适	对言语指令有反应,机体对疼痛刺激或不适的感觉能力正常
2. 潮湿	持久潮湿	十分潮湿	偶尔潮湿	很少潮湿
皮肤潮湿度	皮肤一直处于潮湿状态,每次移动病人或给病人翻身时皮肤都是湿的	皮肤经常是潮湿的,床单每班至少换一次	每天大概需要更换两次床单	皮肤通常是干燥的,只需按常规换床单即可
3. 活动	卧床不起	局限椅上	偶尔步行	经常步行
身体活动的程度	活动范围限制在床上	无行走能力或行动能力严重受限	每天大部分时间在床上或椅子上度过,白天在帮助或无须帮助的情况下偶尔可以走一段路	每天至少2次室外行走,白天醒着的时候至少每2小时行走一次
4. 移动	完全受限	严重受限	轻度受限	不受限
改变体位能力	在没有帮助的情况下不能完成轻微的躯体或四肢的位置变动	偶尔能轻微地移动躯体或四肢,但不能独立完成经常的或显著的躯体位置变动	能经常独立地改变躯体或四肢的位置,但变动幅度不大	独立完成经常性的大幅度体位改变
5. 营养	重度营养摄入不足	可能营养摄入不足	营养摄入适当	营养摄入良好

续表

项目＼评分	1分	2分	3分	4分
营养状态	从来不能吃完一餐饭,很少能摄入所给食物量的1/3。每天能摄入2份或以下的蛋白量(肉或者乳制品),很少摄入液体,没有摄入流质饮食。或者禁食和(或)清流摄入或静脉输入大于5天	很少吃完一餐饭,通常只能摄入所给食物量的1/2。每天蛋白摄入量是3份肉或乳制品。偶尔能摄入规定食物量。或者可摄入略低于理想量的流质或者管饲	可摄入供给量的一半以上。每天4份蛋白量(肉或者乳制品),偶尔拒绝肉类,如果供给食物通常会吃掉。或者管饲或TPN能达到绝大部分的营养所需	每餐能摄入绝大部分食物从来不拒绝食物,通常吃4份或更多的肉和乳制品,两餐间偶尔进食。不需其他补充食物
6. 摩擦力和剪切力	有危险	有潜在危险	无危险	
	移动是需要得到大量的帮助,不可能做到完全抬空而不碰到床单,在床上或椅子上时经常滑落。需要大力帮助下重新摆体位。痉挛、挛缩或躁动不安通常导致摩擦	躯体移动乏力,或者需要一些帮助,在移动过程中,皮肤在一定程度上会碰到床单、椅子、约束带或其他设施。在床上或椅子上可保持相对好的位置,偶尔会滑落下来	能独立在床上或椅子上移动,并且有足够的肌肉力量在移动时完全抬空躯体。在床上和椅子上总是保持良好的位置	

4. 评估日期　分值≤6分的病人每班评估1次、分值7~12分的病人每24小时评估1次、其他病人每周评估1~2次或病情变化随时评估。表格设计为可多次评分,便于护士动态观察。

5. 预防措施　选择给予的预防措施,并在相应的空格处打钩。使用:①气垫;②聚合脂垫;③软枕;④保护膜等工具一项可填写所选工具的数字。

6. 预防效果　有三个选项,包括皮肤无异常;局部出现红肿热痛;水疱、破溃。可在相应的空格处打钩。

7. 如果病人出现局部红肿热痛、水疱、表皮破溃,科室应在24小时内上报护理部,并填写皮肤压疮护理报告单。

8. 病人转科时此表可交接到转入科室继续评估使用。

第二节 皮肤压疮护理报告单及皮肤压疮追踪评价表

一、表格简介

病人如发生压疮，包括院外带来和院内发生的压疮，责任护士应及时发现并立即填写皮肤压疮护理报告单，全面进行病人身体状态及压疮局部皮肤评估，详细描述事件发生的经过，认真分析压疮发生原因。并在24小时内上报护理部。由科室护士长填写压疮追踪记录表。对发生的压疮填写采取的改进措施并定时进行追踪评价。大科护士长对压疮事件进行督导、对科室压疮事件的措施改进进行效果评价。护理部对压疮事件的性质进行评价，对压疮的治疗护理效果，进行追踪验证。

皮肤压疮护理报告单及皮肤压疮追踪评价表，用于责任护士对发生压疮病人的上报及护理管理人员的追踪评价（表5-2）。此表结合Braden压疮危险因素评估表，以及2007（NPUAP）压疮分期，从压疮的来源、压疮发生的经过、原因、改进措施、进行分析上报，体现护士长、科护士长、护理部三级压疮质控管理。由北京协和医院护理部和压疮专科小组共同制定，结合多年临床使用效果形成。

表5-2 皮肤压疮护理报告单

病人一般资料： 姓名：　　　科室：　　　　　　　病案号： 性别：□男　□女　　年龄： 诊断： 护理级别：□特级　□Ⅰ级　□Ⅱ级　□Ⅲ级 文化程度：□文盲　□小学　□初中　□高中　□大专　□本科及以上
压疮来源： □院外带来　□家庭　□养老院　□其他医院　□其他 □院内发生　□科内（发生日期：　年　月　日）□科外带来（病房　　　　）
病人状态： □昏迷　□瘫痪　□大小便失禁　□强迫体位　□肢体麻痹　□极度消瘦　□肥胖 □冬眠　□营养不良或恶病质　　□其他 Braden 评分　　分　　入院时评分是否属于高风险：□是　□否

续表

压疮分期(多处时选择最严重处): □可疑的深部组织损伤 □Ⅰ局部红肿发硬 □Ⅱ不规则的表皮破溃,限于表皮及真皮层 □Ⅲ皮肤变厚溃烂,并延伸至皮下脂肪组织 □Ⅳ深部组织坏死呈溃疡,延伸至肌肉层 □Ⅴ深部组织坏死呈溃疡已延伸至骨骼、关节结构 □不可分期
压疮部位(可多选): □骶尾部 □髋部 □髂前上棘 □肩胛部 □枕部 □耳廓 □肘部 □膝部 □踝部 □足跟部 □其他
压疮面积(cm^2)(多处时选择面积最大处): □ 1~2 □ 2~4 □ 4~6 □ 6~10 □ 10~15 □ 15~20 □ 20~30 □ 30 以上
创面情况: □红肿 □渗血渗液(水疱) □溃烂 □化脓 □坏死 □恶臭 □其他
压疮发生原因(可多选): □病人因素: □卧床 □制动 □强迫体位 □昏迷 □肥胖 □大小便失禁 □水肿 □低蛋白 □恶病质 □其他 □医疗因素: □未能及时纠正低蛋白血症,改善营养状况 □滥用抗生素,造成菌群失调性腹泻 □其他 □护理人员因素:□未按时翻身 □未及时清洁、擦洗皮肤 □床单位潮湿、不洁、褶皱 □管路较长时间受压而未发现 □管路固定不当 □护理操作不当,拖、拉、扯、拽等 □护理人员评估不当 □使用的便盆有损坏,造成皮肤擦伤 □其他 □其他因素: □护理人员配备不足 □其他
已采取护理措施(可多选): □增加翻身频次 □保持皮肤清洁 □保持床单位清洁干燥平整 □使用防压疮气垫 □使用软垫垫于骨隆突部位 □应用频谱仪照射创面治疗 □贴膜保护受压部位皮肤 □伤口换药 □进行危险因素评估 □其他
事件经过(可附页):
报告日期: 年 月 日 报告人:
皮肤压疮追踪评价表
采取的改进措施(由科室护士长填写) 日期: 签名:

续表

科室效果评价(由科室护士长填写)
科护士长效果评价(由大科护士长填写) 日期：　　　　签名：
护理部追踪验证(由护理部填写) 压疮性质：□可避免压疮　　□不可避免压疮

二、表格内容

皮肤压疮护理报告单：

1. 病人一般资料。
2. 压疮来源。
3. 压疮描述　病人身体状态、Braden 评分、压疮分期、压疮部位、面积、创面情况。
4. 压疮发生原因。
5. 采取的护理措施。
6. 事件经过。
7. 报告日期、报告人。

皮肤压疮追踪评价表：

8. 科室采取的改进措施、科室效果评价(由科室护士长填写)。
9. 科护士长效果评价(由大科护士长填写)。
10. 护理部追踪验证、压疮性质(由护理部填写)。

三、表格使用方法及注意事项

1. 发现病人皮肤压疮，无论是院内发生还是院外带来的，科室均要在 24 小时内向护理部电话报告，并填写皮肤压疮护理报告单。

2. 项目填写应齐全。

3. 压疮来源　院外带来压疮包括：家庭、养老院、其他医院带来，或填写其他来源。院内发生应选择科内发生还是科外带来。

4. 病人状态 Braden 评分采用 Braden 压疮危险因素评估表。

5. 压疮分期 采用美国国家压疮协会(NPUAP)2007 年分期。2007 年 NPUAP 更新了压疮的分期,更新后的分期既有组织累及深度的描述,又有累及组织结构的描述。具有较高的学术价值和影响力。

2007NPUAP 压疮新分期

分期	临床表现
可疑的深部组织损伤	①皮下软组织受到压力或剪切力的损害,局部皮肤完整但可出现颜色改变如紫色或褐红色,或导致充血的水疱。与周围组织比较,这些受损区域的软组织可能有疼痛、硬块、有黏糊状的渗出、潮湿、发热或冰冷。②厚壁水疱覆盖的黑色伤口床进展可能更快。③足跟部是常见的部位。④这样的伤口恶化很快,即使给予积极的处理,病变可迅速发展,致多层皮下组织暴露。需要谨慎处理
Ⅰ期压疮	①在骨隆突处的皮肤完整,但伴有压之不褪色的局限性红斑。②受损部位与周围相邻组织比较,有疼痛、硬块、表面变软、发热或者冰凉。③表明处于"危险状态"
Ⅱ期压疮	①真皮部分缺失;表现为一个浅的开放性溃疡;伴有粉红色的伤口床(创面);也可能表现为一个完整的或破裂的血清性水疱。②无腐肉或淤伤
Ⅲ期压疮	①全层皮肤组织缺失,可见皮下脂肪暴露,但骨头、肌腱、肌肉未外露;可有腐肉存在,但组织缺失的深度不明确。②因解剖部位不同,深浅表现也不同:如鼻梁、耳朵、枕骨处、踝部因无皮下组织,可能是表浅溃疡;而脂肪较多的部位此阶段压疮可能形成非常深的溃疡
Ⅳ期压疮	①全层组织缺失,伴有骨、肌腱或肌肉外露,伤口床的某些部位有腐肉或焦痂;常有潜行或窦道。②有可能造成骨髓炎;可以直接看见或触及骨头/肌腱。③因解剖部位不同,深浅表现也不同:如鼻梁、耳朵、枕骨处、踝部因无皮下组织,可能是表浅溃疡;而脂肪较多的部位此阶段压疮可能形成非常深的溃疡
不可分期	①全层组织缺失,但是溃疡底部有腐肉覆盖,或者伤口床有焦痂附着。②只有去除足够多的腐肉或焦痂,暴露出伤口床的底部,才能准确评估压疮的真正深度、确定分期。③足跟处稳定的焦痂(干的、黏附紧密的、完整但没有发红或者波动感)可以作为人体自然的(生物学的)覆盖而不被去除

6. 不同分期压疮的处理

压疮处理的原则:

(1) 明确引起压疮的原因。

(2) 排除或减少引起压疮的危险因素。

(3) 根据整体病情或预后评估临床目标,确定治疗方案。

压疮分期	局部处理	综合处理
可疑的深部组织损伤	①谨慎处理，不能被表象所迷惑。②取得病人及家属的同意。③严禁强烈和快速的清创。④早期可用水凝胶敷料，使表皮软化	1. 经常评估病人，向病人及家属做健康教育及心理护理，使其主动参与护理 2. 减压护理：①气垫床、水垫、海绵垫、软枕头、翻身垫等。②定时翻身，间歇解除身体各部位的压力，是预防及治疗压疮最有效的措施。③掌握翻身技巧，避免拖、拉、推等动作 3. 加强营养，改善全身状况
Ⅰ期	透明贴、水胶体或泡沫敷料保护 换药间隔：7~10 天或敷料自然脱落 创面渗液少：水胶敷料，如透明贴、溃疡贴、安普贴、薄形多爱肤等	
Ⅱ期	创面渗液多：藻酸盐 - 水胶体敷料 / 泡沫敷料外敷。换药间隔：3~5 天 水疱的处理：①小水疱：注意保护，可用水胶体敷料。②大水疱：无菌注射器抽出疱内液体，挤出疱液，早期保留疱皮，用透明贴或溃疡贴等水胶体敷料外敷	
Ⅲ期、Ⅳ期	黑色期：机械清创或外科清创或自溶清创后充分引流（藻酸盐、脂质水胶体）+ 高吸收性敷料外敷。黄色期：清创，水凝胶 / 水胶体糊剂、藻酸盐类敷料 + 高吸收敷料或水胶体敷料或纱布外敷。换药间隔：2~3 天。红色期：水胶体糊剂 + 高吸收性敷料或水胶体敷料外敷。换药间隔：3~5 天。清创是基本的处理原则。窦道（潜行）：①渗出液多者用藻酸盐填充条 + 高吸收性敷料或纱布外敷。②渗出液少者用吸收性敷料、脂质油纱类敷料或纱布外敷	何时需更换治疗方案？①创面加深或变大。②创面上渗出液变多。③伤口在 2~4 周内没有明显改善迹象。④伤口出现感染迹象。⑤治疗方案执行有困难
不可分期	局部处理注意事项：足跟部稳定的干痂予保留 1. 严格遵守无菌操作原则 2. 可用生理盐水涡流式冲洗创面（不主张创面过多使用消毒液），伤口边缘至周围 5cm 区域，干燥后用敷料封闭伤口 3. 如怀疑伤口有感染，不能用密闭性湿性愈合敷料	

7. 压疮部位　可勾选压疮发生的部位，或选择其他注明具体部位。

8. 压疮面积　如发生多处压疮，只需选择面积最大的填写。

9. 压疮发生原因　将压疮发生的原因分类为病人因素、医疗因素、护理因素和其他因素。可依据病人的具体情况进行选择。

10. 已采取的护理措施　详细记录针对压疮所采取的护理措施。

11. 事件经过　对压疮的发生经过应进行详细描述。例如病人的诊断,何时入院,存在哪些压疮发生的危险因素,科室给予了哪些预防措施,病人在何种情况下,哪个班次出现了压疮,当时的皮肤情况是怎样的。

12. 采取的改进措施　由科室护士长填写。

13. 科室每周进行效果评价,或依皮肤转归或进展情况随时评价。病人转科、出院或死亡应及时评价。

14. 大科护士长应对压疮事件进行了解,对院内压疮事件了解发生原因,指导科室采取改进措施,定期对科室采取的改进措施及效果进行评价。

15. 护理部对压疮事件进行追踪,对院内压疮事件的属性进行认定,并定期对科室采取措施后的效果进行验证。

16. 病人转科时此表交接到转入科室并继续使用此表进行追踪记录。

第三节　防范病人跌倒(坠床)评估记录表

一、表格简介

跌倒是医院内发生的突发不良事件,跌倒的发生没有固定的地点和模式,一旦发生不仅对病人身心健康和生活自理能力造成不利影响,增加病人及家庭的痛苦和负担,更会成为医疗纠纷的隐患。有效预防跌倒不仅是医院护理质量管理的一个重要方面,也是衡量医院医疗护理质量的重要指标之一。建立住院病人跌倒评估表,使医务人员在心理上引起足够的重视,实施预防措施、为病人及家属进行健康宣教、使用警示标识等,共同组成了住院病人跌倒预防的方案。使预防更具有针对性和实效性。预防病人在住院期间发生跌倒,首先要做好跌倒危险因素评估。

防范病人跌倒(坠床)评估记录表由北京协和医院设计,可帮助临床护士对有发生跌倒(坠床)危险的病人进行风险因素评估(表5-3)。

二、表格内容

1. 病人一般资料。
2. 评估　包括评估内容、评估级别、评估日期。
3. 预防　预防措施、预防效果。
4. 护士签字。

表 5-3　防范病人跌倒(坠床)评估记录表

姓名		性别	年龄	科室	病案号				
诊断			入院日期		出院日期				
评估内容	评估级别				评估日期				
	A	B	C	D					
一般情况	年龄≥65 岁	1 年内有跌倒史	合作意愿差						
意识状态	躁动	精神恍惚	间断意识障碍	持续意识障碍					
身体状况	需用助行器	眩晕或低血压	步态不稳	视觉障碍					
近期用药	利尿剂	降糖药	降压药	镇静安眠类					
排泄问题	需协助如厕	尿频	尿急	腹泻					
其他因素									
预防措施	保持地面无水渍、障碍物，病室及活动区域灯光充足								
	悬挂预防跌倒标识，必要时班班交接								
	告知病人及家属可能导致跌倒的原因，并采取相应防范措施								
	病人日常用物放于可及处								
	指导病人穿长短合适的衣裤及防滑鞋								
	将呼叫器放于可及处，提醒病人下床时若有必要寻求帮助								
	适当使用床栏或约束带								
	依据风险程度，必要时专人陪住								
预防效果	未发生跌倒								
	发生跌倒								
护士签字									

三、表格使用方法及注意事项

1. 项目填写应齐全

2. 在病人入院时，或在病人住院期间病情发生变化时由责任护士进行评估。

3. 对于年老体弱、有跌倒史、生活不能完全自理、不能正常行走、合作意愿差、神志不正常、视觉障碍、尿频尿急、腹泻、近期服用利尿剂、降压药、降糖药、镇静安眠药等任意一种情况的高危病人，需进行跌倒(坠床)风险评估。

4. 评估内容是病人发生跌倒的危险因素，主要从以下方面进行评估：病人一般情况，意识状态，身体状况，近期用药，排泄问题，其他因素。评估病人存在任何一项内容，都认为有发生跌倒的危险。危险级别由轻到重分别用 A、B、C、D 表示。

一般情况：年龄≥65 岁、1 年内有跌倒史、合作意愿差。

意识状态：躁动、精神恍惚、间断意识障碍、持续意识障碍。

身体状况：需用助行器、眩晕或低血压、步态不稳、视觉障碍。

近期用药：利尿剂、降糖药、降压药、镇静安眠类。

排泄问题：需协助如厕、尿频、尿急、腹泻。

病人如有其他危险因素可在其他因素栏内注明。

5. 对有跌倒发生危险的病人，责任护士应采取相应措施。包括悬挂预防跌倒标识，向病人及家属告知可能跌倒的原因，实施防范措施。书写护理记录、并做好交接班。同时，在表中相应的预防措施项目内打钩。

6. 每次评估后，需填写预防效果。有无跌倒发生。如病人发生跌倒，需填写“意外伤害事件报告单”。

7. 此表初始评估后，每周至少评估 1 次。病人如有病情、用药等情况变化，需及时评估。

8. 表中未涉及的跌倒(坠床)危险因素及重点护理措施可记入护理记录。

9. 病人转科，接收科室需要再评估。此评估记录表可连续使用。

第四节　管路滑脱报告单及管路滑脱追踪评价表

一、表格简介

管路滑脱即非计划性拔管(unplanned endotracheal extubation，UEE)是指

未经医护人员同意,病人将管道拔除或脱落,也包括医护操作不当所致拔管。非计划性拔管的发生,可能对病人造成损伤,延长住院时间,增加费用,甚至导致死亡,同时会引起医患纠纷,是常见的护理不良事件。

对意识不清、认知障碍、不配合、高龄老人等病人在置管后要定时对病人神志、认知能力、合作与否、年龄情况、身体状况、病情用药情况、日常活动规律及生活需求、既往有无管路滑脱史等进行评估。如病人有脱管危险,要及时制定防范措施并执行,包括对各种管路有醒目标识,标清管路名称、插入时间、插入深度;选择适当有效的导管固定方法;规范护理操作,进行翻身、叩背及各种护理操作时,动作不可过猛防止牵拉;加强主动巡视,检查气管插管的深度、导管的固定状况、气囊是否漏气、约束的情况等,警惕导管滑脱;加强健康教育,向清醒病人尤其是不合作病人解释病情,解释置管目的、作用、意义和脱管的危害使病人主动配合医护工作;及时有效的肢体约束;必要时遵医嘱使用镇静剂。

如病人发生管路滑脱,责任护士应及时发现并填写管路滑脱报告单并上报护理部(表 5-4)。科室护士长对发生管路滑脱的病人进行追踪评价并填写管路滑脱追踪评价表。大科护士长要对科室采取的措施及效果进行评价。护理部要进行追踪认证。此表由北京协和医院结合临床使用效果设计而成。

表 5-4　管路滑脱报告单

病人一般资料: 姓名:____________　病案号:_______ 性别:□男　□女　年龄:_____ 诊断:________________________ 护理级别:□特级　□Ⅰ级　□Ⅱ级　□Ⅲ级 文化程度:□文盲　□小学　□初中　□高中　□大专　□本科及以上
脱管发生时间:___年___月___日___时___分 置管日期:___年___月___日 当事人职称:________当事人工作年限:__________当事人班次:______________
导管类型: □胃管　□尿管　□引流管　□ PICC　□胸管　□透析管路　□气管插管 □ CVP　□桡动脉　□ Swan-Ganz　其他__________
病人身体状况: 意识状态:□清醒　□嗜睡　□朦胧　□谵妄　□昏迷 精神状态:□平静　□烦躁　□焦虑　□恐惧　□其他__________ 活动能力:□行动正常　□使用助行器□残肢　□无法行动　□其他__________ 自我照顾能力:□自理　□部分依赖　□完全依赖

续表

脱管原因： □病人自拔　□医护人员操作时滑脱　□家属协助病人时滑脱 □其他________
固定方法： □缝合　□胶布固定　□气囊　□水囊　□其他________
其他： 健康教育：　□已做　□未做 约束带使用：□有　　□无 事件发生前病人是否使用镇静药物：□是　□否 有无陪伴者：□有　　□无 管路滑脱时工作人员：□在病人身边　□未在病人身边 病人既往是否发生过管路滑脱事件：□首次　□第____次
处理： □立即通知医生　□重新置管　□观察病情　□脱管部位处理　□记录病情 □用药（药物名称________________） □诊断性检查（具体名称________________） □其他
并发症： □出血____ml　□气栓　□血栓　□窒息　□感染　□气胸　□吻合口瘘 □其他________
事件经过（可附页）：
发生原因分析：
报告日期：　　年　　月　　日　　　　　　报告人：
管路滑脱追踪评价表
采取的改进措施：（由科室护士长填写） 日期：　　　　签名：
科室效果评价：（由科室护士长填写） 日期：　　　　签名：

续表

科护士长效果评价:(由大科护士长填写) 日期:　　　　签名:
护理部追踪验证:(由护理部填写)

二、表格内容

管路滑脱报告单

1. 病人一般资料、脱管发生时间、置管日期、导管类型、病人身体状况。
2. 脱管发生原因、固定方法、如何处理、出现的并发症。
3. 事件经过。
4. 发生原因分析。

管路滑脱追踪评价表:

5. 科室采取的改进措施、科室效果评价(由科室护士长填写)。
6. 科护士长效果评价(由大科护士长填写)。
7. 护理部追踪验证(由护理部填写)。

三、表格使用方法及注意事项

1. 发生管路滑脱,科室在24小时内电话报告护理部,48小时内填报“管路滑脱报告单”。
2. 管路滑脱报告单大部分需要在相应的选项方框处打钩。病人一般资料须填写齐全。不在选项内的,可选择其他。并在后面加以备注。
3. 对事件发生经过应详细描述。
4. 对导致脱管的原因进行认真分析。
5. 科室护士长详细描述采取的改进措施,并每周进行科室效果评价如病人转科、出院或死亡应及时进行评价。
6. 大科护士长对管路滑脱事件进行了解,了解科室发生原因、指导科室采取改进措施,并对改进效果进行评价。
7. 护理部对脱管不良事件进行追踪,对科室采取改进措施后的效果进行验证。
8. 病人转科时此表交接到转入科室继续追踪记录。

第五节 意外伤害事件报告单及意外伤害事件追踪评价表

一、表格简介

护理安全是医院护理管理的重点，住院病人对环境不熟悉，存在自理能力差，感觉、运动迟缓等特点，因此，病人在住院期间易发生坠床、跌倒、走失、自杀、烫伤等多种意外伤害。意外伤害事件具有突发性，且无固定模式和地点，发生意外伤害不仅给病人带来极大的痛苦，而且容易引起医患纠纷，造成不必要的资源浪费。因此医护人员除了要对病人进行意外伤害的评估并采取必要的防范措施外，还需要对病人进行细心的观察及护理。意外伤害的种类包括跌倒、坠床、治疗或措施异常、烧/烫伤、误吸、约束意外、自杀/自伤、走失等。在病人住院时及住院过程中，护士要对病人进行意外伤害风险因素评估。

对跌倒、坠床的风险评估：

1. 病理因素　包括年龄大，身体状况差，步态不稳，视力差；语言、行为能力障碍，自我认知、自我管理及自理能力差；易发生直立性低血压；意识障碍，躁动。

2. 环境因素　包括地面湿滑，病房用物摆放不整齐、行人通道有障碍物，缺乏扶手。

3. 药物作用　使用了降压药、镇静安眠药等。

护理措施：有跌倒风险的病人床旁挂"跌倒、坠床"警示标识。对病人和家属进行有效沟通，取得其配合并参与其中，使病人和家属掌握防止跌倒、坠床的措施。对有意识障碍的病人，使用床栏保护，与家属沟通，签订知情同意书后实施约束措施。护理人员加强巡视与照顾，指导勿跨越床栏下床。把病人需要的物品放置妥当，协助完成生活护理。教会病人使用呼叫器，需要协助时随时呼叫护士。为病人提供安全的住院环境，行人通道无障碍物。厕所、楼道增设扶手，铺设防滑地板。病人下床时穿防滑鞋，衣裤合身，坐轮椅、平车时使用安全带。使用镇静、镇痛、降压等药物及步态不稳的病人，嘱其避免快速更换体位，下床行走时必须有人在旁陪伴。

对烫伤的风险评估：

1. 病理因素。特殊人群如：老年人皮肤薄、神经科感觉障碍的病人。

2. 病人及家属相关知识缺乏或遵医性不高。

护理措施：慎用热水袋。使用热水袋时水温不宜过高（60~70℃），袋内装水至1/2~2/3满，且热水袋不宜直接接触皮肤，应用毛巾包好，放置在被盖之间或离病人身体一定距离处并定时查看。加强与病人及家属的沟通，使其充分认识烫伤的危险性。

对误吸的风险评估：

包括病人年龄，意识状态，痰液，是否留置胃管，饮食种类，进食体位，是否有人工气道，是否机械通气、是否有饮水呛咳、吞咽困难等。

护理措施：对病人进行健康宣教，内容包括饮食种类、进食时的体位、一次进食量的控制、进食速度等。遇留置胃管鼻饲病人，必须保证胃管置于胃内并妥善固定，每次喂养前回抽胃液检查确定胃管在胃内方可进行，鼻饲时将病人床头抬高30°~40°，若病情许可取半卧位，可预防食物反流避免误吸，4~6小时一次，胃内容物大于200ml应该停止鼻饲。气管切开与气管插管是误吸发生的危险因素。机械通气增加腹内压，气囊充气不足或漏气也是导致胃内容物反流而致误吸的原因，护理人员应该每4小时检查一次气囊压力。为避免反流误吸，每2~4小时应该回抽一次胃液，胃内容物大于100ml应该减慢速度。

对约束意外的风险评估：

包括病人年龄、意识状态、肢体活动能力、感觉能力、语言能力、约束时间，约束部位皮肤、卧位、排泄功能等进行评估。

护理措施：实施保护性约束时要充分与家属沟通，尽量做到在家属自愿时进行保护约束；在实施约束时，要注意约束技巧，防止骨折、脱臼、皮肤损伤；保护性约束后，要在被约束局部加垫保护，保证不影响被约束部位的血液运行和肢体功能；对被约束病人要专人负责，定时观察约束肢体皮肤，及时更换体位、更换溺湿的床单，防止发生压疮。

对自杀的风险评估：

1. 长期受病痛折磨，疾病无法治愈。

2. 经济条件差，觉得自己给家庭带来负担。

3. 得不到家人的支持理解，子女嫌弃。

护理措施：做好病人的心理护理，多与病人交流沟通，尽量消除病人的不良情绪，树立战胜疾病的信心。将情绪不稳定的病人安置于靠近护士站的病室，加强巡视，严密观察病人病情、行为和心理变化，认真进行床旁交接。做好病房的安全管理工作，清除病人可能利用的危险物品，如刀、剪、玻璃制品、绳索、体温计。检查窗户开启的范围是否符合安全规定，严防病人跳楼自杀。抗焦虑、抗抑郁、镇静类药物由护理人员代为保管，每次发放送服到口。与家属沟通取得配合，建议24小时陪伴病人并给予心理支持。

对外出不归(走失)的评估：

1. 环境陌生，病人外出后不认识回病房的路。

2. 阿尔茨海默病，无完全民事行为能力，不清楚自己的行为。

3. 主观上不愿治疗,或有自杀念头。

护理措施:病人入院时热情主动介绍病区及院内环境,讲解一些特征性标志,便于记忆。病历上预留 2 个以上联系电话、详细的家庭地址、病人身份证号码。为痴呆、记忆力减退、精神障碍的病人制作写有姓名和联系电话的安全卡,放在衣袋内以备急用。有意识障碍、精神症状的病人,限制外出。

一旦发生意外伤害事件,责任护士应及时发现、处理并填写意外伤害事件报告单并上报护理部(表 5-5)。科室护士长对发生意外伤害的病人进行追踪评价并填写意外伤害追踪评价表。

表 5-5　意外伤害事件报告单

病人一般资料:

姓名:__________　病案号:______________

性别:□男　□女　年龄:__________

诊断:______________________________

护理级别:□特级　□Ⅰ级　□Ⅱ级　□Ⅲ级

文化程度:□文盲　□小学　□初中　□高中　□大专　□本科及以上

意外事件发生时间:____年__月__日___时___分

发生地点:□病室　□走廊　□卫生间　□浴室　□护士站　□治疗室　□手术室
□诊室　□户外　□其他____________________

病人意识状态:发生前:□清醒　□嗜睡　□昏睡　□昏迷　□其他____________
发生后:□清醒　□嗜睡　□昏睡　□昏迷　□其他____________

当事人职称:__________当事人工作年限:_____________班次:__________

意外事件的类型:

□跌倒 / 跌落(指病人身体的任何部位(不包括双脚)意外触及地面)。当时病人的状态是:
□行走中　□站立　□上下病床　□上下推床　□躺卧病床　□坐床旁椅
□坐轮椅　□沐浴中　□如厕中　□其他____________________

□治疗或措施异常:
□输血错误造成伤害　□输血或 IV 渗出
□医疗用物使用不当,造成伤害____________________
□医疗仪器使用不当,造成伤害____________________
□治疗措施程序或技术不当,造成伤害____________________
□其他__________________________

□烧(烫)伤　□疑似电(刀)灼伤

□误吸:
□唾液　□鼻咽部分泌物　□液体　□有毒物质　□食物　□胃内容物
□其他_________

□约束意外:
□皮肤损伤　□神经损伤　□骨折　□窒息　□其他________________

□自伤或自杀　□识别错误

其他:
□纱布计数错误　□病人暴力事件　□走失　□转运损伤　□其他____________

续表

病人情况:(请不必重复勾选资料已有的内容)
意外事件造成的结果: 病人的伤害:□0级 □1级 □2级 □3级 □4级 □5级 □6级 病人住院天数:□无影响 □可能减少 □可能增加 □无法判定影响 其他____________
病人意外事件处理经过: □立即通知 □其他护理人员 □病房护士长/小组长 □值班护士长 □护理部 □医生 □家属 □其他人员____________ □密切观察生命体征 □医疗或护理措施 □其他____________
处理与建议: □发生原因________ □防范措施________ □晨会报告 □案例分析 □列入质控监测 □修订改进 □制度 □标准 □技术 □常规 □流程 □设施 □其他________
事件经过(可附页):
发生事件原因分析:
报告日期: 年 月 日 报告人:
意外伤害事件追踪评价表
采取的改进措施:(由科室护士长填写) 日期: 签名:
科室效果评价:(由科室护士长填写) 日期: 签名:
科护士长效果评价:(由大科护士长填写) 日期: 签名:
护理部追踪验证:(由护理部填写)

二、表格内容

意外伤害事件报告单内容包括:

1. 病人一般资料。

2. 意外事件发生的时间、地点、病人当时的意识状态、当事人职称、工作年限、班次。

3. 意外事件类型:跌倒 / 坠床、治疗或措施意外、烧 / 烫伤、误吸、约束意外、自杀 / 自伤。

4. 发生意外后病人的情况。

5. 意外事件造成的结果。

6. 意外事件的处理经过。

7. 意外事件发生经过、原因分析。

意外伤害事件追踪评价表内容包括:

8. 科室采取的改进措施、科室效果评价(由科室护士长填写)。

9. 科护士长效果评价(由大科护士长填写)。

10. 护理部追踪验证(由护理部填写)。

三、表格使用方法及注意要求

1. 病人发生意外事件,科室在 24 小时内电话报告护理部,48 小时内填报"管路滑脱报告单"。

2. 项目填写齐全,意外伤害事件报告单大部分需要在相应的选项方框处打钩。病人一般资料须填写齐全。不在选项内的,可选择其他。并在后面加以备注。

3. 对意外伤害的事件经过详细描述。

4. 对意外伤害的原因进行认真分析。

5. 病人发生跌倒 / 坠床需填写伤害分级:

Ⅰ级:指不需要或只需稍微治疗与观察的伤害,如挫伤、擦伤、不需缝合之皮肤小撕裂伤等。

Ⅱ级:需要冰敷、包扎、缝合或夹板等医疗或护理处置的伤害,如扭伤、大或深的撕裂伤或皮肤撕裂、小挫伤等。

Ⅲ级:需要医疗处置及会诊的伤害,如骨折、意识丧失、精神或身体状态改变等。

6. 科室护士长针对采取的改进措施及病人情况每周进行评价,如病人转科、出院或死亡应及时进行评价。

7. 大科护士长对意外事件的经过是否属实进行认定,了解意外事件发生的原因，指导科室采取措施，并进行措施改进后的效果评价。

8. 护理部对意外事件的属实进行认定，并对科室采取改进措施后的效果进行追踪验证。

9. 病人如转科时此表可交接到转入科室继续追踪记录。

第六节 输液（血）反应报告单

一、表格简介

（一）输液反应

输液反应是临床使用静脉制剂时引起的或与输液相关的不良反应的总称。临床常见的输液不良反应是热原反应、热原样反应、菌（细菌、芽胞、真菌）污染反应、毒性反应、过敏反应等。常见症状有热原反应及热原样反应所致的发热、寒战、呕吐等。

发热反应

(1) 临床表现：多发生在输液后数分钟至1小时。表现为：发冷、寒战、发热。轻者体温在38℃左右，停止输液后数小时内可自行恢复正常；严重者初起寒战、继而高热，体温可达40℃以上，并伴有头痛、恶心、呕吐、等全身症状。

(2) 预防

1) 输液前应认真检查药液的质量，输液用具的包装及灭菌日期、有效期。

2) 输液时严格执行无菌技术操作。

(3) 护理措施

1) 发热反应轻者，应立即减慢输液速度或停止输液，并及时通知医生。

2) 发热反应严重者，应立即停止输液，查找原因。

3) 对高热病人，应给予物理降温，严密观察生命体征变化，必要时遵医嘱给予抗过敏药物或激素治疗。

（二）输血不良反应

输血不良反应指病人输注血液或血液制品导致的任何输血前不能预期的意外反应，常见的输血反应包括：发热反应、过敏反应、溶血性反应、细菌性输血反应。

1. 发热反应

(1) 临床表现：在输血或输血液成分中或输注后2小时内，病人突然出现发热、畏寒、寒战、体温高热达38~41℃，可伴有恶心、呕吐、皮肤潮红、心悸和头痛。严重者也可出现出血、心力衰竭、呼吸衰竭、肾功能减退和休克等。

(2) 预防

1) 采血、输血器以及制备血液成分过程中,应做到无致热原污染。

2) 输血时应严格执行无菌操作技术原则。

3) 输血要遵循先慢后快的原则,一般情况下输血速度为每分钟40~60滴。

(3) 护理措施

1) 立即停止输血,保持静脉输液通路通畅。

2) 给病人保暖、解热、镇静,遵医嘱给予异丙嗪25~50mg或地塞米松5~10mg肌内注射。

3) 高热严重的病人可采用物理降温的方法。

4) 严密观察病人发热反应的变化,监测体温、血压的变化,并详细记录。

5) 对怀疑细菌性致热原所致的发热反应,在治疗的同时,立即将血标本送实验室做细菌培养。

6) 将剩余血袋血以及输血后的血标本送输血科查找原因。

2. 过敏反应

(1) 临床表现:包括皮肤瘙痒、荨麻疹、血管神经性水肿、哮喘、腹泻、严重者可出现呼吸困难、过敏性休克等。

(2) 预防:有过敏史的病人,在输血前30~60分钟内遵医嘱抗过敏药物。

(3) 护理措施

1) 轻度反应者:可在严密观察下减慢输血速度,遵医嘱给予口服或肌内注射苯海拉明、异丙嗪等抗组胺药物或糖皮质激素药物。

2) 重度反应者:立即停止输血,保持静脉输液通路通畅。立即遵医嘱给予皮下注射肾上腺素,积极抗休克治疗。

3. 溶血性反应

(1) 临床表现

1) 急性溶血反应:多为输入ABO血型不合的血液,表现为:发冷、寒战、发热、头痛、腰背疼痛、腹痛、胸前压迫感、呼吸困难、紫癜、血红蛋白尿、黄疸等。严重者可出现休克、DIC和急性肾衰竭。

2) 迟发型溶血反应:多为RH血型不合所致,表现为输血1周内,出现原因不明的发热、贫血、黄疸、血浆胆红素升高、血红蛋白尿、畏寒、寒战、腰痛等症状。

预防:①输血前做好血型鉴定。②认真执行输血安全规章制度,杜绝差错的发生。③血制品内不应加入任何药物,以防产生药物配伍禁忌引起溶血。

(2) 护理措施

1) 立即停止输血,更换输血器,保留静脉输液通路,给病人吸氧、保暖、查血型和交叉配血试验。

2) 抗休克处理,扩张血管,改善微循环。

3) 纠正心功能不全。

4) 抗过敏治疗。

5) 防止肾衰竭,注意水电解质平衡,记录出入量

6) 防止 DIC 发生。

4. 细菌性输血反应

(1) 临床表现:由于细菌污染血液和血液制品并在其中增殖,输入病人体内时引起严重的细菌性败血症。轻者以发热为主。重者于输入 10~20ml 血液后,即可发生全身症状,如发冷、寒战、高热、烦躁不安、头痛、腹痛、恶心、呕吐、腹泻、呼吸困难、面部潮红、皮肤黏膜充血、紫癜、大汗、血压下降,也可立刻发生休克、DIC、肾衰竭。

(2) 预防

1) 采用消毒灭菌的输血器具。

2) 输血操作应严格执行无菌技术操作。

3) 血液制品在室温下放置时间不超过 30 分钟,从冰箱取出应在 4 小时内输完。

4) 输血前,仔细观察血液制品有无溶血、气泡、凝块等异常现象,检查血袋是否完整有无破损现象。

(3) 护理措施

1) 有血液污染迹象时,立即停止输血,以生理盐水保持输液管路通畅。

2) 及时采取抗感染治疗

3) 及时采取抗休克、防治 DIC 及急性肾衰竭的措施。

输液(血)反应报告单,用于科室护士长对病人出现输液(血)反应不良事件时的上报(表 5-6)。发生输液(血)反应,护理人员除了及时填写此报告单外,还应将病人所输液体送检验科、血制品送输血科、输液(血)器送器材处进行检验,并参考检验结果进行原因分析。

二、表格内容

1. 病人一般资料。

2. 输入液(血)情况 液(血)名称、剂量、厂家、批号、血制品来源 / 输血号、加入药物的名称 / 剂量、余液(血)量。

3. 输液(血)器的情况 输液(血)器的生产厂家、批号。

4. 输液(血)反应经过。

5. 送检情况。

6. 输液(血)反应发生原因。

表 5-6 输液(血)反应报告单

病人姓名: 性　　别: 操 作 者:		科　室: 年　龄: 报告人:	病 案 号: 发生日期: 报告日期:
诊断:			
输入液体(血液)名称 / 剂量:			
液体生产厂家 / 批号:			
血制品来源 / 输血号:			
加入药物名称 / 剂量:			
余液(血)量:			
输液(血)器生产厂家 / 批号:			
输液(血)反应发生经过:			
送检:	□余液送药剂科药检验室检验　□余血送输血科检验 □使用的输液(血)器以及 3 个同批号未开封的输液(血)器送器材处		
输液(血)反应发生原因(可多选):	□输入液体引起　□输液(血)器引起 □病人自身原因　□其他		
科室处理措施(可多选):	报告　□护理部　□药剂科　□血库　□器材处　□其他部门 □科内组织讨论 □其他		
护理部意见:	① 对科室处理措施的评价 ② 若与药剂科 / 血库 / 器材处等部门沟通,结果如下: ③ 其他		

7. 科室处理措施。
8. 护理部对科室处理措施的评价;与相关部门的沟通意见等。

三、表格使用方法及注意事项

1. 发生输液(血)反应不良事件,科室科室在 24 小时内电话报告护理部,

48 小时内填报“输液(血)反应报告单”。

2. 表中各项目应填写齐全。

3. 对输液(血)反应的发生经过详细描述

4. 对输液(血)反应的发生原因进行分析后选择填写。

5. 哪些药液、血液、输液(血)器具进行送检,送检数量填写清楚。

6. 将科室的处理措施填写清楚,包括:发生反应后报告的部门,其他:可填写送检科室的结果反馈。

7. 护理部意见 对科室处理措施进行评价;与药剂科、血库、器材处等部门进行沟通,了解发生反应的原因及科室送检物品检验结果。

8. 病人如转科此表可交接到转入科室。

第七节 护理给药缺陷报告单及护理给药缺陷追踪评价表

一、表格简介

医疗护理质量管理的核心是保证病人安全,病人用药安全是实现这一目标的关键措施。给药过程中各个环节不出现差错才能使病人得到适当的治疗。护士是临床各种药物治疗的直接实施者和用药前后的监护者,任何一个环节的疏漏都有可能发生给药错误,从而引起各种不良反应,甚至导致严重的后果。因此,护理人员在给药过程中应严格执行查对制度,杜绝给药缺陷的发生。给药缺陷的类型包括:给药时间错误,给药途径错误,遗漏给药、输液速度错误、药物剂量错误、药物剂型错误、药物错误、病人身份识别错误等。

护理给药缺陷报告单用于科室护士长对护士发生给药差错时的上报。发生给药缺陷的科室应认真分析原因,采取改进措施。护士长应对给药缺陷事件进行追踪评价,并填写护理给药缺陷追踪评价表(表 5-7)。

表 5-7 护理给药缺陷报告单

病人一般资料: 姓名:__________ 病案号:__________ 性别:□男 □女 年龄:______ 诊断:______________________________ 护理级别:□特级 □Ⅰ级 □Ⅱ级 □Ⅲ级 文化程度:□文盲 □小学 □初中 □高中 □大专 □本科及以上

续表

科室情况: 给药发生日期:_____年____月____日____时____分 发生地点:□门诊 □病房 □急诊 □手术室 □其他__________ 当事人姓名:__________ 发现人__________ 当事人职称:__________ 当事人工作年限:_____ 当事人班次:_____
缺陷的类型: □给药时间错误(医嘱给药时间:________错误给药时间:________) □给药途径错误(医嘱给药途径:________错误给药途径:________) □遗漏给药 (遗漏____次,医嘱给药时间:□ 8AM □ 12AM □ 4PM □ 8PM □ 12PM □其他__________) □给药日期错误 (医嘱给药频次□每日给药□隔日给药□每周一次□其他__________) □输液速度错误(药物名称:________错误给药速度:________) □剂量错误(医嘱给药剂量:________错误给药剂量:________)
□剂型错误(医嘱给药剂型:________错误给药剂型:________) □药物错误 (医嘱药名:________ □抗生素 □化疗药 □止吐药 □镇静药 □其他________ 错误给药名称:________ □抗生素 □化疗药 □止吐药 □镇静药 □其他________) □其他____________________
处理: □立即通知医生 □立即通知其他护理人员(□护士长 □值班护士长 □护理部) □立即停止用药错误 □观察病情 □记录病情 □抢救 □用药(药物名称____________________) □诊断性检查(具体名称____________________) □其他____________________
缺陷引起的后果: □无用药反应 □出现轻度用药反应未给予处理,观察病情 □出现用药反应,给予用药等措施 □出现严重用药反应,采取抢救等措施,病人恢复 □出现严重用药反应,导致病人残疾或死亡 □其他____________________
事件经过(可附页):
发生事件原因分析:

续表

报告日期： 年 月 日 报告人：
护理给药缺陷追踪评价表
采取的改进措施：(由科室护士长填写) 日期： 签名：
科室效果评价：(由科室护士长填写) 日期： 签名：
科护士长效果评价(由大科护士长填写) 日期： 签名：
护理部追踪验证： 差错(事故)性质：□缺点 □差错 □严重差错 □事故

二、表格内容

护理给药缺陷报告单：

1. 病人一般资料。

2. 科室情况　给药差错发生日期、时间、地点、当事人姓名、职称、工作年限、班次。

3. 给药缺陷的类型。

4. 发生给药缺陷后的处理措施。

5. 给药缺陷引起的后果。

6. 事件经过；原因分析；报告日期、报告人。

护理给药缺陷追踪评价表：

7. 科室采取的改进措施、科室效果评价(由科室护士长填写)。

8. 科护士长效果评价(由大科护士长填写)。

9. 护理部追踪验证(由护理部填写)

三、表格使用方法及注意事项

1. 发生差错或事故后，要本着病人安全第一的原则，迅速采取补救措施，避免或减轻对病人身体健康的损害或将损害降到最低程度。

2. 当事人要立即向护士长汇报，护士长要逐级上报发生差错、事故的经过、原因、后果，并填写“护理给药缺陷报告单”，在24小时内电话上报护理部，48小时内上交书面报告。严重护理差错或事故应在事件发生后及时电话上报护理部，24小时内上交书面报告。

3. 发生严重差错或事故的各种有关记录、检验报告及造成事故的药品、器械等均应妥善保管，不得擅自涂改、销毁，以备鉴定。

4. 对事件经过要详细描述，认真分析差错发生的原因，并组织护理人员进行讨论，制定改进措施。

5. 大科护士长应对给药缺陷事件的属实进行认定，了解事件发生的原因，指导科室采取措施，并进行措施改进后的效果评价。

6. 护理部对事件的属实进行认定，并对科室采取改进措施后的效果进行追踪验证。

7. 护理部根据差错或事故的情节及对病人的影响，确定差错、事故性质，提出处理意见。可依据以下给药差错评分表确定差错、事故的分值，并按照分值的多少进行相应的处理。

【给药差错评分表】

表1　　（总分：　）

A（　）	B（　）	C（　）	D（　）	E（　）
差错的类型	给药途径	药物分类	用药反应	汇报时限
给药时间错误 1分 给药途径错误 1分 遗漏给药 一个剂量 1分 给药日期错误 1分 输液速度错误 时计 1分 剂量错误 2分 给药过量 一个剂量 1~2分 药物错误 3分 未遵医嘱给药 4分	静脉 4分 肌肉/皮下 3分 口服 2分 其他（经眼、鼻、咽、阴道、直肠等） 1分	根据药物的级别不同而评分（见表2）	根据出现用药后反应评分（见表3）	24小时内 0分 1~1.5天 1分 1.5~2天 2分 超过2天 超1天加扣 1分 不报、瞒报 ＞10分

表2　药物分类表

1分	2分	3分	4分	5分
抑酸剂	止吐剂	抗生素	抗血栓药	肝素
止泻剂	抗抑郁药	抗惊厥药	扩张支气管药	血液/血液成分
导泻剂	抗组胺药	抗精神病药	心血管药	化疗药
非静脉性药物	抗炎药	巴比妥类药	—抗心律失常药	抗肿瘤药
避孕药	雌激素	利尿剂	—抗高血压药	高营养药
化痰药	孕酮	麻醉拮抗剂	—血管收缩/血管舒张	胰岛素
退热剂	肌松剂	口服降糖药	麻醉止痛药	儿科用药
维生素类	镇静剂	类固醇类药	电解质	
中药类	催眠药	50%葡萄糖		
	麻醉剂	抗结核药		
	复杂的静脉药(隔离等)	抗排异药		

表3　差错或事故后果

0分	2分	4分	8分	>10分
无用药反应	出现轻度用药反应,未给予处理,观察病情	出现用药后反应,采取用药处理等措施	出现严重用药反应,采取抢救等措施,病人恢复	出现严重用药反应,导致病人残疾或死亡

量表使用说明:

1. 每一项错误情形只打分一次,如果多于1种药物被用错了,那么每种药物分别打分。

2. 报告时限:以上报到护理部的时间为准。

3. 给药差错扣科室质控得分方法:

计分方法:A、B、C、D、E五项总和即为差错分数。

8~13分:该科室月总分减2分。

14~18分:该科室月总分减3分。

19~23分:该科室月总分减4分。

24~27分:该科室月总分减5分。

28~33分:该科室月总分减6分。

34~37分;该科室月总分减7分。

38~43分:该科室月总分减8分。

44~50分:该科室月总分减9分。对当事人酌情处理。

大于50分:该科室月总分减10分。当事人限期调离本院。

第八节 医疗护理风险防范(堵漏)报告单

一、表格简介

风险管理是指对病人、医务人员、探视者可能产生伤害的潜在风险进行识别、评估并采取正确行动的过程。医疗护理风险始终贯穿在医疗护理操作、处置、配合抢救等各个环节和过程中，一旦发生医疗护理缺陷或事故，都给病人和家属带来痛苦或无法挽回的后果。因此，要有效地避免医疗护理风险，为病人提供优质、安全的护理服务．实施有效的医疗护理风险管理。在护理工作中应及时识别和确认护理风险，并及时上报，科学地分析现存和潜在的护理安全隐患，积极有效的进行风险处理。

医疗护理风险防范(堵漏)报告单用于责任护士在护理工作中发现的现存或潜在的医疗、护理风险时填写上报(表5-8)。

表5-8 医疗护理风险防范(堵漏)报告表

<table>
<tr><td>病案号：</td><td>病人姓名：</td><td>年龄：</td><td>性别：</td></tr>
<tr><td colspan="2">诊断：</td><td colspan="2">发生时间： 年 月 日 am/pm</td></tr>
<tr><td colspan="4">风险类别： □医疗风险 □护理风险</td></tr>
<tr><td colspan="4">过程描述：

结果：</td></tr>
<tr><td colspan="2">责任人：______医生/进修医生/医学生
______护士/进修护士/护生</td><td colspan="2">堵漏人员：______医生/进修医生/医学生
______护士/进修护士/护生</td></tr>
<tr><td colspan="2">报告科室：
上报人签字：</td><td colspan="2">报告日期：
护士长签字：</td></tr>
<tr><td colspan="4">以下由护理部填写：</td></tr>
<tr><td colspan="4">医疗风险分类：
□病人识别错误：医嘱(手术)张冠李戴、信息填错
□手术部位错误：
□医嘱错误：时间、剂量、用法、药名
□用药缺乏规范：用药未开过敏试验
□医嘱系统不熟练导致医嘱错误
□其他：____________</td></tr>
</table>

续表

护理风险分类： □医嘱处理错误： □工作环节：配错药、挂错液、发错药 □输血错误：血型不符、张冠李戴 □其他：____________
讨论结果： 讨论日期：　　　　　　　　　　　　负责人签字：

二、表格内容

1. 病人一般资料。
2. 风险类别。
3. 过程描述。
4. 结果；责任人；堵漏人员；报告科室；日期。
5. 上报后由护理部填写医疗、护理风险的分类；讨论结果；护理部签字。

三、表格使用方法及注意事项

1. 各项目填写齐全。
2. 对风险发生的过程要具体描述。
3. 对积极上报风险，成功堵漏的科室，医院应给予奖励。
4. 护理部对风险的类型进行分析，找出流程或制度上存在的隐患。制定改进措施并实施。

第九节　护理投诉登记表

一、表格简介

凡是医疗护理工作中，因服务态度、服务质量及自身原因或技术而发生的护理工作缺陷，引起病人或家属的不满，并以书面或口头方式反映到护理部或有关部门转至护理部的意见，均为护理投诉。护理投诉是一项不可忽视的重要资源。对投诉的科学管理、正确区分、定期追踪，对改进护理工作具有重要意义。护理部应设专人接待护理投诉，认真倾听投诉者意见，并耐心安抚投诉者，做好解释说明工作，避免引发新的冲突，同时填写“护理投诉记录表”（表 5-9）。及时与相关科室反馈，并调查核实。相关科室应认真分析发生原因，总结经验，接受教训，提出整改措施。定期组织投诉分析会，分析、总结和预警，不断改进护理工作。

表 5-9　护理投诉登记表

<table>
<tr><td>投诉科室：</td><td colspan="2">病房：</td><td>当事人：</td></tr>
<tr><td>病人姓名：</td><td colspan="2">性别：</td><td>年龄：</td></tr>
<tr><td colspan="2">病案号：</td><td colspan="2">诊断：</td></tr>
<tr><td colspan="2">投诉人：</td><td colspan="2">与病人关系：</td></tr>
<tr><td colspan="2">投诉者工作单位：</td><td colspan="2">联系电话：</td></tr>
<tr><td colspan="4">投诉内容：</td></tr>
<tr><td colspan="2">接待人：</td><td colspan="2">投诉日期：</td></tr>
<tr><td colspan="4">科室核实情况：（可附页）
负责人签字：　　　　日期：</td></tr>
<tr><td colspan="4">科室处理意见：
负责人签字：　　　　日期：</td></tr>
<tr><td colspan="4">护理部处理意见：
负责人签字：　　　　日期：</td></tr>
</table>

投诉经核实后，护理部可根据事件严重程度，给予当事人批评教育或相应处理。当事人应作出书面检查，并在护理部备案，向投诉病人诚意道歉，取得病人谅解。护理投诉登记表由护理部接待投诉人员填写。

二、表格内容

1. 投诉科室;当事人。
2. 病人一般资料;投诉人一般资料。
3. 投诉内容;接待人及日期。
4. 科室核实情况。
5. 科室处理意见。
6. 护理部处理意见。

三、表格使用方法及注意事项:

1. 项目填写齐全。
2. 对投诉内容、发生的过程应填写清楚。
3. 科室核实情况由科室护士长将被投诉情况是否属实、事情的经过、与病人及家属的沟通情况描述清楚(可附页)。
4. 科室处理意见由科室护士长填写对当事人的处理意见
5. 护理部经过讨论后做出处理意见,并填写。

(刘风华)

参考文献

[1] 吴新娟,郑建萍 . 北京协和医院护理工作手册 [M] . 北京 : 中国协和医科大学出版社,2010.
[2] 李小寒,尚少梅 . 基础护理学 [M] . 北京 : 人民卫生出版社,2012.
[3] 韩斌如,王欣然 . 压疮护理 [M] . 北京 : 科学技术文献出版社,2013.
[4] 王建荣,蔡虻,呼滨 . 输液治疗护理实践指南与实施细则 [M]. 北京 : 人民军医出版社,2012.

第六章 护理人力资源管理

本章主要介绍护理人力资源管理中常用的绩效管理技术手段，如平衡计分卡、360 绩效考核法、护理工时计算法等；还包括了人力资源管理中涉及个人、组织等基本概念及其测量工具，如护士核心能力、评判性思维、护士关怀能力、组织承诺、护理工作环境等，通过这些管理手段和人力资源管理相关概念的测评帮助护理管理者更好地分析并利用人力资源服务。

第一节　平衡计分卡

一、平衡计分卡简介

平衡计分卡（careersmart balanced score card）是哈佛大学教授 Robert Kaplan 与诺朗顿研究院的执行长 David Norton 在 1990 年研究“未来组织绩效衡量方法”时，得出的绩效评价体系，该研究的目的旨在发现超越传统财务结果衡量绩效的评价模式，使组织策略能够转变为组织行动。经过近 20 年的实践验证，平衡计分卡已发展为集团战略管理重要工具之一，在集团战略规划与执行管理方面发挥非常重要的作用。平衡计分卡是从财务、客户、内部运营、学习与成长四个维度，将组织的战略落实为可操作的衡量指标和目标值的一种新型绩效管理体系，目的是建立“实现战略为导向”的绩效管理系统，从而保证组织战略得到有效的执行。平衡计分卡是加强组织战略执行力的最有效管理工具。平衡计分卡最先在美国众多企业中得到实施，几乎涉足到各个行业，现已推广到全球很多国家的医疗机构，甚至包括一些非营利性机构。平衡计分卡方法突破了财务作为唯一指标的衡量工具，做到了多方面的平衡。

1. 平衡计分卡为医疗机构战略管理提供强有力的支持。随着医疗服务市场竞争的不断加剧，战略管理对医疗机构持续发展更为重要。平衡计分卡的评价内容与指标和医疗机构战略目标紧密相连，医疗机构战略的实施可以通过对平衡计分卡的全面管理来完成。

2. 平衡计分卡可以提高医疗机构整体管理效率。平衡计分卡所涉及的四项内容，都是医疗机构未来发展成功的关键要素，通过平衡计分卡所提供的管理报告，将看似不相关的要素有机地结合在一起，可以大大节约管理者的时间，提高医疗机构管理的整体效率，为医疗机构未来成功发展奠定坚实的基础。

3. 注重团队合作，防止医疗机构管理功能失调。平衡计分卡通过对医疗机构各要素的组合，让管理者能同时考虑医疗机构各职能部门在医疗机构整体中的不同作用与功能，促使医疗机构管理部门考虑决策时要从医疗机构出发，慎重选择可行方案。

4. 平衡计分卡可提高医疗机构激励作用，扩大护理人员的参与意识。传统的业绩评价体系强调管理者希望下属采取什么行动，然后通过评价来证实下属是否采取了行动以及行动的结果如何，整个控制系统强调的是对行为结果的控制与考核。而平衡计分卡则强调目标管理，鼓励下属创造性地达到目标，这一管理系统强调的是激励动力。另一方面，医疗机构业绩评价体系大多是由财务专业人士设计并监督实施的，但是，由于专业领域的差别，财务专业人士并不清楚医疗机构经营管理、技术创新等方面的关键性问题，因而无法对医疗机构整体经营的业绩进行科学合理的计量与评价。

5. 平衡计分卡可以使医疗机构信息负担降到最少。在当今信息时代，新的信息指标不断增加，会导致医疗机构高层决策者处理信息的负担大大加重。平衡计分卡可以使医疗机构管理者仅仅关注少数而又非常关键的相关指标，在保证满足医疗机构管理需要的同时，尽量减少信息负担成本。

二、平衡计分卡主要内容

平衡计分卡（BSC）包括财务角度、病人角度、内部经营流程、学习和成长四个方面。

（一）财务面

财务性指标是一般医疗机构常用于绩效评估的传统指标。平衡计分卡中的目标和评估指标来源于医院战略规划，它把医院使命和战略转化为有形的目标和衡量指标。BSC 中的目标和衡量指标是相互联系的，这种联系不仅包括因果关系，而且包括结果的衡量和引起结果的过程的衡量相结合，最终反映医院的战略实现。财务面指标衡量的主要内容包括收入的增长、收入的结构、成本降低、提高服务率、资产的利用等。

（二）病人面

平衡计分卡要求医疗机构将使命和策略诠释为具体与病人相关的目标和要点。医疗机构应以病人和目标医疗服务市场为导向，专注于是否满足病人需求。BSC 中病人方面，管理者们确认了帮助医院有效运营并赢得市场竞争的策略目标，然后将这些目标细化为具体的指标。病人面主要指标包括医疗服务市场占有率、病人忠诚度、病人满意度等。

（三）内部营运面

建立平衡计分卡的顺序，通常是在先制定财务和客户方面的目标与指标后，才制定医疗机构内部流程面的目标与指标，这个顺序使医疗机构能够抓住重点，专心衡量那些与医院发展目标和病人需求息息相关的流程。内部运营绩效考核应以对病人满意度和实现财务目标影响最大的业务流程为核心。BSC 重视以病人和医院运营发展目标为导向的全新的内部运营过程。

（四）学习与成长面

学习与成长的目标为其他三个方面的宏大目标提供了基础架构，是驱使上述计分卡三个方面获得卓越成果的动力。面对激烈的全球竞争，医疗机构今天的技术和能力已无法确保其实现未来的业务目标。削减对医疗机构医务人员学习和成长能力的投资虽然能在短期内增加财务收入，但将在未来对医疗机构带来不利影响。学习和成长面指标涉及护理人员的能力、信息系统的能力与激励、授权与相互配合。

三、使用方法及注意事项

1. 平衡计分卡应包含一连串连接的目标和量度，不仅前后要连贯，同时需要互相强化。BSC 是一套从四个方面对医院战略管理的绩效进行财务与非财务综合评价的方法，不仅能有效克服传统的财务评估方法的滞后性、偏重短期利益和内部利益以及忽视无形资产收益等诸多缺陷，是一个科学的战略管理控制与战略管理绩效评估结合的管理系统。平衡计分卡须遵守三个原则：①因果关系；②成果量度与绩效驱动因素；③与财务对接。

2. 平衡计分卡实施中应注意　①避免沟通与共识上障碍。尽管高层管理者清楚地认识到达成战略共识的重要性，但缺少方法将战略有效地转化被护理人员理解的最高指导原则。②组织与管理系统的障碍。医疗机构的管理层在例行的管理会议上花费近 85% 的时间，以处理业务运作的改善问题，却以少于 15% 的时间关注于战略及其执行问题。过于关注各部门的职能，却没能使组织运作、业务流程及资源分配围绕着战略而进行。③减少信息交流障碍。平衡计分法的编制和实施涉及大量的绩效指标的取得和分析，是一个复杂的过程，因此，医疗机构对信息管理及信息基础设施建设不完善，受到部门制约，信息难以共享，不仅影响到业务流程，也是实施平衡计分法的障碍。④对绩效考核的指导。长期以来，医疗机构的管理层已习惯于仅从财务的角度来测评医疗机构的绩效，并没有思考这样的测评方式是否与医疗机构的发展战略联系在一起、是否能有效地测评医疗机构的战略实施情况。平衡计分法的实施不仅要得到高层管理层的支持,也要得到各职能部门管理层的认同。平衡计分卡通过因果关系提供了把战略转化为可操作内容的一个框架。根据因果关系,对医疗机构的战略目标可以分解为各个部门的目标,同样各中级目标或评价指标又可以继续细分,最终形成指导个人行动的绩效指标和目标。

3. 平衡计分卡存在的缺点 ①实施难度大。平衡计分卡的实施要求医疗机构有明确的组织战略,高层管理者具备分解和沟通战略的能力和意愿,中高层管理者具有指标创新的能力和意愿。因此管理基础差的医疗机构不可以直接引入平衡计分卡,必须先提高自己的管理水平,才能循序渐进地引进平衡计分卡。②指标体系的建立较困难。平衡计分卡对传统业绩评价体系的突破就在于引进了非财务指标,如何建立非财务指标体系,确立非财务指标的标准以及评价非财务指标的方法则比较困难,需要医疗机构长期探索和总结。③指标数量过多。指标数量过多,指标间的因果关系很难做到真实、明确。平衡计分卡合适的指标数目是20~25个。其中,财务角度5个,病人角度5个,内部流程角度8~10个,学习与成长角度5个。平衡计分卡对战略的贯彻基于各个指标间明确、真实的因果关系,但这种因果关系链很难做到真实、可靠,需要很长时间的数据为基础,在短期内依靠主观的定性判断,需要不断在实践中修订。④各指标权重的分配困难。要对医疗机构业绩进行评价,就必然要综合考虑上述四个层面的因素,涉及权重分配问题,包括不同层面之间权重分配和同一层面的不同指标间的权重分配。⑤部分指标的量化困难。尤其对于部分非财务指标的量化非常困难,使得业绩评价无可避免地带有主观色彩。⑥实施成本大。平衡计分卡要求医疗机构从四个方面考虑战略目标的实施,并为每个方面制定详细而明确的目标和指标。除对战略的深刻理解外,需要消耗大量精力和时间把它分解到部门,并找出恰当的指标,一个耗费资源的过程。

第二节 360度绩效评估法

一、360度绩效评估法简介

360度绩效评估(360° feedback),又称“360度考核法”或“全方位考核法”,它是由与被评价人有密切工作关系的人,包括被评价人的上级、同级、下级、自己,对被评价人进行匿名评价的综合评价系统,从而全面、客观地搜集被评价人工作表现的信息,了解被评价人的优势和不足,并可以通过多次评价结果的连续跟踪和记录，帮助被评价人进行科学的自我评价，促进被评价人不断成长。

360 度绩效评估从多个角度收集信息，使评估结果更准确、更可被接受，这些优点能使每一位护理人员都从中获益。不过 360 度绩效评估反馈最广泛的应用对象还是医疗机构的管理人员，尤其是中高级别的管理人员。从高级别的管理层开始推行 360 度绩效评估反馈，可以让普通护士了解评估的开展是经严格的审核，而且一视同仁。要想通过 360 度绩效评估转变组织文化，需要从高级管理人员做起，再把效果层层传达给各级护理人员。

360 度绩效评估的优点在于：①打破了由上级考核下属的传统考核制度，可以避免传统考核中的“光环效应”、“居中趋势”、“偏紧或偏松”、“个人偏见”和“考核盲点”等现象；②一个护理人员想要影响多个人是困难的，管理层获得的信息更准确；③可以反映出不同考核者对于同一被考核者不同的看法；④防止被考核者急功近利的行为，如仅仅致力于与奖金密切相关的业绩指标；⑤较为全面地反馈信息有助于被考核者多方面能力的提升。360 度考核法实际上是护理人员参与管理的方式，在一定程度上增加自主性和对工作的控制，护理人员的积极性会更高，对组织会更忠诚，提高了护理人员的工作满意度。

二、360 度绩效评估法主要内容

（一）评估内容

相比于传统绩效评估的客观、量化的指标相比，360 度绩效评估内容具有主观性和相对性。最为有效的评估问卷会针对护理人员们的具体行为提出问题，而不是单纯地让他们作出主观笼统的判断选择。如当想了解某位管理人员在调动护理人员积极性方面的表现时，不必直接问护理人员：“你的上级是不是一位善于鼓舞人心的人？”，应该问“她是否经常明确地向你提出需不需要支持与帮助来完成某项工作？”。通过提出与工作体验直接相关的问题，可以有效避免主观臆断。同时，详细具体的行为描述，也让护理人员了解到什么样的行为需要改变、什么样的行为需要提倡。

（二）评估方式

最为常用的是问卷调查。调查问卷通常由围绕能表现出特定素质（一般包含 10 个指标）的关键行为描述构成，评价人在评价对象的这些行为表现上进行打分或选择符合程度，部分调查问卷也可包括部分开放式问题。

（三）实施周期

360 度绩效评估反馈的实施周期应该根据不同的评估目的进行灵活的处理。绩效管理中 12~18 个月的周期比较合理。如果 360 度绩效评估和绩效管理结合时，可适当缩短评估周期，如6个月甚至是季度的考核。此外，360度绩效评估只有在医疗机构中长期、坚持使用，才能发挥其最大的价值。

三、使用方法及注意事项

1. 360度绩效评估存在以下不足　①考核成本高。当一个人要对多个同伴进行考核时，时间耗费多，由多人来共同考核所导致的成本上升可能会超过考核所带来的价值。②成为某些护理人员发泄私愤的途径。某些护理人员不正视上司及同事的批评与建议，将工作上的问题上升为个人情绪，利用考核机会"公报私仇"。③考核培训工作难度大。组织要对所有的护理人员进行考核制度的培训，因为所有的护理人员既是考核者又是被考核者。因此，使用360度绩效评估的目的和实施周期的把握就十分重要，360度绩效评估不适合于每月进行短时绩效评估。360度绩效评估的最重要价值不是评估本身，而在于能力开发，包括自我洞察力的提高和激励改进自己的行为。

2. 360度绩效评估和反馈方法用于评估目的，无论是人才评估还是绩效考评，不仅不能给医疗机构带来预期的效果，而且还有可能产生许多诸如人际关系矛盾、劳民伤财以及降低领导威信等负面影响。所以360度绩效评估需要高层领导的支持，机构具有稳定性，实施过程具有信任，而且医院要建立长期的护士发展规划。

第三节　护理工时测定法

一、护理工时测定法的简介

以美、英等国为代表的按需配置，也就是按护理工作量配置护士人力的研究和应用开始于20世纪的50年代末期，到了60年代初期已经出现了大量护理工作量测量方法的研究，包括护理活动量表（NAS）与治疗干预评分系统（TISS）联合法、护理强度分类系统、计数法、计时法、权重法、按护理级别计算工作量法等，大多数均是在测量工作时间的基础上，结合病人分类、各病区或班次不同的工作负荷等影响因素，来进行人力配置的计算。工时测定法是国内第一种系统测量护理工作量的方法，也是目前医院最常用的一种测量方法。

工时测定法是以医院各科室护理工作岗位的实际工作量，护士工作效率、工作班次、出勤率为依据，在准确测量完成护理工作全过程每一个环节和流程所消耗的时间的基础上运用公式计算，合理配置护理人力资源的方法。这种方法与床位的多少及床位的使用率有关，适用于住院部护理人员的定编。常用的工时测定法以实际工作量测算为基础，以完成工作任务所需耗费的工时来计算出编配人数和设置比例。工时是完成某项工作任务全过程的每一环节必须进行的程序和动作所耗费时间。护理工时包括直接护理时间和间接护理时间，直接护理时间是护士每日直接为病人提供服务的护理活动，如晨间护理、输液、输血等的时间；间接护理时间是护士为直接护理服务所准备的项目，以及沟通协调工作（包括会议、交接班、书写记录）所需要的护理活动，如参加医生查房、处理医嘱、交接班、书写记录、查阅病史等的时间。

二、护理工时测定法的内容

护理工时测定时，应先列出直接护理和间接护理项目，并分别测定每项直接和间接护理项目的平均时间，同时统计每位病人每天进行各项直接护理和间接护理项目的频次，将每项直接和间接护理项目的平均时间分别乘以其各项直接护理和间接护理项目的频次，得到所需直接护理时间和间接护理时间，将全病房病人的所有直接和间护理时间相加所得为全病房的实际护理工作量，即全病房病人护理工时数。

护理人力的计算公式为：护士人数 =（病房床位数 × 床位使用率 × 平均护理工时数）×（1+ 机动系数）/ 每名护士每天工作时间；平均护理时数 = 全病房病人护理时数总和 / 该病房病人总数；床位使用率 = 占用床位数 / 开放床位数；每名护士平均每日工作时间应去除每周公休时间。

三、使用方法及注意事项

1. 工时测定可以在本医院直接进行，也可利用国家规定的标准工时表或其他单位已测定的平均工时表间接推算劳动量。比较多用的是 1980 年根据《医院护理管理》（梅祖懿、林菊英主编）的分级护理对其所需时数进行的测定，测得各级护理病人每日所需直接护理时数分别为一级护理 4.5 小时、二级护理 2.5 小时、三级护理 0.5 小时；间接护理 40 张床日均护理时数为 13.3 小时，平均每一病人可得 20 分钟的间接护理时间。护理人力的计算公式为：护士人数 =（4.5 × n1+2.5 × n2+0.5 × n3+13.3）×（1+ 机动系数）/ 每名护士每天工作时间；其中，一级病人人数 n1；二级病人人数 n2；三级病人人数 n3，单位小时 13.5 小时为该病房 1 日间接护理总时间 13.5 小时 / 日。

例如：某病房病人总数为 40 人，其中一级护理 6 人，二级护理 16 人，三级护理 18 人。各级护理病人每日所需护理时数分别为：一级护理 4.5 小时、二级护理 2.5 小时、三级护理 0.5 小时；间接护理 40 张床日均护理时数为 13.3 小时。机动编制数占 20%。该病房所需护理人员数量为多少？

$$\text{应编护士数} = \frac{4.5 \times 6 + 2.5 \times 16 + 0.5 \times 18 + 13.3}{8} \times (1+20\%)$$
$$= \frac{89.3}{8} \times 120\%$$
$$= 13.39(\text{人})$$

即该病房所需护理人员13人。

2. 护理工时测定法是按需配置护理人力，进行人力需求测算的方法之一，20世纪60年代后，国外为科学量化护理工时，又将工时测定法与病人分类系统结合，衍生出“病人分类系统”法，根据各种不同的“病人分类系统”，即根据病人在特定时间内所需护理活动的多少为标准对病人予以分类。病人分类方法可分为原型分类法和因素分类法两类。前者是依据病人病情轻重进行分类的方法，如我国按分级护理标准将病人分为一、二、三级及特级四类，此分类方法简便易行，比较省时，但在评定级别的信度上较难一致；后者是将与护理有关的因素分为“病人情况”、“基本护理”、“治疗需求”三个范围，在每一范围中又包含若干反映病人所需要的护理活动项目。病人分类量表通常被用作对病人进行分类的工具，如美国的医院行政管理委员会量表、社区系统基金会量表、罗斯麦迪可斯量表等。有些量表已被开发成计算机软件，更方便实际应用，如罗斯麦迪可斯量表——病人分类系统。适合我国国情的病人分类系统有待制定开发，以使人力资源管理更为科学化。

第四节　中国护士核心能力量表

一、中国护士核心能力量表简介

中国护士核心能力量表(competency inventory for registered murse，CIRN)由刘明等护理专家在中国注册护士核心能力结构的基础上编制。该量表在我国内地和澳门地区测试应用，信度、效度均较好。CIRN量表的总体Cronbach α系数为0.908，各维度Cronbach α系数的范围分布在0.718~0.903，内容效度指数(CVI)为0.852。

二、中国护士核心能力量表主要内容

该量表(表6-1)包括临床护理、领导、人际关系、伦理与法律实践、专业发展、教育与咨询和评判性思维和科研能力7个维度共55个条目。采用Likert 5点计分法，其中，“没有能力”计0分，“有一点能力”计1分，“有一些能力”

计 2 分，“有足够的能力”计 3 分，“很有能力”计 4 分，按总分来评分，总分 0~220 分，得分越高，表示能力越强。评价标准中总均分及各维度均分 >3 分表示能力高，2~3 分表示能力中等，<2 分表示能力低。

表 6-1　中国护士核心能力量表

条目	没有能力	有一点能力	有一些能力	有足够能力	很有能力
1. 在紧急情况下，能分析和确定出首要危机	0	1	2	3	4
2. 提供多元文化护理服务	0	1	2	3	4
3. 仔细监测和记录病人的病情进展	0	1	2	3	4
4. 书面表达条理清楚，文字恰当	0	1	2	3	4
5. 对家属提供情感上的支持	0	1	2	3	4
6. 明确专业组织（如护理学会等）的作用，并积极参与	0	1	2	3	4
7. 综合分析多种来源的资料	0	1	2	3	4
8. 随时向病人提供健康教育	0	1	2	3	4
9. 全面评估护理服务对象的身、心、社会及精神方面的健康状态	0	1	2	3	4
10. 根据法律要求和组织机构政策开展护理实践活动	0	1	2	3	4
11. 依照护理实践法律条文履行护理职责	0	1	2	3	4
12. 根据第一和第二手资料制定护理计划	0	1	2	3	4
13. 确认和理解他人的优缺点	0	1	2	3	4
14. 协调护理与相关人员（病人 / 家属、医生、医技人员）之间的关系	0	1	2	3	4
15. 按照护理计划实施精确、安全、全面和有效的护理	0	1	2	3	4
16. 用多种方法查找相关研究资料	0	1	2	3	4
17. 制定适当的新入职护士的职前培训计划	0	1	2	3	4
18. 根据他人行动适当调整个人行动	0	1	2	3	4
19. 发挥带教老师的作用协助新入职护士适应新的工作环境	0	1	2	3	4
20. 鼓励病人及家属参与制定和执行护理计划	0	1	2	3	4
21. 试图寻找多种方法解决问题	0	1	2	3	4
22. 以建设性的态度表达不同意见	0	1	2	3	4

续表

条目	没有能力	有一点能力	有一些能力	有足够能力	很有能力
23. 为满足病人的需要，与健康队伍中的其他人员进行协调和合作	0	1	2	3	4
24. 合理利用先进的设施改进护理服务	0	1	2	3	4
25. 对自己的工作负责任	0	1	2	3	4
26. 意识到自己的长处和局限性	0	1	2	3	4
27. 确定病人最迫切的需求并将其纳入护理计划中	0	1	2	3	4
28. 认同他人的付出和所取得的成绩	0	1	2	3	4
29. 了解有关医疗卫生系统的新动态和信息	0	1	2	3	4
30. 清楚地口头表达事实、思想观点和看法	0	1	2	3	4
31. 维护病人或群体的权利	0	1	2	3	4
32. 接受并采纳建设性的批评和建议	0	1	2	3	4
33. 根据对他人能力的评估而委任相应的任务	0	1	2	3	4
34. 以信守诺言、敢于承担责任的行为与他人建立相互信任关系	0	1	2	3	4
35. 认可个人或群体信仰和文化习俗的差异	0	1	2	3	4
36. 重要事情行动之前获得集体赞同	0	1	2	3	4
37. 尊重病人或委托人的隐私权	0	1	2	3	4
38. 准确评价各项护理的有效性	0	1	2	3	4
39. 工作中创造团队合作气氛	0	1	2	3	4
40. 采用合适的病人及家属教育策略	0	1	2	3	4
41. 指导新入职护士满足其个人及专业发展需求	0	1	2	3	4
42. 协助临床研究资料收集	0	1	2	3	4
43. 促进同事间的合作与信任并坦率交换个人思想	0	1	2	3	4
44. 保证各种文字或非文字医疗、护理信息的机密性和安全性	0	1	2	3	4
45. 监督并报告医疗护理实践的渎职行为	0	1	2	3	4
46. 确定他人的学习需求（包括病人、家属和新入职护士）	0	1	2	3	4
47. 做出有根据和经过良好判断的临床决定	0	1	2	3	4

续表

条目	没有能力	有一点能力	有一些能力	有足够能力	很有能力
48. 以积极的方式解决矛盾冲突，在紧急情况下，能分析和确定出首要危机	0	1	2	3	4
49. 在护理实践中尊重服务对象的自我选择和决定的权利	0	1	2	3	4
50. 将相关的研究结果运用于护理实践	0	1	2	3	4
51. 在护理实践中能以科学知识原则为依据做出决定	0	1	2	3	4
52. 把握个人及专业发展的学习机会以提升个人能力	0	1	2	3	4
53. 明确自己的学习需求	0	1	2	3	4
54. 需要时，表现出乐意分担他人工作负担的愿望	0	1	2	3	4
55. 展现出个人发展方向	0	1	2	3	4

第五节　评判性思维倾向量表

一、评判性思维倾向量表简介

中文版评判性思维能力测量表（Chinese version of the California critical thinking disposition inventory，CTDI-CV）由英文版加利福尼亚评判性思维倾向问卷（California critical thinking disposition inventory，CCTDI）翻译而来。中文版CTDI-CV经过我国香港理工大学等院校的护理专家评定修改，具有较好的效度和信度，在国内应用广泛CTDI-CV内容效度为0.90，Cronbach α值为0.90，特质的Cronbach α值为0.54~0.77。

二、评判性思维倾向量表主要内容

该量表（表6-2）共7个维度70个条目，包含寻找真相、开放思想、分析能力、系统化能力、评判性思维的自信心、求知欲和认知成熟度。每个维度10个条目，评分采用Liker6分制，每个条目的回答从“非常赞同”到“非常不赞同”分别赋值，正性条目的赋值依次为“6分，5分，4分，3分，2分，1分”；负性条目反向赋值，每个维度分值为10~60分，30分代表该维度为负性倾向，30~40分代表倾向性不明，40分代表该维度为正性倾向，其中，50分代表正性倾向强。

CTDI-CV 总分为 70~420 分，210 分代表负性评判性思维倾向，210~280 分之间代表评判性思维倾向性不明，≥280 分代表正性评判性思维倾向，>350 分代表具有很强的正性评判性思维倾向。

表 6-2　评判性思维倾向量表

条目	非常赞同→非常不赞同						
1. 当面对困难时，要考虑事件所有的可能性，这对我来说是不可能做到的	□	□	□	□	□	□	□
2. 研究新事物能使我的人生更丰富	□	□	□	□	□	□	□
3. 最好的论点，往往来自于对某个问题的瞬间感觉	□	□	□	□	□	□	□
4. 我的注意力很容易受到外界环境影响	□	□	□	□	□	□	□
5. 面对有争议的论题，要从不同的见解中选择其一，是极不容易的	□	□	□	□	□	□	□
6. 当他人只用浅薄的论据去为好的构思护航，我会感到着急	□	□	□	□	□	□	□
7. 所谓真相，不外乎个人的看法	□	□	□	□	□	□	□
8. 我总会先分析问题的重点所在，然后才解答它	□	□	□	□	□	□	□
9. 我欣赏自己拥有精确的思维能力	□	□	□	□	□	□	□
10. 对某件事如果有四个理由赞同，而只有一个理由反对，我会选择赞同这件事	□	□	□	□	□	□	□
11. 付出高的代价（例如：金钱、时间、精力），便一定能换取更好的意见	□	□	□	□	□	□	□
12. 学校里大部分的课程是枯燥无味的，不值得去选修	□	□	□	□	□	□	□
13. 需要思考而非全凭记忆作答的测验较适合我	□	□	□	□	□	□	□
14. 我可以不断谈论某一问题，但不在乎问题是否得到解决	□	□	□	□	□	□	□
15. 我的好奇心和求知欲受到别人欣赏	□	□	□	□	□	□	□
16. 即使有证据与我的想法不符，我都会坚持我的想法	□	□	□	□	□	□	□
17. 在小组讨论时，若某人的见解被其他人认为是错误的，他便没有权利去表达意见	□	□	□	□	□	□	□
18. 我并不是一个很有逻辑的人，但却常常装作有逻辑	□	□	□	□	□	□	□
19. 我很容易整理自己的思维	□	□	□	□	□	□	□
20. 当面对一个重要抉择前，我会先尽力搜集一切有关的资料	□	□	□	□	□	□	□
21. 面对问题时，因为我能作出客观的分析，所以我的同辈会找我作决定	□	□	□	□	□	□	□

续表

条目	非常赞同→非常不赞同						
22. 当我持开放的态度，便不知道什么是真，什么是假	□	□	□	□	□	□	□
23. 当我看见新服务的说明书复杂难懂时，我便放弃继续阅读下去	□	□	□	□	□	□	□
24. 了解别人对事物的想法，对我来说是重要的	□	□	□	□	□	□	□
25. 我的信念都必须有依据支持	□	□	□	□	□	□	□
26. 如果可能的话，我会尽量避免阅读	□	□	□	□	□	□	□
27. 人们说我作决定时过于冲动	□	□	□	□	□	□	□
28. 学校里的必修科目是浪费时间的	□	□	□	□	□	□	□
29. 处理复杂的问题时，我感到惊慌失措	□	□	□	□	□	□	□
30. 外国人应该学习我们的文化，而不是要我们去了解他们的文化	□	□	□	□	□	□	□
31. 人们认为我作决定时犹豫不决	□	□	□	□	□	□	□
32. 要反对别人的意见，就要提出理由	□	□	□	□	□	□	□
33. 当我表达自己的意见时，要保持客观是不可能的	□	□	□	□	□	□	□
34. 对自己能够想出有创意的选择，我很满足	□	□	□	□	□	□	□
35. 我正尝试少作主观的判断	□	□	□	□	□	□	□
36. 我发现自己常评估别人的论点	□	□	□	□	□	□	□
37. 对我自己所相信的事，我是坚信不疑的	□	□	□	□	□	□	□
38. 主动尝试去解决各样的难题，并非那么重要	□	□	□	□	□	□	□
39. 他人不应该强逼我去为自己的意见作辩护	□	□	□	□	□	□	□
40. 做决定时，其他人期待我去制定适当的准则作指引	□	□	□	□	□	□	□
41. 我期待去面对富有挑战性的事物	□	□	□	□	□	□	□
42. 研究外国人的想法是很有意义的	□	□	□	□	□	□	□
43. 我的求知欲很强	□	□	□	□	□	□	□
44. 我只会寻找一些支持我看法的事实，而不会去找一些反对我看法的事实	□	□	□	□	□	□	□
45. 解决难题是富有趣味性的	□	□	□	□	□	□	□
46. 对自己能够了解其他人的观点，我很满足	□	□	□	□	□	□	□
47. 用[比喻]去理解问题，像在公路上驾驶小船	□	□	□	□	□	□	□
48. 我可以算是个有逻辑的人	□	□	□	□	□	□	□
49. 我喜欢去找出事物是如何运作的	□	□	□	□	□	□	□
50. 当问题变得棘手时，其他人会期待我继续处理	□	□	□	□	□	□	□

续表

条目	非常赞同→非常不赞同						
51. 处理难题时，首先要弄清问题的症结所在	□	□	□	□	□	□	□
52. 我对争议性话题的意见，大多跟随最后与我谈论的人	□	□	□	□	□	□	□
53. 无论什么话题，我都渴望知道更多相关的内容	□	□	□	□	□	□	□
54. 要知道哪一个是较好的解决方法，是不可能的	□	□	□	□	□	□	□
55. 解决难题的最好方法是向别人问取答案	□	□	□	□	□	□	□
56. 有很多问题我会害怕去寻找事实的真相	□	□	□	□	□	□	□
57. 我善于有条理地去处理问题	□	□	□	□	□	□	□
58. 对不同的世界观（例如：进化论、有神论）持开放态度，并不是那么重要	□	□	□	□	□	□	□
59. 我会尽量去学习每一样东西，即使我不知道它们何时有用	□	□	□	□	□	□	□
60. 生活的经验告诉我，处事不必太有逻辑	□	□	□	□	□	□	□
61. 事物的本质和它的表象是一致的	□	□	□	□	□	□	□
62. 既然我知道怎样作这决定，我便不会反复考虑其他的选择	□	□	□	□	□	□	□
63. 有权势的人所作的决定便是正确的决定	□	□	□	□	□	□	□
64. 我们不知道应该用什么标准来衡量绝大部分问题	□	□	□	□	□	□	□
65. 各人有权利发表他们的意见，但我不会理会他们	□	□	□	□	□	□	□
66. 我善于策划一个有系统的计划去解决复杂的问题	□	□	□	□	□	□	□
67. 个人的经验是验证真理的唯一标准	□	□	□	□	□	□	□
68. 我害怕在课堂上提问	□	□	□	□	□	□	□
69. 我经常反复思考在实践和经验中的对与错	□	□	□	□	□	□	□
70. 我不会怀疑众人都认为是理所当然的事	□	□	□	□	□	□	□

第六节　护士关怀能力量表

一、护士关怀能力量表简介

关怀能力评价量表（caring ability inventory，CAI）由美国护理学教授 Nkongho 编制，该量表内容效度指数为 0.78。总量表内部一致性 Cronbach α 系数为 0.84，各维度 Cronbach α 系数分别为认识维度 0.81，勇气维度 0.70，耐心维度 0.74。

二、护士关怀能力量表主要内容

该量表(表 6-3)共分 3 个维度有 37 个条目,其中,认知是对关怀相关知识的认识程度,包括 14 个条目;勇气是主动关心自己、他人及处理未知情况的能力,包括 13 个条目;耐心是耐性和持之以恒的毅力,包括 10 个条目。CAI 评分标准采用 Likert 7 级评分,其中,“非常同意”计 7 分,6、5、4、3、2 同意程度则依次递减,“完全反对”计 1 分。其中 13 条需反向评分。CAI 总分为 37~256 分,各维度分值,耐心为 10~70 分,理解 14~98 分,勇气为 13~91 分。

表 6-3　护士关怀能力量表

条目	1	2	3	4	5	6	7
1. 我认为学习是需要日积月累的	□	□	□	□	□	□	□
2. 当今是充满机遇的社会	□	□	□	□	□	□	□
3. 我口头所说的通常正是我所想的	□	□	□	□	□	□	□
4. 对于一个绝望的人,我无能为力	□	□	□	□	□	□	□
5. 我认为自己还需要不断完善	□	□	□	□	□	□	□
6. 即便别人不喜欢我,我还是能够去喜欢他们	□	□	□	□	□	□	□
7. 我很容易理解别人	□	□	□	□	□	□	□
8. 就我所需要了解的知识而言,我已经知道得够多了	□	□	□	□	□	□	□
9. 我愿意花时间去了解别人	□	□	□	□	□	□	□
10. 有时我想关心别人,有时不想关心别人	□	□	□	□	□	□	□
11. 我无法使生活变得更美好	□	□	□	□	□	□	□
12. 当别人依赖我时,我常感到不安	□	□	□	□	□	□	□
13. 我不太愿意为了帮助别人而中断自己的事	□	□	□	□	□	□	□
14. 在与别人相处时,我很难表露自己的情感	□	□	□	□	□	□	□
15. 我只在意把事情做对,而不管话说得好不好听	□	□	□	□	□	□	□
16. 我发现如果没有与别人相似经历,我就很难理解他们的感受	□	□	□	□	□	□	□
17. 我钦佩那些沉着、镇静和有耐心的人	□	□	□	□	□	□	□
18. 我认为尊重和接受别人的意见和情感是很重要的	□	□	□	□	□	□	□
19. 别人认为我是一个守信用的人	□	□	□	□	□	□	□
20. 我认为自己还有提高的空间	□	□	□	□	□	□	□
21. 好朋友之间应互相关照	□	□	□	□	□	□	□
22. 我发现每件事都有它的意义之所在	□	□	□	□	□	□	□

续表

条目	1	2	3	4	5	6	7
23. 对于那些我所照顾的人,我总是放心不下,因为我担心会有什么意外发生在他们身上	□	□	□	□	□	□	□
24. 我喜欢鼓励别人	□	□	□	□	□	□	□
25. 我不愿意做出自己无法实现的承诺	□	□	□	□	□	□	□
26. 我真的很喜欢自己	□	□	□	□	□	□	□
27. 我能看到每个人的优点和缺点	□	□	□	□	□	□	□
28. 新的经历常常让我很畏惧	□	□	□	□	□	□	□
29. 我很害怕公开地让别人了解我	□	□	□	□	□	□	□
30. 各种各样的人,我都能接受	□	□	□	□	□	□	□
31. 当关怀照护他人时,我从不掩饰自己的情感	□	□	□	□	□	□	□
32. 我不喜欢别人向我求助	□	□	□	□	□	□	□
33. 我能用一种热情和关爱的方式向别人表达我的情感	□	□	□	□	□	□	□
34. 我喜欢与人交谈	□	□	□	□	□	□	□
35. 我认为在与别人的交往中自己是很真诚的	□	□	□	□	□	□	□
36. 人是需要私人的空间去思考和感知的	□	□	□	□	□	□	□
37. 任何时候,人们都容易和我相处	□	□	□	□	□	□	□

第七节 组织承诺问卷

一、组织承诺问卷简介

1970 年组织行为学家 BuChanan 和 Porter 等认为承诺更多地表现为护理人员对组织的一种感情依赖,护理人员不愿离职是对组织产生了感情上的依赖,以及对组织目标与价值的一种情感意向,后人将他们的这种理论称为“情感承诺”,1979 年 Porter 和 Mowday 研制了组织承诺量表(organization commitment questionnaire,OCQ),主要是测量认同、参与、忠诚三个方面,该量表有 15 题,有较好的信度,但是有实证研究证明,这三个维度的区分效度并不理想,而且与工作有关的态度变量相关过高,如果使用该量表预测离职意向的时候,其预测作用可能会被夸大。Allen 和 Meyer 在前人研究的基础上提出,组织承诺包括持续承诺、情感承诺和规范承诺三个因素。1984 年 BeCher 提出持续承诺的概念,指出持续承诺包括护理人员所知觉到的离开组织所带来的损失和知觉到的可选择工作机会的缺少,并开发出持续承诺量表(continuous commitment scale，CCS)；将 Buchanan 和 Porte 的承诺正式定义为情感承诺，并修订出情感承诺量表(affective commitment scale，ACS)。

二、组织承诺问卷主要内容

1. 我国台湾学者林元吉等修订的 Allen 与 Meyer 的三维度量表，形成情感承诺、继续承诺与规范承诺共 3 各维度包括 18 个条目的量表(表 6-4)，每个维度包括 6 个条目。该量表采用 Likert 5 级计分，其中，“非常同意”计 5 分，“比较同意”计 4 分，“不能确定”计 3 分，“比较不同意”计 2 分，“非常不同意”计 1 分，得分越高，说明组织承诺越高。情感承诺、继续承诺、规范承诺三个维度的内部一致性系数分别为 0.881、0.703、0.827。

表 6-4　组织承诺问卷

条目	非常同意	比较同意	不能确定	比较不同意	非常不同意
1. 在日后的工作生涯中，我都乐意在我目前的单位工作	5	4	3	2	1
2. 我觉得单位的问题就是我的问题	5	4	3	2	1
3. 我的单位让我有很强的归属感	5	4	3	2	1
4. 对单位里的人和事，我都有深厚的感情	5	4	3	2	1
5. 我在单位里，感觉就像是大家庭里的一分子	5	4	3	2	1
6. 我觉得我的单位对我来说意义非凡	5	4	3	2	1
7. 目前来说，留在这家单位是为了生活上的需要	5	4	3	2	1
8. 就算我心里很想离开这家单位，但实在是不太容易走得掉	5	4	3	2	1
9. 如果我现在离开这家单位，将会打乱我目前的生活	5	4	3	2	1
10. 如果离开这家单位的话，我几乎没有别的退路	5	4	3	2	1
11. 如果不是已经在单位付出太多心血，我可能会考虑换工作	5	4	3	2	1
12. 离开这家单位，可能几乎没有别的工作机会供我选择	5	4	3	2	1
13. 我觉得我有义务必须留下来替单位工作	5	4	3	2	1
14. 即使对我有利，我也不觉得现在离开我目前的单位是对的	5	4	3	2	1
15. 如果现在离开我的单位，我会有愧疚感	5	4	3	2	1

续表

条目	非常同意	比较同意	不能确定	比较不同意	非常不同意
16. 我的单位值得我对它忠诚	5	4	3	2	1
17. 我现在不会离开我的单位，因为我觉得对单位同事有道义责任	5	4	3	2	1
18. 我觉得我的单位有恩于我	5	4	3	2	1

2. 凌文辁研制的中国职工组织承诺量表（OCQ for Chinese），是在 Meyer & Allen 的 OQC 量表（即情感、规范与连续承诺量表）的基础上汉化而成，将原有的连续承诺分为经济承诺和机会承诺两项，并增加了理想承诺这一维度，由于是以中国职工为对象所设计的量表，较原有的 OQC 量表更为符合中国的国情和文化背景，更为适合测量中国人的组织承诺水平（表 6-5）。该量表包括感情承诺、规范承诺、理想承诺、经济承诺和机会承诺五个维度，每个维度各包括 5 个条目，共 25 个条目，采用 Likert 4 点计分法，从“完全不同意”至“完全同意”分别赋予 1~4 分，总分 100 分，得分越高，表明组织承诺水平越高，其中各维度得分为所属各条目得分之和，各维度满分为 20 分，维度标准分为各维度得分与维度满分（20 分）的比值，总分标准分为组织承诺的总分与满分（100 分）的比值。量表总体的 Cronbach α 值为 0.910。

表 6-5　中国职工组织承诺量表

条目	完全不同意	部分同意	基本同意	全部同意
1. 无论在何种情况下（譬如医院效益极差，发不出工资等情况）我都不愿意离开现在的医院	1	2	3	4
2. 每个人都应该对所在的单位尽义务	1	2	3	4
3. 我在现在的医院工作主要是希望自己所学的知识技能有所用	1	2	3	4
4. 我不会离开现在的医院是因为担心损失许多福利待遇	1	2	3	4
5. 以我现在的知识技术水平很难找到更好的医院	1	2	3	4
6. 我留在这个医院并为其努力工作主要是因为我对它有感情	1	2	3	4
7. 我不打算离开现在的医院是因为我认为跳槽是不道德的行为	1	2	3	4
8. 现在的工作能提供给我较多进修学习的机会	1	2	3	4
9. 如果真的离开现在的单位将给我的生活带来巨大的损失	1	2	3	4

续表

条目	完全不同意	部分同意	基本同意	全部同意
10. 我继续留在这个医院是因为别的单位工资奖金可能没这么高	1	2	3	4
11. 我愿意为医院的发展作任何贡献	1	2	3	4
12. 每个人对自己的工作单位都应该忠诚	1	2	3	4
13. 现在的医院能提供给我更多的晋升机会	1	2	3	4
14. 生活家庭各方面的压力使我不得不留在这个医院工作	1	2	3	4
15. 我留在这个医院工作主要是因为适合我的工作不容易找	1	2	3	4
16. 我愿意对医院倾注我的全部心血	1	2	3	4
17. 我是医院的一分子,因此要对医院全身心地投入	1	2	3	4
18. 我所从事的是一份有挑战性的工作	1	2	3	4
19. 我在现在的医院工作了多年,花了无数时间和心血,如果现在离开它,我感到损失太大	1	2	3	4
20. 如果离开现在的医院,我几乎没有其他的选择了	1	2	3	4
21. 我愿意为医院付出额外的努力	1	2	3	4
22. 单位是我的衣食父母,我应该像爱护自己家一样爱护医院	1	2	3	4
23. 我留在这个医院并努力工作主要是为了更好地实现我的理想	1	2	3	4
24. 如果我离开医院对我的家庭会有很大的损失	1	2	3	4
25. 对我来说,找一份工作并不难,但找到各方面条件都比较好的工作却不容易	1	2	3	4

第八节　护理工作环境量表

一、护理工作环境量表简介

护理工作环境量表(the practice environment scale of the nursing work index, PES-NWI)在护理工作指数量表(nursing work environment, NWI)的基础上制定,包括五个分量表,分别是护理参与医院管理、优质护理基础、护理管理者的领导方式及能力大小、人力物力是否充足以及医护合作的情况内部一致性信度较好。该量表侧重环境因素对护士和病人的影响，对医院管理层改进管理模式也具有指导意义。通过对原量表的翻译、回译、专家审阅等形成中文版量表，中文版PES的Cronbach α系数为0.91，分量表的Cronbach α系数0.67~0.79。总量表重测信度为0.84，内容效度是0.94。分量表与总量表得分之间的相关系数为0.62~0.88。因子分析抽取的6个因子共解释总变异的53.36%。

二、护理工作环境量表主要内容

该量表（表6-6）包含5个维度31个条目，分别是护士参与医院事务维度9个条目，护理管理者的能力及领导方式维度5个条目，高质量护理服务的基础维度10个条目，充足的人力和物力维度4个条目，以及医护合作维度3个条目。量表采用Likert 4级计分法，1~4分分别表示“非常不同意”、“不同意”、“同意”、“非常同意”。每个维度的条目得分相加再平均得到各维度的分数，以2.5分作为分界值，得分越高，表示护理工作环境越好。

表6-6　护理工作环境量表

条目	非常不同意	不同意	同意	非常同意
1. 科室有充足的支持设备让我有更多的时间护理病人	1	2	3	4
2. 科室的医生和护士工作关系融洽	1	2	3	4
3. 科室的管理者支持护理人员的工作	1	2	3	4
4. 医院对护士有积极的护理人员发展或继续教育计划	1	2	3	4
5. 我有职业发展或临床晋升的机会	1	2	3	4
6. 护理人员有机会参与医院的管理决策	1	2	3	4
7. 护士犯错误时，领导更注重对其进行指导改进，而非一味地批评	1	2	3	4
8. 我有足够的时间和机会与科室的其他护士讨论病人的护理问题	1	2	3	4
9. 科室有足够的注册护士，可为病人提供高质量的护理	1	2	3	4
10. 护士长是一位优秀的管理者和领导者	1	2	3	4
11. 护理部主任平易近人	1	2	3	4
12. 科室有充足的人员（医生、护士、护工等）完成工作任务	1	2	3	4
13. 当我圆满完成工作时能获得鼓励和认可	1	2	3	4

续表

条目	非常不同意	不同意	同意	非常同意
14. 医院管理部门期望各病区为病人提供高标准的护理服务	1	2	3	4
15. 主管护理的领导与医院其他高层领导享有同样的权力和权威	1	2	3	4
16. 科室的护士和医生具有良好的团队合作精神	1	2	3	4
17. 我有进修学习的机会	1	2	3	4
18. 有明确的护理理念贯穿于科室的护理工作中	1	2	3	4
19. 我有机会与临床工作能力强的护士一同工作	1	2	3	4
20. 护士长支持科室护士做出的决定,即使与医生的相冲突	1	2	3	4
21. 管理部门会倾听和反馈护理人员的意见和建议	1	2	3	4
22. 医院有完善的护理质量控制程序	1	2	3	4
23. 护士能参与医院内部(医疗质量委员会、病人安全委员会、病人病历委员会等)的管理	1	2	3	4
24. 科室的护士和医生经常密切配合协同工作	1	2	3	4
25. 医院对新进护士有指导培训计划	1	2	3	4
26. 医院的护理工作具有自己独特鲜明的护理模式而不是遵循医疗模式	1	2	3	4
27. 护士有机会成为医院和护理委员会的一员	1	2	3	4
28. 护士长经常会与护士商讨日常的工作问题和程序	1	2	3	4
29. 我能及时书写病人的护理记录	1	2	3	4
30. 责任床的分配促进了护士对病人进行连续性的护理。(如:护士固定护理同一病人)	1	2	3	4
31. 我在护理工作中经常使用护理诊断	1	2	3	4

第九节　护士工作压力源量表

一、护士工作压力源量表简介

中国护士工作压力源量表(nursing job stressor inventory)是基于国情需要,由李小妹等设计,并由美国、泰国及中国的护理专家修订而成。总量表的 Cronbach α 系数是 0.98;护理专业及工作方面的问题、工作环境及仪器设备问题、时间分配及工作量问题、病人护理方面的问题及管理及人际关系方面的问题的信度系数依次是0.95、0.92、0.83、0.94、0.90。

二、护士工作压力源量表主要内容

本量表(表6-7)共五个维度35个条目,其中,护理专业及工作方面的问题7个条目;时间分配及工作量问题5个条目构;工作环境及仪器设备问题3个条目;病人护理方面的问题11个条目;管理及人际关系方面的问题9个条目,采用1~4级评分法。其中,“从未遇到或经历过”计1分,“有时遇到或经历过”计2分,“经常遇到或经历过”计3分,“几乎遇到或经历过”计4分,分数越高,说明引起压力的程度越大。

表6-7 护士工作压力源量表

条目	评价结果			
1. 工作量太大	1	2	3	4
2. 医生批评护理工作	1	2	3	4
3. 护理操作会引起病人的疼痛	1	2	3	4
4. 工作环境太差	1	2	3	4
5. 与护理管理者发生冲突	1	2	3	4
6. 病人不合作	1	2	3	4
7. 同事之间缺乏理解和支持	1	2	3	4
8. 非护理性工作太多	1	2	3	4
9. 护理工作的社会地位很低	1	2	3	4
10. 担心护理工作中会出现差错	1	2	3	4
11. 同事之间缺乏友好合作的气氛	1	2	3	4
12. 有些病人的要求过高或太过分	1	2	3	4
13. 护士的工作成绩不被病人及家属承认	1	2	3	4
14. 所学的知识并不能满足病人和家属的情感及心理需要	1	2	3	4
15. 工作分工不明确	1	2	3	4
16. 工资太低	1	2	3	4
17. 继续深造的机会太少	1	2	3	4
18. 护理管理者的理解与支持不够	1	2	3	4
19. 病人的家属不礼貌	1	2	3	4
20. 晋升的机会太少	1	2	3	4
21. 护理管理者批评护理工作差	1	2	3	4

续表

条目	评价结果			
22. 上班时的书面工作太多	1	2	3	4
23. 缺乏进行病人教育所需的知识	1	2	3	4
24. 护理的病人突然死亡	1	2	3	4
25. 没有时间对病人进行心理护理	1	2	3	4
26. 与病区中有些护士一起工作很困难	1	2	3	4
27. 缺乏其他健康工作人员的尊重及理解	1	2	3	4
28. 所护理的病人病情过重	1	2	3	4
29. 病人的行为不礼貌	1	2	3	4
30. 工作中所需的仪器设备不足	1	2	3	4
31. 上班时的护士数量太少	1	2	3	4
32. 与医生发生冲突	1	2	3	4
33. 经常倒班	1	2	3	4
34. 工作中的独立性太少	1	2	3	4
35. 病区太拥挤	1	2	3	4

三、使用方法及注意事项

护理工作压力源量表编制的目的是用于评定护理工作中压力的来源及其程度，但在实际应用中大量研究更多采用计算护士工作的压力水平，与编制的目的有一定差异。

第十节　护士工作疲溃感量表

一、护士工作疲溃感量表简介

护士工作疲溃感量表（Maslach burnout inventory，MBI）由 Maslach 和 Jackson 于 1986 年共同编制而成，是国际上通用的研究护士职业倦怠的量表。Maslach 等用该量表测定帮助性职业者的耗竭，发现疲溃感可导致他们提供的服务或照顾的质量退化。本量表总量表重测信度为 0.85；三个维度重测信度分别为情绪疲溃感 0.86，工作冷漠感 0.84，工作成就感 0.82。总量表内部一致性系数为 0.93，三个维度内部一致性系数分别为情绪疲溃感 0.91，工作冷漠感 0.81，工作成就感 0.54。

二、护士工作疲溃感量表主要内容

MBI 问卷(表 6-8)由三个维度 22 个条目组成,即情感衰竭、去个性化和个人成就感。情感衰竭(emotional exhaustion,EE)是描述情绪过度疲惫和逐渐增加的衰竭感觉,主要评价个体在持续工作压力下的情绪反应,包括 1、2、3、6、8、13、14、16、20 题目,得分范围 0~54 分,得分 10~18 分为低度,得分 19~26 为中度,26 分以上为高度,得分越高,说明情感衰竭程度越重。去个性化(depersonalization,DP)体现了个体的人际交往维度,反映护士在对病人实施服务、照顾时,表现出冷漠、麻木不仁、像机器一样的非情感性反应等,反映了个体对待服务对象的态度和感觉,个体得分越高,去个性化越严重。该维度包括 5、10、11、15、22 题,得分范围 0~30 分,得分 2~5 分为低度,得分 6~9 为中度,9 分以上为高度。以上 2 个维度的条目为正向计分,即得分越高,工作疲溃感越严重。个人成就感降低(personal accomplishment,PA)体现职业倦怠的自我评价维度,反映个体对自身工作成就和价值的评价,反映个人成就感题目是 4、7、9、12、17、18、19、21 题,是描述做人的工作时的完美感和个人成就感,有竞争力和成功的体验,得分范围 0~48 分,得分 39~45 分为低度,得分 34~39 为中度,34 分以下为高度,这个维度的条目为反向计分,即个人成就感维度得分越低,说明个体个人成就感越低。

表 6-8 护士工作疲溃感量表

条目	评价结果						
1. 我感到工作对我的情绪影响很大。	0	1	2	3	4	5	6
2. 下班后,我感到筋疲力尽。	0	1	2	3	4	5	6
3. 清晨起床后,我觉得十分疲劳,但又必须面对新的一天。	0	1	2	3	4	5	6
4. 我很容易理解病人的感受。	0	1	2	3	4	5	6
5. 有时我觉得自己对待病人像对待无生命的物体。	0	1	2	3	4	5	6
6. 整天与人打交道,使我觉得紧张不安。	0	1	2	3	4	5	6
7. 我能很好地处理病人的问题。	0	1	2	3	4	5	6
8. 工作使我感到疲倦。	0	1	2	3	4	5	6
9. 我觉得工作使我能从正面影响或改善他人的生活。	0	1	2	3	4	5	6
10. 做本职工作后,我觉得自己变得麻木不仁。	0	1	2	3	4	5	6
11. 我担心工作会使我变得冷酷。	0	1	2	3	4	5	6
12. 我感到精力充沛。	0	1	2	3	4	5	6
13. 工作使我觉得沮丧。	0	1	2	3	4	5	6
14. 我感到自己在工作中付出太多。	0	1	2	3	4	5	6

续表

条目	评价结果						
15. 我并不在意有些工作的事情。	0	1	2	3	4	5	6
16. 直接与人打交道很易使我产生压力。	0	1	2	3	4	5	6
17. 我很容易与工作相关人员建立融洽的关系。	0	1	2	3	4	5	6
18. 与病人密切接触,我觉得很愉快。	0	1	2	3	4	5	6
19. 我觉得自己在工作中已做出了很多成绩。	0	1	2	3	4	5	6
20. 我感到自己已智穷力竭。	0	1	2	3	4	5	6
21. 在工作中,我能很平静地处理情绪问题。	0	1	2	3	4	5	6
22. 有时我觉得是病人本身或其他工作人员的问题,他们反倒来责备我。	0	1	2	3	4	5	6

护士根据自己的感觉对问卷中的相关表述进行选择,用0~6分表示其感受出现的频度。其中,“没有”计0分,“每年中有几次或更少”计1分,“每月一次”计2分,“每月几次”计3分,“每周一次”计4分,“每周几次”计5分,“每天”计6分。

三、使用方法及注意事项

护士工作疲溃感量包括三个维度,是分别计算护士工作疲溃感的程度,不能计算总分,量表各维度得分为维度条目得分之和/维度条目数。情感衰竭和去个性化两个维度是正向计分,其得分越高,说明工作疲溃感越严重。而个人成就感为反向计分,说明得分越低,个体个人成就感越低。

第十一节　护理人员离职意愿量表

一、护理人员离职意愿量表简介

1982年Michael和Spector编制离职意愿量表,后经李栋荣和李经远翻译修订,量表Cronbach α为0.773,内容效度为0.677

二、护理人员离职意愿量表主要内容

量表(表6-9)包含辞去目前工作、寻找其他工作、获得外部工作的可能性3个维度6个条目,条目1和条目6构成离职意愿Ⅰ,表示有辞去目前工作的可能性;条目2和条目3构成离职意愿Ⅱ,表示有寻找其他工作的动机;条目4

和条目5构成离职意愿Ⅲ,表示有获得外部工作的可能性。采用1~4级评分,采用反向计分,“经常”计4分,“偶尔”计3分,“甚少”计2分,“从不”计1分。量表总均分为各条目得分之和/总条目数,各维度得分为维度条目得分之和/维度条目数,得分越高,离职意愿越强。

表6-9 护理人员离职意愿量表

条目	从不	甚少	偶尔	经常
1. 您是否考虑要辞去目前的工作?	1	2	3	4
2. 您是否想要寻找其他相同性质的工作?	1	2	3	4
3. 您是否想要寻找其他不同性质的工作?	1	2	3	4
4. 以您目前的状况及条件,你认为在别的机构找到适当职位的可能性如何?	1	2	3	4
5. 如果您知道现在别的机构有一个适合你的工作空缺,你获得这份工作的可能性如何?	1	2	3	4
6. 您是否会辞去现在的工作?	1	2	3	4

第十二节 护士工作-家庭冲突量表

一、护士工作-家庭冲突量表简介

2000年Carlson等构建了工作家庭冲突多维量表(work-family conflict),此量表已在具有相似文化背景的我国香港地区汉化修订,并在国内使用,涉及医护人员、职员、教师、营销人员等。总量表Cronbach α系数为0.85,各分量表Cronbach α系数在0.73~0.85,时间、压力和行为冲突各维度的Cronbach α系数分别为0.74、0.85和0.76。

二、护士工作-家庭冲突量表主要内容

该量表(表6-10)包含工作-家庭冲突量表和家庭-工作冲突量表两个分量表,每个分量表有时间冲突、压力冲突、行为冲突3个维度,每个维度6个条目,其中,前3条表示工作干扰家庭(work interference family,WIF),后3条表示家庭-工作冲突(family interference work,FIW),采用Likert 5点计分法,从“完全不符合”到“完全符合”分别用数字1~5表示,总分18~90,分数越高,说明工作家庭冲突越严重。

表 6-10　护士工作 - 家庭冲突量表

条目	完全不符合	不太符合	不确定	比较符合	完全符合
1. 我的工作使我无法参与家庭活动。	1	2	3	4	5
2. 我花在工作上的时间太多,这就使得我没有足够的时间参与家庭活动。	1	2	3	4	5
3. 我不得不牺牲家庭活动的时间来完成必需的工作任务。	1	2	3	4	5
4. 我花在家庭义务上的时间通常会影响到我工作任务的完成。	1	2	3	4	5
5. 由于要陪家人,这使得我不能参加那些对我职业生涯有益的工作活动。	1	2	3	4	5
6. 我不得不牺牲完成工作任务的时间来完成家庭义务。	1	2	3	4	5
7. 当我工作完回到家,我通常会感到太累而不想参加家庭活动。	1	2	3	4	5
8. 当我工作完回到家,我通常会感到情绪低落而无法履行家庭义务。	1	2	3	4	5
9. 由于工作上的事情,有时当我回到家也会感到有压力。	1	2	3	4	5
10. 我通常会在工作中还一心想着家里的事。	1	2	3	4	5
11. 由于家庭责任给我带来的压力,我很难专心于我的工作。	1	2	3	4	5
12. 家庭生活带来的紧张和焦虑削弱了我工作上的能力。	1	2	3	4	5
13. 我有效解决工作问题的行为并不能让我很好的解决家庭中的问题。	1	2	3	4	5
14. 工作上的那些必要和有效的行为对家庭反而是无益的。	1	2	3	4	5
15. 我在工作上的那些出色行为并不能帮助我成为更好的家长和伴侣。	1	2	3	4	5
16. 我有效解决家庭中问题的行为并不能让我很好的解决工作上的问题。	1	2	3	4	5
17. 家庭中那些必要和有效的行为对工作反而是无益的。	1	2	3	4	5
18. 那些有益于解决家庭中问题的行为似乎不能有效地用于工作。	1	2	3	4	5

第十三节　护士共情量表

一、杰弗逊共情量表

（一）杰弗逊共情量表简介

护士共情能力是指护士在临床护理实践中，能站在病人的角度，正确地感知自己和病人的情绪、能准确地识别和评价病人的情感和状况，以满足病人躯体需要和减轻病人心理痛苦的一种情感体验的能力。杰弗逊共情量表（the Jefferson scale of empathy-health professionals，JSE-HP）是由美国杰弗逊大学医学教育和健康护理研究中心的 Mohadreza Hojat 博士及其研究小组成员于 2001 年研制，该量表有两个版本，分别用来测量医生、健康护理职业和医学生的共情。目前，该量表已被翻译为德语、希腊语、匈牙利语、日语等 17 种语言，具有较好的内部一致性信度和效度，广泛用于医务人员共情的评价研究。后经过跨文化适应程序对 JSE-HP 英文版进行翻译、回译和文化调试，建立 JSE-HP 中文版，中文版量表内部一致性系数是 0.750，分半系数 0.771，重测信度为 0.659。因子分析选出 3 个公因子，累积贡献率达 37.344%。

（二）杰弗逊共情量表内容

JSE-HP（表 6-11）由 3 个维度共 20 个条目组成，即观点采择 10 个条目、情感护理 7 个条目、换位思考 3 个条目，其中 1、3、6、7、8、12、19、22、24、25 共 10 个条目为反向计分。采用李克特 7 点评分制，其中，“完全不同意”计 1 分，“不同意”计 2 分，“有点不同意”计 3 分，“不确定”计 4 分，“有点同意”计 5 分，“同意”计 6 分，“完全同意”计 7 分，量表总得分即为全部条目得分总和，得分越高，说明共情反应水平越高。

表 6-11　杰弗逊共情量表

条目	完全不同意	不同意	有点不同意	不确定	有点同意	同意	完全同意
1. 在我和病人的关系中，了解病人及家属的情绪状态是一个很重要的因素	1	2	3	4	5	6	7
2. 对我而言，从病人的角度看事情几乎是不可能的	1	2	3	4	5	6	7
3. 了解病人及其家属的感受与治疗是无关的	1	2	3	4	5	6	7

续表

条目	完全不同意	不同意	有点不同意	不确定	有点同意	同意	完全同意
4. 缺乏共情,我将难以成为一名成功的护士	1	2	3	4	5	6	7
5. 我对病人感同身受,他们就会感觉更好一些	1	2	3	4	5	6	7
6. 在我和病人的关系中,了解他们的肢体语言和口语沟通同样重要	1	2	3	4	5	6	7
7. 在观察病情与询问病史时,我试着不注意病人的情绪变化	1	2	3	4	5	6	7
8. 我会注意病人所显露的肢体语言和非语言线索,以便了解病人在想什么	1	2	3	4	5	6	7
9. 我不允许自己被病人与其家属间强烈的情感关系所感动	1	2	3	4	5	6	7
10. 我相信共情是治疗过程中的一项重要因素	1	2	3	4	5	6	7
11. 为了提供较好的护理服务,我会试着从病患的角度来考虑问题	1	2	3	4	5	6	7
12. 疾病只能以药物或手术治疗,因此与病人建立感情对于治疗没有明确的好	1	2	3	4	5	6	7
13. 我对病人感同身受,他们就会觉得治疗是有效的	1	2	3	4	5	6	7
14. 留意病人的个人经验与治疗效果没有关系	1	2	3	4	5	6	7
15. 我相信,询问病人日常生活中发生的事情对病情的了解没有帮助	1	2	3	4	5	6	7
16. 我认为幽默感有助于病人得到较好的临床治疗效果	1	2	3	4	5	6	7
17. 对我来说,从病人的角度进行思考是一件很难的事情	1	2	3	4	5	6	7
18. 我不喜欢阅读与医疗无关的文学或艺术方面的书籍	1	2	3	4	5	6	7

续表

条目	完全不同意	不同意	有点不同意	不确定	有点同意	同意	完全同意
19. 护理病人时,我会尝试从病人的立场来思考	1	2	3	4	5	6	7
20. 我相信情感的投入在疾病治疗中是没有作用的	1	2	3	4	5	6	7

二、护士共情量表

(一) 护士共情量表简介

护士共情量表(interpersonal reactivity index for China,IRI-C)由美国学者Davis等于1980年编制,我国台湾学者詹志禹等翻译修订而成,被广泛应用于共情能力的测试。该量表的Cronbach α系数为0.711。

(二) 护士共情量表主要内容

该量表(表6-12)包括4个维度22个条目,即想象力6个条目,个人悲伤5个条目,观点采择5个条目,同情关注6个条目。采用Likert5点评分法,其中,"非常不恰当"计0分,"比较不恰当"计1分,"不确定"计2分,"比较恰当"计3分,"很恰当"计4分,其中10道为反向计分题。量表总分为0~88,得分越高,说明共情能力越强。

表6-12 护士共情量表

条目	非常不恰当	比较不恰当	不确定	比较恰当	很恰当
1. 对那些比我不幸的人,我经常有心软和关怀的感觉。	0	1	2	3	4
2. 有时候当其他人有困难或问题时,我并不为他们感到很难过。	0	1	2	3	4
3. 我的确会投入小说人物中的感情世界。	0	1	2	3	4
4. 在紧急状况中,我感到担忧、害怕而难以平静。	0	1	2	3	4
5. 看电影或看戏时,我通常是旁观的,而且不经常全心投入。	0	1	2	3	4
6. 在做决定前,我试着从争论中去看每个人的立场。	0	1	2	3	4
7. 当我看到有人被别人利用时,我有点感到想要保护他们。	0	1	2	3	4

续表

条目	非常不恰当	比较不恰当	不确定	比较恰当	很恰当
8. 当我处在一个情绪非常激动的情况中时，我往往感到会无依无靠，不知如何是好。	0	1	2	3	4
9. 有时候我想象从我的朋友的观点来看事情的样子，以便更了解他们。	0	1	2	3	4
10. 对我来说，全心地投入一本好书或一部好电影中，是很少有的事。	0	1	2	3	4
11. 其他人的不幸通常不会带给我很大的烦忧。	0	1	2	3	4
12. 看完戏或电影之后，我觉得自己好像是剧中的某一个角色。	0	1	2	3	4
13. 处在紧张情绪的状况中，我会惊慌害怕。	0	1	2	3	4
14. 当我看到有人受到不公平地对待时，我有时并不感到非常同情他们。	0	1	2	3	4
15. 我相信每个问题都有两面观点，所以我常试着从这不同的观点来看。	0	1	2	3	4
16. 我认为自己是一个相当软心肠的人。	0	1	2	3	4
17. 当我观赏一部好电影时，我很容易站在某个主角的立场去感受它的。	0	1	2	3	4
18. 在紧急状况中，我紧张得几乎无法控制自己。	0	1	2	3	4
19. 当我对一个人生气时，我通常会尝试着去想一下他的立场。	0	1	2	3	4
20. 当我阅读一篇吸引人的故事或小说时，我想象着：如果故事中的事件发生在我身上，我会感觉怎么样？	0	1	2	3	4
21. 当我看到有人发生意外而亟需帮助的时候，我紧张得几乎精神崩溃。	0	1	2	3	4
22. 在批评别人前我会试着想象：假如我处在他的情况，我的感受如何？	0	1	2	3	4

第十四节 护士职业生涯管理量表问卷

一、护士职业生涯管理量表简介

根据龙立荣编制的“组织职业生涯管理量表”修订，该量表是一个从多个维度测量组织对护理人员实施的职业生涯管理措施。量表总的 Cronbach α 系数为 0.90。

二、护士职业生涯管理量表主要内容

该量表（表 6-13）包含晋升公平、提供职业信息、注重培训、促进职业发展 4 个维度，每个维度有 4 个条目，共 16 个条目，选择 30 名护士进行量表的预试，填完每一条目后，要求受试者标出条目中看不懂的词句，对于难理解的条目进行修改和完善，形成了终稿。维度一晋升公平。此维度指医院为护士制定专门的晋升制度，并按照护士的能力、绩效表现等来对护士提拔晋升和任用，包含 4 题（条目 1、3、6、9）。维度二培训学习。该维度是指医院为了适应外部竞争的需要以及满足护士生涯发展的需要，对护士提供医院内部的岗位技能培训，以及支持护理人员进修学习。包含 4 个题项（条目 2、5、8、15）。维度三提供职业信息。此维度是指医院向护士提供护理职业的岗位信息、职业发展路线等，以利于护士根据自己的职业生涯发展采取决策，包括四个条目（条目 7、12、14、16）。维度四促进职业自我发展。此维度指医院为了护士的职业生涯发展，评估护士的能力，并采取措施让护士在不同岗位锻炼，帮助护士制定护理职业生涯发展规划，涵括了四个条目（条目 4、10、11、13）。每个条目分为 4 个等级，分别为“不符合”计 1 分，“较不符合”计 2 分，“较符合”计 3 分，“符合”计 4 分，得分范围 1~64 分。得分越高，代表知觉到的组织职业生涯管理越好。

表 6-13 护士职业生涯管理量表

条目	不符合	较不符合	较符合	符合
1. 医院按护士的综合能力予以提拔。	1	2	3	4
2. 医院对护士进行定期或不定期在职培训。	1	2	3	4
3. 上级提拔她认为表现好的下属。	1	2	3	4
4. 医院帮助护士选择护理生涯发展方向。	1	2	3	4
5. 医院为护士提供学习条件和材料。	1	2	3	4

续表

条目	不符合	较不符合	较符合	符合
6. 医院为护士提供公平竞争的机会和平台。	1	2	3	4
7. 医院向护士公开发布医院内部的岗位空缺信息。	1	2	3	4
8. 医院为护士提供学历教育经费。	1	2	3	4
9. 医院按护士的工作成绩予以提拔。	1	2	3	4
10. 医院让护士进行岗位轮换以丰富工作经验。	1	2	3	4
11. 医院设置护士能力评估中心，了解护士的潜能。	1	2	3	4
12. 医院为护士安排有经验的人指导工作。	1	2	3	4
13. 医院为护士规划具体的职业生涯发展计划。	1	2	3	4
14. 医院为护士提供各种岗位任职资格条件信息。	1	2	3	4
15. 医院为护士提供外派学习的机会。	1	2	3	4
16. 医院为护士提供多重职业生涯晋升路线（如护理管理、护理科研、护理教育、护理专家）。	1	2	3	4

经过原作者龙立荣教授同意后，对量表作了修订。通过护理专家针对问卷内容适用性、需要性、内容涵盖面的评价与提供意见，并根据调查需要删除了原自我职业生涯管理量表的职业探索维度，删除职业探索维度后的改良职业生涯规划量表（表 6-14）共有 4 个维度，包含 14 个条目，得分范围为 1~56 分。

表 6-14　改良护士职业生涯规划量表

条目	不符合	较不符合	较符合	符合
1. 我制定了护理职业生涯发展规划。	1	2	3	4
2. 我设定专业学习目标并实现它。	1	2	3	4
3. 我培养与护理职业生涯目标有关的能力。	1	2	3	4
4. 我让上级知道我的工作成绩。	1	2	3	4
5. 我确定了长远的护理职业生涯发展目标。	1	2	3	4
6. 我与医院同事建立了信息渠道。	1	2	3	4
7. 我让上级知道我想要做的工作。	1	2	3	4
8. 我经常阅读专业杂志及书籍。	1	2	3	4
9. 我制定了实现护理职业生涯目标的策略和步骤。	1	2	3	4
10. 我在被提升时能得到很多人帮助。	1	2	3	4
11. 我注重培养与工作有关的技能。	1	2	3	4
12. 我让上级知道我的护理职业生涯目标。	1	2	3	4
13. 我与本单位有重要影响的人交往。	1	2	3	4
14. 我制定了近期护理职业生涯发展目标。	1	2	3	4

第十五节　护士工作满意度量表

护士工作满意度是指护士个人根据自我认知和理解对工作各构成方面加以解释后得到的结果,是对工作满意的感觉程度。在研究早期大多护士工作满意度测量都借助于非护士群体的工作满意度测评工具,如职业描述指数(JDI)、明尼苏达工作满意度量表(MSQ)等,这些均是普适的工作满意度测量工具,是针对一般工作人员,在调查内容方面缺乏对护士群体自身特性的反映。20世纪80年代开始根据护士专业特点,编制护士工作满意度量表。常用的工具包括针对护士整个群体的问卷,如护士满意度量表(NSS);针对不同护士群体,且具有较高信、效度的问卷,如针对临床护士工作满意度的卡劳斯克/米勒满意度量表(MMSS)、针对社区护士的工作满意度测量量表(MJs)和针对开业护士的米斯纳开业护士工作满意度量表(MNPJSS)等测评工具。国外护士工作满意度测评工具研制较成熟,国内测评工具开发初期,研究者多采用国外量表进行汉化和信效度验证,随着国内对护士工作满意度的研究的广泛开展,研究者应结合国内临床实际,根据不同的研究目的和护士群体对象的护士工作满意度测量工具也在不断涌现。本书中介绍几个国内研究中较为常见的测量工具。

一、护士工作满意度量表

(一)量表简介

护士工作满意度量表(McCloskey /Mueller satisfaction scale,MMSS)是1974年美国学者McCloskey创建了专门测量临床护士工作满意度的量表,包括安全回报、社会回报和心理回报三方面的内容。1990年Mueller和McCloskey对此进行修订,使其发展为MMSS。该量表总的内在一致性系数为0.89,各维度内在一致性系数系数系数从0.60~0.84。该量表与Job Diagnostic Survey各维度的相关系数为0.53~0.75,表明效标关联效度较好。中文版MMSS中每个条目的内容效度CVI为0.80~1.0,全部条目的平均CVI为0.94。MMSS总的内在一致性系数为0.95,各维度内在一致性系数为0.64~0.89。MMSS自形成以来在国际范围内得到广泛应用。在多个国家如美国、加拿大、约旦、巴勒斯坦、澳大利亚和新西兰及中国的应用中都被证明有很好的信效度。因此,卡劳斯克/米勒满意度量表(MMSS)是目前测量临床护士工作满意度的最常用工具。

(二)量表的内容

MMSS(表6-15)是一个适用于临床护士的多维度测量工具。共包含8各维度 31 个条目，即福利待遇 3 个条目，排班 6 个条目，家庭和工作的平衡 3 个条目，对同事的关系 2 个条目，社交机会 4 个条目，专业发展的机会 4 个条目，工作被称赞和认可 4 个条目，对工作的控制和责任 5 个条目。采用 Likert 5 级评分，其中，“非常不满意”到“非常满意”分别计 1~5 分，平均得分越高，说明护士工作满意度越高。均数 3.03 被认为是工作满意度的最低指标。

表 6-15　护士工作满意度量表（MMSS）

条目	非常不满意	不满意	一般	满意	非常满意
1. 工资	1	2	3	4	5
2. 假期	1	2	3	4	5
3. 相关福利（保险、退休金）	1	2	3	4	5
4. 工作时间	1	2	3	4	5
5. 排班的灵活性	1	2	3	4	5
6. 上白班的机会	1	2	3	4	5
7. 每月中周末休息的机会	1	2	3	4	5
8. 安排周末休息的灵活性	1	2	3	4	5
9. 对周末上班的补偿	1	2	3	4	5
10. 产假时间	1	2	3	4	5
11. 幼儿园 / 照看孩子的机构	1	2	3	4	5
12. 对直接领导的满意程度	1	2	3	4	5
13. 同你一起工作的护士同事们	1	2	3	4	5
14. 同你一起工作的医生	1	2	3	4	5
15. 对病房所采用的护理模式	1	2	3	4	5
16. 工作中接触社会的机会	1	2	3	4	5
17. 工作之余与同事进行社交的机会	1	2	3	4	5
18. 与其他专业交流的机会	1	2	3	4	5
19. 与护理学院教师交流的机会	1	2	3	4	5
20. 参加科室或医院各委员会的机会	1	2	3	4	5
21. 你对工作进程的控制	1	2	3	4	5
22. 职业发展的机会	1	2	3	4	5
23. 领导对你的工作的认可程度	1	2	3	4	5
24. 同事对你工作的认可	1	2	3	4	5
25. 受到鼓励和赞扬的次数	1	2	3	4	5
26. 参加护理科研的机会	1	2	3	4	5
27. 撰写并发表文章的机会	1	2	3	4	5

续表

条目	非常不满意	不满意	一般	满意	非常满意
28. 承担责任的大小	1	2	3	4	5
29. 你对工作环境的控制	1	2	3	4	5
30. 你在单位中参与做出决定的程度	1	2	3	4	5
31. 您对工作总的满意程度	1	2	3	4	5

二、家庭保健护士工作满意度量表

（一）量表简介

家庭保健护士工作满意度量表（home healthcare nurses' job satisfaction scale，HHNJSS）是 Ellenbecker 针对社区护士设计的，用来反映社区护士的工作满意度。总量表的内在一致性系数为 0.89。效标关联效度高，HHNJSS 和 MMSS 之间的相关系数为 0.79。

（二）量表的主要内容

量表（表 6-16）包含 9 个维度，共 30 个条目，即护士和病人的关系、自主权和职业自豪感、与同伴的合作、和医生的关系、组织因素、工资和福利、自主权和排班的灵活性、自主权和工作的独立性、压力和工作负荷。各条目采用 Likert 5 级评分，从“完全不同意”到“完全同意”计为 1~5”，分将各条目得分相加，反向条目，进行反向计分。分数越高，表明护士的工作满意度越高。

表 6-16　家庭保健护士工作满意度量表（HHNJSS）

条目	完全不同意	不同意	一般	同意	非常同意
1. 病人对我提供的护理服务感到满意	1	2	3	4	5
2. 我与病人建立的护患关系利于我的工作	1	2	3	4	5
3. 我帮助病人维持或提高生活质量	1	2	3	4	5
4. 我的工作既重要又有价值	1	2	3	4	5
5. 在为病人提供护理服务时，我一贯坚持专业标准	1	2	3	4	5
6. 其他护理同事的支持是我工作的一个积极方面	1	2	3	4	5
7. 我能与其他护理同事进行良好的沟通	1	2	3	4	5
8. 和我一起工作的护理同事有很好的团队合作精神	1	2	3	4	5

续表

条目	完全不同意	不同意	一般	同意	非常同意
9. 我有可信赖的护理同事并且必要时可向她们求助	1	2	3	4	5
10. 如果有机会重新选择,我还会选择社区护理工作	1	2	3	4	5
11. 我会向其他医务人员推荐社区护理工作	1	2	3	4	5
12. 与他人谈论我所从事的工作时,我会感到骄傲	1	2	3	4	5
13. 医生重视我对病人的健康状况所做出的努力	1	2	3	4	5
14. 我被医生视为工作伙伴	1	2	3	4	5
15. 我对自己与护理管理者的关系感到满意	1	2	3	4	5
16. 我在本单位有权参与制度或政策的制定和修改	1	2	3	4	5
17. 在本单位我有专业发展机会	1	2	3	4	5
18. 必要时我能够调整自己的工作时间	1	2	3	4	5
19. 相比而言,我比医院护士的工作时间有更大的灵活性	1	2	3	4	5
20. 我能够自主的安排我的工作时间	1	2	3	4	5
21. 我可以在日常工作中独立的做出重大决定	1	2	3	4	5
22. 有时我对要做的一切工作感到不堪重负	1	2	3	4	5
23. 如果我有更多的时间,我可以为病人提供更好的护理	1	2	3	4	5
24. 我能够应付工作的一切要求	1	2	3	4	5
25. 我能应付不断增加的护理文件书写的要求	1	2	3	4	5
26. 我有时因为所有工作都是按程序进行而感到沮丧	1	2	3	4	5
27. 目前我的薪水令人满意	1	2	3	4	5
28. 我的工作单位的薪水有待提高	1	2	3	4	5
29. 其他单位的护士的薪水比我的高	1	2	3	4	5
30. 我对本单位的福利待遇感到满意	1	2	3	4	5

三、护士工作满意度量表

(一) 量表简介

由陶红等参考国内外护士工作满意度相关资料,参考 MMSS 护士工作满意度量表、工作满意度指数量表(index of work satisfaction,IWS)、社区护士工作满意度量表(home healthcare nurses' job satisfaction,HHNJS)等编制而成。在1185名护士中施测,证明具有较好的信度和效度,内部一致性信度0.815,折半信度0. 819,复测信度(间隔2周测得)0.852。工作满意度量表自评和他评得分的相关系数(汇聚效度)为0.465。探索性因素分析提取出8个公因子,可解释总变异的55.99%。

(二) 量表主要内容

该量表(表6-17)由8个维度38个条目构成,即工作负荷、与同事关系、工作本身、工资及福利、个人成长及发展、工作被认可、家庭/工作的平衡。采用Likert 5级计分法,1~5分分别表示“完全不同意”、“不同意”、“不确定”、“同意”、“完全同意”。量表总分为38个条目的累计得分。得分越高,工作满意度越高;得分越低,工作满意度越低。

表6-17 护士工作满意度量表

条目	完全同意	同意	不确定	不同意	完全不同意
1. 您在本单位的工资及福利(住房、医疗、子女教育等)与同地区的其他单位同行相当。	5	4	3	2	1
2. 医生认可您的专业素质和工作水准。	5	4	3	2	1
3. 您因为工作太忙而不能兼顾家庭。	5	4	3	2	1
4. 您和医生在工作中配合默契。	5	4	3	2	1
5. 目前的工资及福利(住房、医疗、子女教育等)让您满意。	5	4	3	2	1
6. 家人理解并支持您的工作。	5	4	3	2	1
7. 您会很好处理工作与家庭之间的关系。	5	4	3	2	1
8. 在工作安排上您有比其他单位同行更多的灵活性。	5	4	3	2	1
9. 管理层在排班时会考虑您的个人需要。	5	4	3	2	1
10. 您参加继续教育和培训的机会多。	5	4	3	2	1
11. 您提出的管理方面的意见会被管理者所接纳。	5	4	3	2	1
12. 倒班对您的生活影响不大。	5	4	3	2	1
13. 您感觉护理工作风险高。	5	4	3	2	1
14. 您对本单位护理工作的管理方式(合理、公平)。	5	4	3	2	1
15. 您的工作得不到病人、家属及社会的认可。	5	4	3	2	1

续表

条目	完全同意	同意	不确定	不同意	完全不同意
16. 感觉晋升(职称、岗位晋升等)机会少。	5	4	3	2	1
17. 如果给您更多的时间,您会提供更好的护理。	5	4	3	2	1
18. 工作中您能自主安排工作计划。	5	4	3	2	1
19. 您会因工作的程序化而感到失望。	5	4	3	2	1
20. 病人和家属对您的护理满意。	5	4	3	2	1
21. 您面临工作与恋爱 / 婚姻 / 家庭之间的冲突少。	5	4	3	2	1
22. 管理者能与您共同探讨工作中常见问题和工作。	5	4	3	2	1
23. 本单位能使您在专业能力方面得到发展和成长。	5	4	3	2	1
24. 您认为目前所得的工资是合理的。	5	4	3	2	1
25. 目前的职位能使您充分发挥自己的能力。	5	4	3	2	1
26. 对于您偶尔出现的工作失误,管理者能给予理解。	5	4	3	2	1
27. 您感觉工作环境嘈杂。	5	4	3	2	1
28. 您可以应付目前的工作量。	5	4	3	2	1
29. 护理工作的重要性还未被社会广泛认可。	5	4	3	2	1
30. 您确信护理工作很重要。	5	4	3	2	1
31. 您参加护理科研工作及撰写护理论文(包括自行:选题、撰文等)机会多。	5	4	3	2	1
32. 您感觉工作环境拥挤、通风不好。	5	4	3	2	1
33. 您接到临时加班的通知少。	5	4	3	2	1
34. 您和同事之间相处不愉快。	5	4	3	2	1
35. 工作中同事齐心协力,繁忙时会互相帮助。	5	4	3	2	1
36. 您单位的工资水平还需要提高。	5	4	3	2	1
37. 您经常与同事商讨工作计划。	5	4	3	2	1
38. 您能应付护理文件规定的越来越多的要求。	5	4	3	2	1

（谢　红）

参考文献

[1] 嵇国光,王大禹,严庆峰.ISO/TS 16949 五大核心工具应用手册[M].第 2 版.北京:中国标准出版社,2010.
[2] 李元墩,林明烟.品质管理[M].台南:复文书局,1999.
[3] 周冰.QC 手法运用实务[M].厦门:厦门大学出版社,2009.
[4] 杨吉华.质量管理工具分析与高效应用[M].广州:广东经济出版社,2012.
[5] 陈俊芳.质量改进与质量管理[M].北京:北京师范大学出版社,2007.
[6] 龚益鸣.现代质量管理学[M].北京:清华大学出版社,2003.
[7] 周黎明.质量控制技术[M].广州:广东经济出版社,2003.
[8] Thomas Pyzdek.六西格玛手册[M].孙静,译.北京:清华大学出版社,2003.
[9] 福里斯特·W·布雷弗戈.六西格玛实施指南[M].陈运涛,译.北京:中国人民大学出版社,2003.
[10] 龙立荣.职业生涯管理的结构及其关系研究[M].武汉:华中师范大学出版社,2002.
[11] 安秀琴,杨辉,徐建萍,等.杰弗逊共情量表的编译及评价[J].护理研究,2008,8(22):2063-2064.
[12] 杨辉,邱玉芳,宋丽萍.临床护理人员共情能力评价指标体系的初步研究[J].护理研究,2007,21(11B):3072-3074.
[13] 张凤凤,董毅,汪凯,等.中文版人际反应指针量表(IRI-C)的信度及效度研究[J].中国临床心理学杂志,2010,18(2):155-156.
[14] 刘明,殷磊,马敏燕,等.注册护士核心能力测评量表结构效度验证性因子分析[J].中华护理杂志,2008,3(43):204-206.
[15] 彭美慈,王国成,陈基乐,等.批判性思维能力测量表的信效度测试研究[J].中华护理杂志,2004,9(39):644-646.
[16] 刘于晶,姜安丽.国内外护理人文关怀测评工工具的分析及思考[J].中华护理杂志,2010,45(11):1045-1047.
[17] 张秀伟.护士人文关怀品质结构理论模型的构建及教育策略研究[D].上海:第二军医大学,2009.
[18] 凌文辁,张治灿.影响组织承诺的因素探讨[J].心理学报,2001,33(3):259-263.
[19] 迟俊涛.聘用制护士工作满意度及其组织承诺、离职倾向的关系研究[D].济南:山东大学,2006.
[20] Allen UJ,Meyer JP. Affective,continuance,and normative commitment to the organization:an examination of construct validity [J]. Journal of Vocational Behavior,1996,49(3):252-276.
[21] 谢小鸽.护理工作环境量表的初步编制[D].杭州:浙江大学医学院,2010.
[22] 王丽,李乐之.中文版护理工作环境量表的信效度研究[J].中华护理杂志,2011,2(46):121-123.
[23] 汪向东,王希林,马弘.心理卫生评定手册.北京:中国心理卫生杂志社,1999.
[24] 李小妹,刘彦君.护士工作压力源及工作疲溃感的调查研究[J].中华护理杂志,2000,35(11):645-649.

[25] 刘双,张立力．中文版护士职业倦怠量表的信度和效度[J]. 广东医学,2010,2(31):501-503.
[26] 唐颖,Eva Garnosa,雷玲,等．护士职业倦怠量表(NBS)简介[J]. 中国职业医学,2007,34(2):151-153.
[27] Michacls CE,Spector PE. Causes of employee turnover a test of the Mobley,Grifeth,hand and Meglino mode [J]. J Appli Psycho,1982,67(1),53-59.
[28] 李克佳,廖淑梅,向桂萍．护士工作家庭冲突的研究进展[J]. 中华护理杂志,2011,8(46):834-836.